神经外科疾病护理精要

于红静◎主审

颜红波　许川徽　欧丽珊◎主编

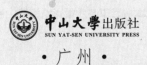

中山大学出版社
SUN YAT-SEN UNIVERSITY PRESS

·广州·

图书在版编目（CIP）数据

神经外科疾病护理精要/颜红波，许川徽，欧丽珊主编 . -- 广州：中山大学出版社，2024.12. -- ISBN 978 - 7 - 306 - 08315 - 9

Ⅰ. R473.6

中国国家版本馆 CIP 数据核字第 2024AT6288 号

出　版　人：王天琪

策划编辑：鲁佳慧

责任编辑：黎海燕

封面设计：林绵华

责任校对：舒　思

责任技编：靳晓虹

出版发行：中山大学出版社

电　　话：编辑部 020 - 84110283，84113349，84111997，84110779，84110776

　　　　　发行部 020 - 84111998，84111981，84111160

地　　址：广州市新港西路 135 号

邮　　编：510275　　　　传　真：020 - 84036565

网　　址：http：//www.zsup.com.cn　E-mail：zdcbs@ mail.sysu.edu.cn

印　刷　者：佛山市浩文彩色印刷有限公司

规　　格：787mm×1092mm　1/16　12.75 印张　321 千字

版次印次：2024 年 12 月第 1 版　　2024 年 12 月第 1 次印刷

定　　价：78.00 元

本书编委会

前　　言

随着医学科技的飞速发展，神经外科作为医学领域的重要分支，其疾病诊断与治疗的水平也在不断提高，这对神经外科临床护理工作同样提出高质量发展的要求。我们深知神经外科护理工作的复杂性和挑战性，它要求护理人员具备深厚的专业知识、敏锐的观察力和无私的奉献精神。本书在介绍护理知识和技能的同时，还引导护理人员思考如何在实践中不断探索和创新，为患者提供更加优质、个性化的护理服务。

本书由颅脑损伤疾病护理精要、神经系统肿瘤疾病护理精要、脑血管疾病护理精要、脊髓脊柱外科疾病护理精要、功能神经外科疾病护理精要、头皮和颅骨疾病护理精要、颅内感染性疾病护理精要、神经外科常用护理评估工具共 8 章 54 节组成，各节包括概述、护理评估、护理要点、健康教育、知识链接等方面内容，详细介绍了神经外科疾病护理要点及难点，旨在为广大神经外科护理人员提供一本实用、全面的护理参考书，使读者能够更加深入地理解和掌握神经外科疾病护理的核心技能。

在编写过程中，我们力求做到科学、严谨、实用。我们邀请了多位在神经外科护理领域具有丰富经验的专家和学者来共同参与本书的编写和审校工作。他们不仅提供了宝贵的专业意见，还分享了许多宝贵的临床经验，使本书的内容更贴近实际，更具指导意义。

此外，我们还特别注重内容的时效性。在编写过程中，我们密切关注神经外科领域的最新研究进展和临床实践，力求本书所涵盖的知识和信息都是前沿的。

我们衷心希望，本书能成为神经外科护理人员的良师益友，为他们的临床工作提供有力的支持和帮助。同时，由于编者的构思与撰写风格存在差异，知识层次、临床经验也参差不齐，书中难免存在不足之处。我们期待广大读者能够提出宝贵的意见和建议，以便我们不断完善和更新本书的内容，为神经外科护理事业的发展贡献更多的力量。

编者

2024 年 4 月

目 录

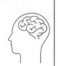

第一章　颅脑损伤疾病护理精要

第一节　头皮损伤

一、概述

头皮是颅脑最表浅的软组织，由皮肤、皮下组织、帽状腱膜、帽状腱膜下层和骨膜组成，颞部还有颞肌筋膜、颞肌覆盖。头皮损伤是头部直接受暴力作用而产生的损伤。根据暴力作用方式（暴力的大小、速度、方向）的不同，可产生不同的头皮损伤，如头皮血肿、头皮裂伤和头皮撕脱伤等。

（一）头皮血肿

头皮血肿根据血肿形成部位不同分为皮下血肿、帽状腱膜下血肿和骨膜下血肿。皮下血肿常见于婴儿产伤或撞击伤，早期应该局部冷敷或加压包扎头部，24～48小时后可局部热敷，促进血肿吸收。帽状腱膜下血肿因该处组织疏松，出血容易扩散，出血量大时应注意全身情况，一般不易自行吸收，可抽吸或穿刺引流。骨膜下血肿常见于婴儿产伤，最好早做穿刺引流。

（二）头皮裂伤

由于头皮血管丰富，头皮裂伤出血量多，应紧急止血处理，常用加压包扎法，有条件者应清创缝合。

（三）头皮撕脱伤

头皮撕脱伤是一种严重的头皮损伤，伤后可因大量出血及疼痛而发生休克，女性多见。处理原则与头皮裂伤相同，根据损伤范围采取不同处理方式：对于部分头皮撕脱伤的患者，要确认尚存的蒂部是否可为撕脱的皮瓣提供足够的血流；对于完全性撕脱伤的患者，要将撕下的头皮彻底清洁，缝合复原；对于头皮撕脱伤伴头皮缺损的患者，要根据情况做减张切口或弧形皮瓣转移。

二、护理评估

（1）评估患者的意识、格拉斯哥昏迷评分（Glasgow coma score，GCS）等。

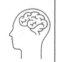

（2）评估患者生命体征是否平稳，特别应注意婴幼儿巨大帽状腱膜下血肿、头皮撕脱伤可引起休克。

（3）头皮血肿须评估血肿的部位、范围、张力及血肿波动的情况。

（4）头皮撕脱伤须评估头皮创面情况，包括伤口的面积、深度、污染程度等，评估伤口敷料情况，观察有无渗血渗液。

（5）疼痛评估：使用疼痛评估工具，评估患者疼痛的部位、性质及程度。

（6）了解患者受伤的经过、时间、原因，暴力的大小、性质、方向、着力点及次数，头皮是在静止状态下还是运动状态下受伤。

（7）心理－社会状况评估：了解患者及家属有无焦虑、恐惧不安等情绪，以及对疾病的认识程度。评估患者及家属是否得到相关的健康指导。

三、护理要点

（一）非手术治疗护理（多用于头皮血肿及头皮裂伤）

（1）体位护理：自动体位。

（2）饮食护理：给予营养均衡、易消化饮食。避免进食辛辣刺激食物，以免头部血管扩张，加重出血。

（3）心理护理：头皮血肿患者常因意外受伤、局部疼痛而产生焦虑、恐惧心理，而头皮裂伤患者常因出血较多、受当时受伤情景的刺激而产生恐惧心理。应给予患者及时妥善的处理；主动将头皮损伤可能给患者带来的痛苦及威胁作适当说明，并给予安全暗示；指导患者学习身心放松的方法，如做深呼吸、听音乐、看电视、聊天等，来缓解紧张、恐惧的心理。

（4）疼痛护理：患者的疼痛常由头皮血管和神经受牵拉及刺激所致。头皮血肿在伤后48小时内冷敷可减轻疼痛，避免挤揉血肿加重出血，疼痛剧烈者可遵医嘱适当给予镇痛药。

（5）伤口护理：头皮裂伤者，须观察伤口有无渗血、渗液及红肿热痛等感染征象。枕上可垫无菌巾，保持伤口敷料干燥固定，若渗湿、污染等，须及时更换。出血不止者，给予加压包扎止血，避免失血过多，必要时给予补液、输血等治疗。

（6）休克护理：帽状腱膜下血肿巨大时，可导致贫血或休克。须观察患者有无神志淡漠、面色苍白、脉搏细数、血压下降、四肢厥冷等休克症状，一旦发生，应立即通知医生，给予吸氧、建立静脉通道、保暖等抗休克护理。

（二）手术治疗护理（多用于头皮撕脱伤）

1. 术前护理

（1）体位护理：脑脊液漏患者取平卧位或头高脚低位，休克患者取休克体位。

（2）饮食护理：急需手术者立即禁饮禁食，必要时进行胃肠减压。

（3）心理护理：患者及其家属遭受突如其来的意外创伤，处于应激状态，可能会有恐惧、焦虑心理。护士应对患者及其家属进行耐心安慰、积极疏导，如介绍手术方式及手术成功的病例，以稳定患者及其家属的情绪，增加信心，使患者积极配合手术及治疗。

（4）休克护理：休克患者立即取休克体位；予心电监护，严密观察患者的生命体征，若血压下降、心率加速、肢端湿冷、面色苍白等情况进一步加重，应注意保暖；保持呼吸道通畅，如松解领口、头后仰、清除呼吸道分泌物、吸氧，必要时行气管插管术以及予呼吸机辅助呼吸；建立两条静脉通路，遵医嘱及时、快速补充血容量；痛性休克患者必要时给予镇痛剂；应激反应下可致高血糖，必要时监测血糖。

（5）创面护理：伤后协助医生立即进行剃发、清洗创面，使用纱块压迫止血，使用无菌棉垫覆盖创面等；撕脱的头皮避免污染，使用无菌敷料或干净纱布包裹，隔水放置于有冰块的容器内。

（6）术前准备：头皮撕脱伤者最好在伤后 6 ～ 8 小时进行清创植皮术，除饮食上的准备、术区备皮，还须注射破伤风抗毒素或破伤风免疫球蛋白，注射破伤风抗毒素前须做皮试。

2．术后护理

（1）体位护理：麻醉清醒、生命体征平稳后取半卧位可使植皮区避免受压或牵拉，利于静脉回流，减轻因头部加压包扎而引起的颜面部肿胀，以及利于皮瓣成活。

（2）饮食护理：术后饮食可从流质饮食（简称流食）过渡至普通膳食（简称普食），进食高热量、高蛋白质、高维生素饮食，以促进创面愈合。

（3）再植头皮及移植皮瓣血运观察及护理：再植头皮及移植皮瓣可能因为血液循环受阻而发生血管危象，导致手术失败，故术后须严密观察再植头皮及移植皮瓣的温度、颜色、弹性以及毛细血管的充盈度。再植头皮及移植皮瓣的温度比正常体温低 2 ℃为正常，按压再植头皮或移植皮瓣 1 ～ 2 秒，其颜色由苍白转为红润为正常，若恢复时间大于 5 秒，应考虑血液循环障碍，须立即松解包扎敷料并通知医生。

（4）植皮区的护理：植皮区伤口情况的好坏与植皮是否成功息息相关，应密切观察伤口敷料是否干燥、洁净，松紧度是否适宜（以能放入一根手指为宜），以及有无渗血、渗液等，有问题须及时处理。

（5）皮下引流管的护理：头皮再植术后出血多，易形成皮下血肿。术后留置皮下引流管，须保持引流管通畅，进行引流管的常规护理。

四、健康教育

（一）头皮血肿

较小的头皮血肿一般在 1 ～ 2 周可自行吸收，须注意休息，避免过度劳累；限制烟酒及辛辣刺激食物；遵医嘱继续服用抗生素、止痛药等。若出现原有症状加重、头痛剧烈等情况，应及时就诊。

（二）头皮撕脱伤

头皮痊愈初期，应注意保护头皮。为预防再植头皮挛缩，促进局部血液循环以利于头

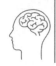

发生长，指导患者用大、小鱼际或掌根及五指的指腹进行交替移动式按摩，每天3～4次，每次20分钟。告知患者再植头皮几乎没有皮脂腺和汗腺提供滋润及调节功能，会较正常头皮干燥、缺少弹性，可涂油脂加以保护。对于佩戴发套的患者，为减少发套对头皮的摩擦或引起湿疹，天气炎热及睡觉时应取下发套。

五、知识链接

最新护理干预

华中科技大学同济医学院附属武汉儿童医院护理学者通过构建和实施医用粘胶相关性皮肤损伤防护方案并应用在婴幼儿中，有效降低了婴幼儿医用粘胶相关性头皮损伤发生率。未见有暴力引起的头皮损伤的相关护理研究。

（李嘉欣　雷清梅　许川徽）

【参考文献】

［1］陈茂君，蒋艳，游潮. 神经外科护理手册［M］. 2版. 北京：科学出版社，2015.

［2］丁淑贞，于桂花. 神经外科临床护理［M］. 北京：中国协和医科大学出版社，2016.

［3］王海勤，胡玲，唐业玲，等. 婴幼儿头皮医用粘胶相关性皮肤损伤防护方案的构建与应用［J］. 护理学杂志，2024，39（4）：49－52.

［4］杨静容，范婷，张肆. 1例颅脑损伤合并乙型血友病患儿的围手术期护理［J］. 中华护理教育，2013，10（6）：265－266.

［5］AWAD A，SINCLAIR R. Treatment of dissecting cellulitis of the scalp with Tildrakizumab［J］. Australasian journal dermatology，2022，63（3）：404－406.

［6］BADAOUI A，REYGAGNE P，CAVELIER-BALLOY B，et al. Dissecting cellulitis of the scalp：a retrospective study of 51 patients and review of literature［J］. The British journal of dermatology，2016，174（2）：421－423.

第二节　颅骨骨折

一、概述

颅骨骨折（fracture of skull）指颅骨受暴力作用致颅骨结构的改变，其严重性并不在于骨折本身，而在于可能同时存在颅内血肿和脑神经、血管损伤，进而危及生命。颅骨骨折按骨折的部位可分为颅盖骨折和颅底骨折，颅盖骨折中，顶骨骨折最常见，其次是颞骨、枕骨和额骨骨折；按骨折的形态可分为线性骨折、凹陷性骨折和粉碎性骨折，其中，线性骨折最常见，其次是凹陷性骨折和粉碎性骨折；按骨折与外界是否相通分为开放性骨折与闭合性骨折。开放性骨折和累及鼻窦的颅底骨折有合并骨髓炎和颅内感染的可能，必须及时处理。

在急诊科就诊的头部损伤成人患者中，颅骨骨折发生率不明。一项纳入 207 例头部损伤患者的回顾性研究结果显示，37% 伴有颅内病变的患者发生颅骨线性骨折。另一项回顾性研究纳入 2 254 例遭遇袭击导致头部创伤的患者，提示约1/3的患者发生颅骨骨折。

线性骨折本身不需要特殊处理，应着重处理骨折可能引起的硬膜外血肿、脑脊液漏。凹陷性骨折，凹陷程度轻，陷入深度小于 1 cm 又无临床症状者，不需要手术治疗；凹陷深度在 1 cm 以上或出现压迫症状者，行骨折片复位术，有颅内高压者应对症处理。粉碎性骨折者须行骨片摘除，必要时 3 ~ 6 个月行颅骨成形术。颅前窝骨折本身不需要特殊处理，以防止感染为主。颅中窝骨折者若伴有海绵窦动静脉瘘，应尽早手术。颅后窝骨折者若有呼吸功能紊乱或颈脊髓受压时，应尽早行颅骨牵引。

二、护理评估

（一）术前评估

（1）评估患者的意识、GCS、瞳孔、肢体活动情况等。

（2）评估患者生命体征是否平稳，有无头痛、恶心、呕吐等颅内高压症状。

（3）评估颅盖骨折患者有无局部软组织挫伤、压痛、肿胀或血肿，有无骨片凹陷，还须评估有无癫痫、偏瘫和其他神经系统阳性体征。

（4）评估颅底骨折患者有无皮下淤血及淤血部位，有无脑脊液鼻漏、耳漏，漏出液的性质、量以及部位。脑脊液漏患者须评估有无颅内低压的表现——直立性头痛。头痛多位于额、枕部，与体位有明显关系，坐起或站立时，头痛剧烈，取平卧位后则很快消失或减轻，常合并恶心、呕吐、头晕/眩晕、厌食、短暂的晕厥等。颅底骨折患者还须评估有无失明、听力下降、面瘫等神经受损表现。颅前窝骨折患者须评估有无"熊猫征"。

（5）疼痛评估：使用疼痛评估工具，评估患者疼痛的部位、性质及程度。

（6）了解患者受伤的经过、时间、原因、着力部位，伤后意识变化。

（7）心理 - 社会状况评估：了解患者及家属有无焦虑、恐惧不安等情绪，以及对疾病的认识程度。评估患者及家属是否得到相关的健康指导。

（二）术后评估

（1）评估手术方式、麻醉方式及术中情况。

（2）评估伤口敷料有无松脱、渗血渗液等。

（3）评估引流管通畅性，引流液的量及性质等。

（4）评估患者的意识、GCS、瞳孔、肢体活动情况等。

（5）评估患者有无颅内高压症状，如头痛、恶心、呕吐等。

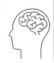

（6）疼痛评估：使用疼痛评估工具，评估患者疼痛的部位、性质及程度。

三、护理要点

（一）非手术治疗护理/术前护理

1）病情观察：严密观察患者生命体征、意识、GCS、瞳孔、肢体活动情况等。

2）颅内高压的观察与护理：颅骨骨折患者可能合并脑挫伤、颅内出血，可由继发性脑水肿导致颅内压增高。大面积颅骨凹陷性骨折可导致颅腔容积变小，也可导致颅内压增高。因此，密切观察患者有无颅内压增高并及时处理，可改善患者的预后。除观察患者生命体征、GCS等情况外，还须观察患者有无头痛、呕吐等症状。患者头痛时应观察头痛的性质、部位，慎用止痛药，遵医嘱使用20%甘露醇或呋塞米（速尿）等。患者呕吐时注意观察呕吐物的性质、颜色及量，遵医嘱给予止吐药；引导患者呕吐时头偏向一侧，保持呼吸道通畅，防止呕吐物堵塞呼吸道引起窒息。

3）脑脊液漏护理：患者鼻腔、耳道流出淡红色液体，可疑为脑脊液漏，但须鉴别血性脑脊液与血性渗液。可将血性液体滴在白色滤纸上，若血迹外周有月晕样淡红色浸渍圈，则为血性脑脊液，或行红细胞计数并与外周血的红细胞比较，以明确诊断。脑脊液鼻漏者应取半坐卧位，脑脊液耳漏者应取平卧位或患侧卧位，这在避免漏出的脑脊液回流入颅内引起逆行性颅内感染的同时，有利于硬脑膜破口的愈合。漏液处按无菌伤口处理，头部垫无菌治疗巾或棉垫，并随时更换。禁止鼻内滴液和经鼻腔吸痰等操作，保持耳、鼻的局部清洁，注意观察有无颅内感染。有时颅底骨折虽然伤及颞骨岩部，但鼓膜完整，脑脊液可经耳咽管流至咽部而被患者咽下，应该观察并询问患者是否经常有腥味液体流到咽部。

4）颅内低压护理：脑脊液耳鼻漏可能导致患者丢失大量脑脊液，进而导致脑脊液容量减少，出现颅内低压。有脑脊液漏者，记录浸湿棉球的个数，以便估计脑脊液外漏量。观察有无颅内低压的表现，颅内低压者取平卧位或头低脚高位。鼓励患者多饮淡盐水，以缓解或减轻症状。嘱患者勿用力擤鼻涕，避免打喷嚏、用力咳嗽等，防止漏液逆行造成颅内感染，同时预防脑脊液的漏出增加导致颅内压进一步降低。

5）癫痫护理：颅脑外伤后易发生癫痫。观察患者有无癫痫的先兆及表现，有无精神症状如性格改变、淡漠、言语及活动减少、注意力不集中、记忆力减退等。癫痫发作时迅速有效控制患者的抽搐，以预防再次发作为原则，遵医嘱给予抗癫痫药物。癫痫发作时，注意保护患者，避免用力按压患者，防止患者碰伤、肌肉撕裂、骨折等；立即帮患者解开衣扣，使患者头偏向一侧，清除患者呼吸道分泌物，使患者保持呼吸道通畅；吸入氧气，防止患者咬伤舌部及颊部，同时避免舌后坠影响呼吸，发生窒息；观察患者意识、瞳孔及生命体征的变化。

6）颅神经损伤的观察及护理：颅底骨折常合并脑神经损伤，导致视觉、嗅觉、听觉的损害，以及面部周围性瘫痪。

（1）视神经损伤者应卧床休息，使双眼得到充分的休息，预防跌倒。鼓励视力、视野有改善的患者多看颜色鲜艳的物品，促进视力、视野的恢复。

（2）嗅神经损害者应远离有刺激性的化学气体，保持口腔清洁。

（3）眼睑闭合不全者，日间可戴太阳镜，夜间睡觉时可用清洁湿纱布覆盖或戴眼罩，平时可涂抹红霉素软膏预防角膜炎，不能用手揉擦眼睛。

（4）面瘫患者进食、进水要缓慢，防止误吸，进食后要做好口腔护理。指导患者自行对镜子做闭眼、示齿、吹口哨等动作，应避免受凉，不用冷水洗脸，避免直接吹风、冲冷水澡等。

7）饮食指导：给予营养均衡、易消化的食物。评估患者吞咽功能情况，特别是后组脑神经麻痹者，若洼田饮水试验 3 级以上，吞糊试验不通过，予管饲饮食，必要时增加肠外营养。拟行手术者，须禁食禁饮，必要时行胃肠减压。

8）术前准备：完善术前准备。

（二）术后护理

（1）体位：全麻未清醒的患者去枕平卧，头偏向一侧以利于呕吐物及呼吸道分泌物排出，麻醉清醒后可抬高床头 15°～30°，以利于静脉回流和减少脑水肿及颜面部肿胀。脑脊液鼻漏者应取半坐卧位，脑脊液耳漏者应取患侧卧位，这在避免漏出的脑脊液回流入颅内引起逆行性颅内感染的同时，有利于硬脑膜破口愈合。

（2）术后病情观察：密切观察患者病情变化，定时监测患者的意识、瞳孔、体温、血压、脉搏、呼吸、GCS 并记录，必要时监测中心静脉压和颅内压。观察患者有无颅内低压的症状，有无继发性颅内出血和颅内高压，及时行手术治疗。

（3）伤口护理：术后应密切观察切口渗血、渗液情况，保持伤口敷料清洁干燥，发现潮湿污染时及时通知医生更换。

（4）癫痫护理参看本节术前护理相关内容。

（5）脑脊液漏护理参看本节术前护理相关内容。

（6）饮食与营养：行吞咽功能评估，洼田饮水试验 1～2 级的患者，从半流质饮食（简称半流食）逐渐过渡到普食，建议进食高蛋白、易消化食物。对于术后昏迷、吞咽困难、进食呛咳的患者，遵医嘱给予管饲饮食，待吞咽功能恢复后逐渐恢复经口进食。

（7）疼痛护理：术后患者若主诉头痛，应了解和分析患者头痛的原因、性质和程度，遵医嘱给予镇痛、脱水药物或非药物治疗，为患者提供安静舒适的环境。

（8）预防颅内感染：避免漏出的脑脊液回流入颅内引起逆行性颅内感染。

四、健康教育

（一）随访

患者若出现伤口发红、渗液、积液、不明原因发热等情况，应及时就诊，术后 3 个月进行门诊随访。

（二）康复治疗

根据患者的体力状况安排患者适当活动，循序渐进地进行各种功能锻炼及康复治疗，充分发挥患者的主动性，锻炼日常生活能力。

（三）预防护理

颅骨缺损者应避免局部碰撞，以免损伤脑组织，嘱咐患者在伤后 3 个月行颅骨成形术。

五、知识链接

最新护理干预

山东省立第三医院护理学者对外伤性颅骨骨折术后患者给予循证护理干预，有效改善了患者的生活质量，提高了护理满意度，控制了并发症的发生。辽宁省辽阳市中心医院护理学者将舒适护理应用在外伤性颅骨骨折术后患者中，有效地提高了护理满意度，同时有助于患者术后恢复。

（李嘉欣　雷清梅　许川徽）

【参考文献】

[1] 陈茂君，蒋艳，游潮. 神经外科护理手册 [M]. 2 版. 北京：科学出版社，2015.

[2] 丁淑贞，于桂花. 神经外科临床护理 [M]. 北京：中国协和医科大学出版社，2016.

[3] 杜超楠，贺喜武，杨明飞. 累及眉弓的眶额粉碎凹陷性骨折一期修复经验总结 [J]. 中国现代医学杂志，2020，30 (6)：120 - 122.

[4] 耿黎霞，苏茂玲，高玉兰，等. 循证护理干预对外伤性颅骨骨折术后患者生活质量及护理满意度的影响 [J]. 国际护理学杂志，2018，37 (17)：2375 - 2377.

[5] 张颖. 舒适护理在外伤性颅骨骨折术后护理中的应用 [J]. 中国伤残医学，2020，28 (6)：82 - 83.

[6] 周鸿伟，林爱国，刘小波，等. 颅骨凹陷型粉碎性骨折一期修复临床体会 [J]. 中华神经外科疾病研究杂志，2017，16 (1)：63.

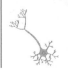

第三节 开放性颅脑损伤

一、概述

开放性颅脑损伤是指颅骨和硬脑膜破损，脑组织直接或间接地与外界相通。硬脑膜是保护脑组织的一层坚韧纤维屏障，此层破裂与否，是区分脑损伤为闭合性或开放性的标志。

开放性脑损伤约占颅脑损伤的 17%，多由锐器、钝器打击和坠伤与跌伤造成，战时则多由火器致伤。根据开放性颅脑损伤的病因不同可将其分为非火器性伤和火器性伤，皆伴有头皮裂伤、颅骨骨折、硬脑膜破裂和脑脊液漏，可发生失血性休克、颅内感染。

在欧洲，开放性颅脑损伤的发生率为 230/（10 万人·年），应争取在伤后 8 小时内行清创术，彻底清除异物，严密缝合硬脑膜，并应用抗生素及破伤风抗毒素预防感染。

随着交通、建筑事故等的增多，颅脑损伤等严重创伤性事件的发生率有上升趋势，流行病学表明，我国颅脑损伤发病率达到 240/10 万人，受伤群体以 20 ～ 40 岁的青壮年为主。颅脑损伤发病率位于各类创伤类型的首位，仅次于四肢骨折，致死率、致残率均占据第一位，重度颅脑损伤死亡率为 42% ～ 45%，严重威胁群众的生命安全。

二、护理评估

（一）术前评估

（1）评估患者有无意识障碍及其程度、持续时间。开放性颅脑损伤发生较突然，病情发展快，一旦处理不及时，易导致患者出现大出血，危及生命。患者受伤后由清醒转入昏迷，或意识障碍呈进行性加重，都反映患者存在急性脑受压征象。

（2）评估患者生命体征是否平稳，尤其是观察患者血压的变化——大量失血可导致休克。

（3）评估患者有无头痛、恶心、呕吐及脑膨出等颅内压增高症状。

（4）评估患者有无头痛、呕吐、颈强直、高热及脉速等颅内感染毒性反应。

（5）评估患者有无偏瘫、失语、偏身感觉障碍及视野缺损等脑损伤症状。

（6）评估创伤局部情况：伤口的部位、大小、数目、性质，伤口是否整齐，是否存在静脉窦破裂引起大量出血的情况，穿通伤出入口的连线是否横贯重要结构，有无脑脊液外漏，是否粘有头发、泥沙及其他污物，有无骨折片外露，有无致伤物嵌顿于骨折处或颅内。

（7）评估患者的出血部位、出血量，以及有无活动性出血。

（8）评估患者全身皮肤情况，判断有无其他部位的合并伤。

（9）心理 - 社会状况评估：了解患者及家属有无焦虑、恐惧不安等情绪，以及对疾病的认识程度。评估患者及家属是否得到相关的健康指导。

（二）术后评估

（1）评估手术方式、麻醉方式及术中情况。

（2）评估伤口敷料有无松脱、渗血渗液等。

（3）评估引流管通畅性、引流液的量及性质等。

（4）评估患者的意识、GCS、瞳孔、肢体活动情况等。

（5）评估患者有无颅内高压症状，如头痛、恶心、呕吐等。

（6）疼痛评估：使用疼痛评估工具，评估患者疼痛的部位、性质及程度。

三、护理要点

（一）术前护理

（1）止血及扩充血容量：创伤部位出血过多易造成失血性休克，应迅速控制出血，扩充血容量，注意为患者保暖。

（2）病情观察：严密观察患者意识状态、生命体征、瞳孔、神经系统症状，尤其是血压、呼吸情况，结合其他临床表现评估颅内血肿或脑水肿的进展情况。

（3）观察患者肢体有无抽搐，警惕癫痫的发生。

（4）完善术前准备：应做好紧急手术准备，如计算机体层成像（computed tomograph，CT）、心电图、胸部 X 线检查，以及备皮、药物过敏试验、交叉配血等。

（二）术后护理

（1）颅内高压的观察和护理：密切观察患者的意识、瞳孔、血压、脉搏、呼吸、GCS并记录，必要时监测中心静脉压和颅内压。若患者出现意识障碍加深、瞳孔进行性散大、血压增高、脉压增大、呼吸深慢、脉搏缓慢有力等颅内高压症状，及时通知医生处理，必要时复查 CT，遵医嘱合理使用降颅内压的药物和止血药物。控制高热，预防脑水肿。

（2）呼吸道护理：保持患者呼吸道通畅，及时清除患者口腔分泌物。定时为患者翻身、叩背，必要时按医嘱给予雾化吸入治疗，协助患者呕吐时头转向健侧以免误吸。

（3）伤口护理：术后应密切观察切口渗血、渗液情况，保持伤口敷料清洁干燥，发现潮湿污染时应及时更换。

（4）保持引流管通畅无菌，避免引流液倒流引起颅内感染。

（5）体位：麻醉清醒后可抬高床头 15°～30°，以利于静脉回流和减少脑水肿及颜面部水肿。脑脊液鼻漏者应取半坐卧位，脑脊液耳漏者应取患侧卧位，避免漏出的脑脊液回流入颅内引起逆行性颅内感染，以利于脑脊液漏口愈合。

（6）饮食与营养：行吞咽功能评估，洼田饮水试验 1～2 级的患者，从半流食逐渐过渡到普食，建议进食高蛋白、易消化食物。对于术后昏迷、吞咽困难、进食呛咳患者，遵医嘱给予管饲饮食，待吞咽功能恢复后逐渐恢复经口进食。

（7）疼痛护理：术后患者若主诉头痛，应了解和分析头痛的原因、性质和程度，遵医嘱给予镇痛、脱水药物或非药物治疗，并为患者提供安静舒适的环境。

（8）脑脊液漏的护理：参考第一章第二节"颅骨骨折"的相关内容。

（9）癫痫的护理：参考第一章第二节"颅骨骨折"的相关内容。

（10）术后感染的预防及护理：火器伤的伤口多有异物，极易引起术后感染。手术部位感染多发生于术后第 3 ~ 5 天，应观察伤口周围有无红肿热痛及脓性分泌物。观察患者有无头痛、呕吐、发热、嗜睡、谵妄、抽搐及脑膜刺激征。遵医嘱使用抗生素，发热者行物理降温，动态监测体温。

四、健康教育

（一）随访

术后 3 ~ 6 个月行门诊复查，若原有症状加重，出现头痛、呕吐、抽搐、不明原因发热，手术部位发红、积液、渗液等应及时就诊。

（二）康复治疗

神经功能缺损者应坚持康复训练，可同时选择行辅助治疗（高压氧疗、针灸、理疗等）并可配合相关的药物治疗。

（三）预防护理

颅骨缺损者注意保护骨窗，外出时戴防护帽，尽量少去公共场所，一般术后 3 个月可行颅骨修补术。癫痫患者不宜单独外出，不宜登高、游泳、驾驶车辆及高空作业。

（四）伤口护理

密切观察伤口愈合情况，避免抓挠伤口，可用 75% 乙醇消毒伤口周围，待伤口痊愈后方可洗头。

五、知识链接

最新护理干预

连云港市第二人民医院护理学者在重型颅脑损伤患者中应用以循证理论为基础的针对性护理干预，研究结果显示，干预可降低重型颅脑损伤患者呼吸机相关性肺炎等并发症的发生率。山东省临清市护理学者对重型颅脑损伤患者实施"四阶段五维"护理模式，能够有效缓解重型颅脑损伤患者的主要照护者的照护负担，提升其照护能力。

（李嘉欣　张敏娜　许川徽）

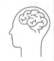

【参考文献】

[1] 陈茂君，蒋艳，游潮. 神经外科护理手册 [M]. 2 版. 北京：科学出版社，2015.

[2] 丁淑贞，于桂花. 神经外科临床护理 [M]. 北京：中国协和医科大学出版社，2016.

[3] 潘金玉，鲜继淑. 开放性颅脑损伤术后早期癫痫发作的危险因素分析与护理 [J]. 护理研究，2014，28 (5)：1617 – 1618.

[4] 王志敏，王平凡，刘颖，等. "四阶段五维" 护理模式对重型颅脑损伤患者主要照护者的影响 [J]. 护理实践与研究，2023，20 (7)：947 – 952.

[5] GERRITSEN H, SAMIM M, PETERS H, et al. Incidence, course and risk factors of head injury: a retrospective cohort study [J]. BMJ open, 2018, 8 (5)：e020364.

第四节　闭合性颅脑损伤

一、概述

闭合性颅脑损伤是指硬脑膜仍完整的颅脑损伤，虽然头皮和颅骨已有开放性创口，但颅腔内容物并未与外界沟通。闭合性颅脑损伤多为交通事故、跌倒、坠落及新生儿难产等直接或间接因素导致，如脑震荡、脑挫裂伤、脑干损伤等。脑震荡指受暴力作用后立即出现的短暂的大脑功能障碍，但无明显的脑组织器质性损害，大部分可以自愈，一般不需要住院。脑挫裂伤者一般需要卧床休息 2～3 周，在伤后 3～5 天须严密观察病情，以便早期发现颅内血肿。脑干损伤是指中脑、脑桥和延髓的损伤，原发性脑干损伤占重型颅脑损伤的 5%～7%，占颅脑损伤死亡病例的 1/3。

脑挫裂伤以非手术治疗为主，手术治疗主要是针对颅内压顽固性增高，可清除挫伤脑组织并行去骨瓣减压术。

二、护理评估

1) 评估患者的意识、瞳孔、GCS 及肢体活动情况。

2) 对于脑震荡患者：

(1) 评估患者有无意识障碍及意识障碍持续的时间，单纯脑震荡患者的意识障碍一般不超过 30 分钟。

(2) 评估患者的记忆力，有无近事遗忘现象，有无头痛、头晕、恶心、呕吐、失眠等表现。

3) 对于脑挫裂伤患者：

(1) 评估患者头部有无破损、出血，呼吸道是否通畅。

(2) 脑挫裂伤患者常伴有外伤性蛛网膜下腔出血，脑挫裂伤的继发性改变为脑水肿和血肿形成，因此脑挫裂伤患者须评估有无颅内压增高及脑疝症状。

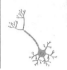

4）对于脑干损伤患者：

（1）评估患者意识障碍的程度和持续时间。原发性脑干损伤一般表现为受伤后立即昏迷，持续时间长短不一。

（2）评估患者眼球和瞳孔的变化。脑干损伤患者常表现为瞳孔大小不一，形态多变且不规则，眼球偏斜或眼球分离。

（3）评估患者有无呼吸循环功能紊乱或呼吸循环衰竭。

（4）评估患者有无去皮质强直和锥体束征阳性表现。去皮质强直表现为四肢伸直、角弓反张，锥体束征阳性表现为肢体肌张力增高、腱反射亢进及病理征阳性。

三、护理要点

（一）非手术治疗护理/术前护理

（1）体位护理：脑震荡患者卧床休息 1～2 周。去大脑强直的患者颈部垫软枕，勿强力约束四肢，以免造成损伤。

（2）颅内高压的观察与护理：观察患者有无颅内高压的症状、神经功能障碍及内分泌功能紊乱的症状等。及时处理患者咳嗽、便秘症状，以防患者剧烈咳嗽、用力排便而导致颅内压增高。

（3）中枢性高热的护理：脑干损伤合并下丘脑损伤可引起体温调节中枢失常，导致高热。化学降温效果不佳者，需要使用物理降温的方法，如冰袋降温、降温毯降温、酒精擦浴降温等，或遵医嘱行亚低温冬眠治疗。使用后应注意监测体温变化，观察降温效果。降温过程中应注意防止冻伤、低温寒战和血管痉挛。

（4）呼吸功能紊乱的护理：动态监测患者呼吸节律、呼吸频率及血氧饱和度，定时查血气分析。保持呼吸道通畅，及时清除患者呼吸道分泌物。观察患者是否有呼吸困难、烦躁不安等呼吸道梗阻的表现，定时协助患者翻身、叩背，必要时按医嘱给予雾化吸入治疗，引导患者呕吐时头转向健侧以免误吸。

（5）肢体功能障碍的护理：保持患者舒适体位，保持肢体功能位。定时变换体位，保持患者皮肤清洁干燥，预防压力性损伤。对瘫痪肢体进行按摩和被动运动，从大关节到小关节，每次 30 分钟，防止肌肉萎缩和关节痉挛、变形。慎用热水袋，以免烫伤。

（6）饮食指导：给予营养均衡、易消化的食物。评估患者吞咽功能情况，特别是后组脑神经麻痹者，若洼田饮水试验 3 级以上，吞糊试验不通过，予管饲饮食，必要时增加肠外营养。拟行手术者，需禁食禁饮，必要时行胃肠减压。

（7）安全护理：脑挫裂伤易引起蛛网膜下腔出血，导致患者头痛及烦躁不安。受伤部位如在功能区，可能会引发癫痫。对于烦躁不安者，给予双侧床栏保护患者，在取得家属同意后，可适当约束四肢。对于烦躁不安和癫痫患者，应专人陪护。癫痫发作时的护理，参考第一章第二节"颅骨骨折"的癫痫护理相关内容。

（8）眼部护理：眼睑闭合不全者，保持眼部的干燥、清洁，遵医嘱涂眼膏及滴眼药水，增加被动闭合，预防角膜炎等并发症。

（9）术前准备：完善术前准备。

（二）手术治疗护理（脑挫裂伤）

1）术后病情观察。

（1）密切观察病情变化，定时监测患者的意识、瞳孔、血压、脉搏、呼吸、GCS 并记录，必要时监测中心静脉压和颅内压。若患者出现意识由清醒转入昏迷、双侧瞳孔大小不等、对侧肢体瘫痪、血压升高、脉搏和呼吸减慢等情况，提示有发生颅内血肿或脑水肿的危险，应立即通知医生，并做好抢救准备。

（2）监测体温的变化，及时纠正发热或低温。高热患者应注意水、维生素的补充，维持水、电解质代谢平衡和酸碱平衡。如术后 3～5 天出现体温升高，应注意切口、肺部及泌尿系统有无感染，以区别中枢性高热和感染性高热，利于对症处理。

2）疼痛护理：术后患者若主诉头痛，应了解和分析患者头痛的原因、性质和程度，遵医嘱给予镇痛、脱水药物或非药物治疗，为患者提供安静舒适的环境。

3）呼吸道护理：动态监测患者呼吸节律、呼吸频率及血氧饱和度，定时查血气分析。保持呼吸道通畅，及时清除患者呼吸道分泌物。观察患者是否有呼吸困难、烦躁不安等呼吸道梗阻的情况，定时协助患者翻身、叩背，必要时按医嘱给予雾化吸入治疗，引导患者呕吐时头转向健侧以免误吸。

4）伤口护理：术后应密切观察伤口渗血、渗液情况，保持伤口外敷料清洁干燥，发现潮湿污染时及时通知医生更换。

5）引流管护理：术后患者可留置头部引流管，应严格执行无菌操作，保持管道的通畅，防止外源性感染的发生。严格保持整个引流装置及管道的清洁和无菌，各接头处应用无菌敷料包裹。保持头部创口或穿刺点敷料干燥，若发现敷料潮湿，应通知医生及时更换。头部导管须妥善固定，防止脱落、折叠、扭曲和受压。每日准确记录引流液的颜色、性质、量。

6）术后并发症的观察和护理。

（1）颅内出血：颅内出血是颅脑手术后最危险的并发症，多发生在术后 24～48 小时。患者往往有意识的改变，表现为清醒后又逐渐嗜睡或烦躁、反应迟钝，甚至昏迷。术后应密切观察患者的意识、瞳孔、生命体征、肢体活动的变化，如有异常及时通知医生，做好急诊 CT 检查及手术的准备。

（2）脑水肿：一般在术后 5 小时出现，48～72 小时达到高峰，维持 5～7 天后逐渐消退，20～30 天可恢复正常。也可能进行性加重，继发脑疝而危及生命。患者术后可出现头痛、呕吐等颅内高压症状，出现不同程度的意识改变。若患者术后清醒 1～2 天后出现意识状态进行性下降，如烦躁、淡漠、迟钝、嗜睡，甚至昏迷，以及发生术后癫痫等，应根据不同病因，积极给予相应处理。如按医嘱给予甘露醇、呋塞米、白蛋白等脱水药物治疗。术后应密切观察患者病情变化，避免增高颅内压的因素。患者头部抬高30°～45°，保持颅内静脉通畅和良好的脑部血供，保持呼吸道通畅。

（3）术后癫痫：术后应观察患者有无癫痫发生，避免各种诱发癫痫的刺激。注意患者的安全，按医嘱定时给予抗癫痫药物。

（4）术后感染：预防性使用抗生素。加强术后切口护理，严格执行无菌操作。

（5）消化道出血：表现为患者呕吐血性或咖啡色胃内容物、呃逆、腹胀、解柏油样便等。出血量多者可出现脉搏细速、血压下降等休克征象。术后按医嘱应用胃黏膜保护剂，密切观察患者口腔与呼吸道分泌物及呕吐物的颜色、性状和量并准确记录。一旦发现患者出现消化道出血，应禁食，置胃管，予胃肠减压以吸出胃内容物，减少其对胃黏膜的刺激。密切观察患者出血情况、血压、脉搏及腹部体征。按医嘱局部或全身应用止血药物，注意观察药物疗效及不良反应。

（6）深静脉血栓：严密观察肢体皮肤的温度、色泽、弹性及肢端搏动情况，若局部皮肤发绀、肿胀，提示可能有血栓形成，应及时报告医生处理。对卧床患者给予肢体按摩和被动运动，鼓励患者尽早离床活动，预防血栓形成；协助患者抬高下肢，穿弹力袜，促进静脉血液回流，减轻血液淤积。

四、健康教育

（一）脑震荡

嘱患者保证充足睡眠，适当进行体能锻炼（如打太极拳等），避免过度用脑和过度劳累。

（二）脑挫裂伤及脑干损伤

（1）鼓励轻型患者尽早生活自理和恢复活动，注意劳逸结合。为瘫痪患者制订具体计划，指导并协助患者进行肢体功能锻炼，尤其注意发挥不全瘫痪部位或肢体的代偿功能。

（2）对留有后遗症，如有自觉症状（头痛、头晕、耳鸣、记忆力减退以及注意力分散等）的患者，应与患者及家属及时沟通，给予恰当的解释和宽慰，鼓励患者保持乐观情绪，主动参与社交活动和建立良好的人际关系，树立康复信心。

（3）颅骨缺损者注意保护骨窗，外出戴防护帽，尽量少去公共场所，一般术后3个月可行颅骨修补术。

（4）癫痫患者不宜单独外出，不宜登高、游泳、驾驶车辆及高空作业。按医嘱定时服用抗癫痫药，随身携带疾病卡，并教给家属癫痫发作时的紧急处理方法。

（5）语言障碍者应有意识、有计划地进行语言功能训练，并学会非语言性沟通的方法。

（6）若原有症状加重，如出现头痛、头晕，呕吐，抽搐，手术切口发炎、积液等症状时，应及时就诊。

（7）3～6个月后进行门诊影像学复查。

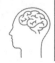

五、知识链接

最新护理干预

有护理学者对轻型闭合性颅脑损伤患者实施基于应激系统理论的护理模式，最终有效降低了轻型闭合性颅脑损伤患者的心理应激水平。

（李嘉欣　何钰熙　许川徽）

【参考文献】

［1］陈茂君，蒋艳，游潮. 神经外科护理手册［M］. 2 版. 北京：科学出版社，2015.

［2］丁淑贞，于桂花. 神经外科临床护理［M］. 北京：中国协和医科大学出版社，2016.

［3］董举峰，王军，马金福，等. 亚低温疗法治疗重型闭合性颅脑损伤患者的疗效与安全性［J］. 中国实用神经疾病杂志，2015，18（17）：45－46.

［4］韩宏光，邓丽，曲虹，等. 亚低温脑保护中国专家共识［J］. 中华危重病急救医学，2020，32（4）：385－391.

［5］余倩倩. 基于应激系统理论的护理模式对闭合性颅脑损伤轻型患者心理应激和生活质量的影响［J］. 川北医学院学报，2023，38（3）：425－428.

第五节　硬脑膜外血肿

一、概述

硬脑膜外血肿是位于颅骨内板与硬脑膜之间的血肿，可分为急性硬膜外血肿（85%）、亚急性硬脑膜外血肿（12%）和慢性硬脑膜外血肿（3%）。硬脑膜外血肿占外伤性颅内血肿的25%～30%，可发生于任何年龄，但小儿少见。硬脑膜外血肿以额颞和顶颞部硬脑膜外血肿最多，可因骨折或颅骨的短暂变形，撕裂位于骨沟内的硬脑膜中动脉或静脉窦而引起出血，或骨折的板障出血。发展急速的硬脑膜外血肿，其出血来源多属动脉，血肿可迅猛增大，可在数小时内引起脑疝，威胁患者生命。若出血来源于静脉，则病情发展稍缓。少数患者并无骨折，其血肿可能与外力造成硬脑膜与颅骨分离，硬脑膜表面的小血管被撕裂有关。

对神志清楚、病情稳定、血肿量小于15 mL的幕上急性硬膜外血肿可采取保守治疗。但是必须动态评估患者神志、临床症状以及行动态CT检查，一旦发现血肿扩大，立即行硬脑膜外血肿清除手术。

二、护理评估

（一）术前评估

（1）评估患者意识状态，判断患者有无意识障碍加重。硬脑膜外血肿具有典型的昏迷—清醒（中间清醒期）—昏迷的过程。

（2）评估患者有无瞳孔改变，当血肿不断增大引起小脑幕切迹疝时，疝入大脑后动脉及脑组织压迫动眼神经，患者将出现瞳孔散大。

（3）评估患者有无颅内压增高症状，是否出现剧烈头痛、反复呕吐、烦躁不安，有无血压升高、脉压增大、呼吸及脉搏变慢等颅内高压症状。

（4）评估患者心理-社会状况：了解患者及家属有无焦虑、恐惧不安等情绪，以及对疾病的认识程度。评估患者及家属是否得到相关的健康指导。

（二）术后评估

（1）评估手术方式、麻醉方式及术中情况。

（2）评估伤口敷料有无松脱、渗血渗液等。

（3）评估引流管通畅性、引流液的量及性质等。

（4）评估患者的意识、GCS、瞳孔、肢体活动情况等。

（5）评估患者有无颅内高压症状，如头痛、恶心、呕吐等。

（6）疼痛评估：使用疼痛评估量表，评估患者疼痛的部位、性质及程度。

（7）询问患者有无癫痫病史，评估患者有无精神症状，如性格改变、淡漠、言语及活动减少、注意力不集中、记忆力减退等。

三、护理要点

（一）术前护理

（1）病情观察：严密观察患者意识状态、生命体征、瞳孔、神经系统症状，结合其他临床表现评估患者颅内血肿或脑水肿的进展情况。

（2）观察患者有无颅内高压的症状、神经功能障碍及内分泌功能紊乱的症状等。及时处理患者咳嗽、便秘症状，以防患者剧烈咳嗽、用力排便，引起颅内压增高。

（3）观察患者肢体有无抽搐，警惕癫痫的发生。

（4）头痛、头晕的护理：嘱患者卧床休息，去除诱发或加重头痛的因素，如创造安静的环境，保持尿道通畅，减少或避免咳嗽、屏气、大幅度转头、突发的体位改变等。适时向患者解释头痛是局部损伤使硬脑膜、血管及神经受到牵拉、刺激所致。

（5）完善术前准备：应做好紧急手术准备，如 CT、心电图、胸部 X 线检查，以及备皮、药物过敏试验、交叉配血等。

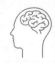

（二）术后护理

（1）术后病情观察：密切观察病情变化，定时监测患者的意识、瞳孔、体温、血压、脉搏、呼吸、GCS 并记录，必要时监测中心静脉压和颅内压。若患者出现意识由清醒转入昏迷、双侧瞳孔大小不等、肢体瘫痪、血压升高、脉搏和呼吸减慢等情况，提示有发生颅内血肿或脑水肿的危险，应立即通知医生，并做好复查 CT 和再次手术的准备。

（2）疼痛护理：术后患者若主诉头痛，应了解和分析患者头痛的原因、性质和程度，遵医嘱给予镇痛、脱水药物或非药物治疗，为患者提供安静舒适的环境。

（3）呼吸道护理：保持患者呼吸道通畅，及时清除患者呼吸道分泌物。观察患者是否有呼吸困难、烦躁不安等呼吸道梗阻的情况，定时协助患者翻身、叩背，必要时按医嘱给予雾化吸入治疗，引导患者呕吐时头转向健侧以免误吸或窒息。

（4）伤口护理：术后应密切观察切口渗血、渗液情况，保持伤口敷料清洁干燥，发现潮湿污染时及时通知医生更换。

（5）引流管护理：术后患者可留置残腔引流管，应严格执行无菌操作，保持管道的通畅，防止外源性感染的发生。严格保持整个引流装置及管道的清洁和无菌，各接头处应用无菌敷料包裹。保持头部创口或穿刺点敷料干燥，若发现敷料潮湿，应通知医生及时更换。头部导管须妥善固定，防止脱落、折叠、扭曲和受压，使活动不受限。每日准确记录引流液的颜色、性质、量，同时防拔管。

（6）癫痫的护理：观察患者有无出现肢体的突然抽动或全身抽搐伴意识障碍；癫痫发作时，注意保护患者，避免用力按压患者，防止患者碰伤、肌肉撕裂、骨折等。立即帮患者解开衣扣，使患者头偏向一侧，帮助患者清除呼吸道分泌物，保持呼吸道通畅，给予氧气吸入，防止患者咬伤舌部及颊部，同时避免舌后坠影响呼吸，发生窒息。观察患者意识、瞳孔及生命体征的变化。

（7）肢体功能锻炼：保持患者肢体处于功能位置，患者生命体征平稳后应尽早行功能锻炼，进行主被动运动，促进康复。

（8）安全护理：患者术后可能会继发癫痫、躁动等，部分患者还会出现偏瘫、视野缺损、幻觉等症状。应采取有效的护理措施确保患者安全，促进其早日康复。临床护理上要细心观察，重视患者主诉，给予预见性的护理措施；对于有精神症状、癫痫大发作、视野缺损等表现的患者，应有人员陪住并采取恰当的安全措施；对于偏瘫、感觉障碍的患者，应特别注意防止其跌倒，定时协助患者翻身，避免发生压力性损伤。

（9）术后并发症，如脑水肿、术后感染等的观察和护理。

四、健康教育

（一）随访

术后 3～6 个月行门诊复查，若原有症状加重，如出现头痛、呕吐、抽搐、不明原因发热等，应及时就诊。

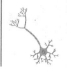

（二）康复治疗

康复治疗可有效促进神经功能的恢复，改善患者的生存质量。康复治疗以个体化的综合治疗方案为主，包括物理治疗、作业治疗、言语治疗、认知障碍治疗、抗痉挛治疗、康复护理、营养支持、娱乐治疗、镇痛治疗、心理治疗和中医学治疗，并可配合相关的药物治疗。

（三）预防护理

癫痫患者不宜单独外出，不宜登高、游泳、驾驶车辆及高空作业，须按时服药。

五、知识链接

最新护理干预

有护理学者对脑创伤术后对侧进展性硬脑膜外血肿患者进行早期护理，以改善患者的昏迷程度，及时发现术后血肿。青岛市市立医院护理学者总结1例尼曼－皮克病合并创伤性硬脑膜外血肿患儿的护理经验，提出的护理要点包括镇痛镇静的护理、凝血功能异常的护理、体液与组织灌注的护理、使用抗生素抗感染的护理、早期肠内营养支持、心理护理等，经过精心的护理，患儿转危为安，拔除气管插管，顺利出院。

（李嘉欣 何钰熙 许川徽）

【参考文献】

[1] 陈茂君，段丽娟，李莉. 神经外科护理难点突破［M］. 成都：四川大学出版社，2020.

[2] 陈茂君，蒋艳，游潮. 神经外科护理手册［M］. 2版. 北京：科学出版社，2015.

[3] 李鑫，刘绍，关纯，等. 尼曼－匹克病合并创伤性硬脑膜外血肿患儿的护理［J］. 中华急危重症护理杂志，2021，2（1）：90－93.

[4] 王冲，郝铮，刘伟明，等. 颅脑损伤后硬膜外血肿骨化1例报告及文献复习［J］. 吉林大学学报（医学版），2018，44（3）：628－630，697.

[5] 王晶，李珍珍. 颅脑创伤术后对侧进展性硬脑膜外血肿的早期护理效果［J］. 临床护理研究，2023，32（9）：13－15.

[6] 袁海涛，邸方，肖小华. 硬膜外血肿骨化合并颅骨缺损修补一例报告［J］. 中华神经外科杂志，2013，29（3）：262.

第六节 硬脑膜下血肿

一、概述

硬脑膜下血肿发生于硬脑膜与蛛网膜之间，在颅内血肿中约占60%，是最常见的颅内血肿，可分为急性、亚急性和慢性硬脑膜下血肿。急性和亚急性硬脑膜下血肿的出血来源主要是脑皮质血管，大多由对冲性脑挫裂伤所致，好发于额极、颞极及其底面。慢性硬脑膜下血肿的出血来源和发病机制尚未明确，好发于老年人，患者多有轻微头部外伤史。部分患者无外伤，可能与营养不良、维生素 C 缺乏、硬脑膜出血性或血管性疾病等相关。

虽然硬脑膜下血肿的确切发病率尚未明确，但研究显示需要住院治疗的轻至中度头部损伤患者中约11%发生急性硬脑膜下血肿，重度创伤性脑损伤患者中约20%发生急性硬脑膜下血肿。头部损伤所致硬脑膜下血肿患者的年龄多为 30～50 岁，其中大多数是男性。慢性硬脑膜下血肿的发病率为（1.7～20.6）／（10万人·年）。该发病率在逐渐增加，可能与人口老龄化以及抗血小板和抗凝药物的使用增加有关。

急性硬脑膜下血肿患者如果有脑疝或颅内压增高的临床征象，或者有神经功能恶化的情况，则需紧急手术清除血肿。对于初始脑部扫描示硬脑膜下血肿厚度大于 10 mm 或中线移位大于 5 mm 的患者，须紧急手术清除血肿。对于无症状或症状轻微的较小慢性硬脑膜下血肿患者，可采取非手术治疗。但如果出现颅内压增高的征象，或者进行性神经功能恶化，则须紧急行血肿清除术。

二、护理评估

（一）术前评估

1）急性、亚急性硬脑膜下血肿。

（1）评估患者有无原发昏迷及进行性意识障碍加重。急性硬脑膜下血肿伤后意识障碍较为突出，原发昏迷时间长且进行性加重，无明显的中间清醒期，若仔细观察，有时可发现短暂的中间好转期。

（2）评估患者有无颅内压增高症状：是否出现剧烈头痛、反复呕吐、烦躁不安，有无血压升高、脉压增大、呼吸及脉搏变慢等颅内高压症状或脑疝先兆症状，颅内压增高和脑疝征象多在 1～3 天进行性加重。

（3）评估患者是否存在局灶性体征（如偏瘫、失语、癫痫）及发生时间：伤后即有相应的体征可能是因脑挫裂伤累及某些脑功能区。

2）慢性硬膜下血肿。

（1）评估患者有无头痛、乏力、视盘水肿等表现，小儿有无嗜睡、头颅增大、顶骨膨隆、囟门凸出等症状。

（2）评估患者有无精神症状，特别是老年人有无痴呆、精神异常等。

（3）评估患者有无癫痫发作及局灶性神经功能缺损体征（如偏瘫、失语），是否进行性加重。

（4）对于年龄较大及有肢体活动障碍的患者，应评估是否有压力性损伤、跌倒/坠床高危风险。

（5）慢性硬脑膜下血肿好发群体为老年人，应评估患者有无高血压、糖尿病、慢性支气管炎等基础疾病，评估患者的心肺功能是否可以耐受手术。

（6）评估患者的生活自理能力。

3）了解患者及家族是否有高血压、冠心病、短暂性脑缺血发作和癫痫等疾病，患者是否因此类疾病跌倒而引起脑损伤。

4）评估患者有无头部外伤史及受伤时间，多数患者有轻微的头部外伤史，但多因当时无明显症状而忽略治疗。

5）心理-社会状况评估：了解患者及家属有无焦虑、恐惧不安等情绪，以及对疾病的认识程度。评估患者及家属是否得到相关的健康指导。

（二）术后评估

（1）评估手术方式、麻醉方式及术中情况。

（2）评估伤口敷料有无松脱、渗血渗液等。

（3）评估引流管通畅性、引流液的量及性质等。

（4）评估患者的意识、GCS、瞳孔、肢体活动情况等。

（5）评估患者有无颅内高压症状，如头痛、恶心、呕吐等。

（6）疼痛评估：使用疼痛评估量表，评估患者疼痛的部位、性质及程度。

（7）评估患者有无癫痫病史，有无精神症状，如性格改变、淡漠、言语及活动减少、注意力不集中、记忆力减退等。

三、护理要点

（一）术前护理

（1）病情观察：严密观察患者意识状态、生命体征、瞳孔、神经系统症状，结合其他临床表现评估患者颅内血肿或脑水肿的进展情况，如有异常及时通知医生。

（2）观察患者有无颅内高压的症状、神经功能障碍及内分泌功能紊乱的症状等。及时处理患者咳嗽、便秘症状，以防患者剧烈咳嗽、用力排便，引起颅内压增高。

（3）若血肿位于后颅窝，应严密观察患者的呼吸变化，以及是否出现颈强直症状。

（4）头痛、头晕的护理：嘱患者卧床休息，去除诱发或加重头痛的因素，如创造安静环境，保持尿管通畅，减少或避免咳嗽、屏气、大幅度转头、突发的体位改变等。适时向患者解释头痛是局部损伤使硬脑膜、血管及神经受到牵拉、刺激所致。

（5）急诊入院合并有复合伤的患者应观察尿量，警惕发生休克。

（6）完善术前准备：应做好紧急手术准备，如 CT、心电图、胸部 X 线检查，以及备皮、药物过敏试验、交叉配血等。

（二）术后护理

1）体位：全麻未清醒的患者去枕平卧，头偏向一侧以利于呕吐物及呼吸道分泌物排出，清醒后可取平卧位或患侧卧位以利于充分引流。

2）病情观察。慢性硬膜下血肿患者以老年人多见，患者全身抵抗力差，病情变化快，除了观察有无颅内高压的征象，还要观察其他的基础疾病。

（1）观察患者的瞳孔、意识、肢体活动变化。

（2）观察患者的呼吸道是否通畅，咳嗽反射、呼吸频率及深度、血氧饱和度。

（3）观察患者血压的变化，有原发性高血压的患者，遵医嘱使用降压药。

（4）观察患者的血糖变化。

3）引流管护理。

（1）平卧或头低脚高位，以利于体位引流。

（2）引流袋低于创腔 30 cm，以较快引流出创腔内液体。

（3）保持引流通畅，观察排液、排气情况，一般高位引流管排气，低位引流管排液，引流液多呈棕褐色，含陈血及碎血块，后期引流液减少。

（4）拔管后 48 小时内注意观察有无颅内压增高表现。

4）鼓励患者吹气球，促进脑膨出。术后不使用强力脱水药，亦不严格限制水分摄入，以免颅内压过低影响脑膨出。

5）饮食与营养：行吞咽功能评估，洼田饮水试验 1 ～ 2 级的患者，从半流食逐渐过渡到普食，建议进食高蛋白、易消化食物。对于术后昏迷、吞咽困难、进食呛咳患者，遵医嘱给予管饲饮食，待吞咽功能恢复后逐渐恢复经口进食。

6）潜在并发症：再发血肿的护理。

（1）观察患者意识状态、瞳孔变化。小儿注意观察囟门张力情况和情绪变化。

（2）观察患者神经功能缺损有无加重或缓解。

（3）宜采取头低脚高位，卧向患侧，以利于脑组织复位和血肿腔闭合。

（4）嘱患者多饮水，不使用强力脱水药，必要时适当补充低渗液体。

（5）必要时做动态 CT 检查。

四、健康教育

（一）随访

术后 3 ～ 6 个月门诊复查，若原有症状加重，如出现头痛、精神萎靡、肢体活动及感觉障碍等，提示有复发的可能，应及时就诊。

（二）康复治疗

康复治疗可有效促进神经功能的恢复，改善患者生存质量。康复治疗以个体化的综合治疗方案为主，包括物理治疗、作业治疗、言语治疗、认知障碍治疗、抗痉挛治疗、康复护理、营养支持、娱乐治疗、镇痛治疗、心理治疗和中医学治疗，并可配合相关的药物治疗。对有神经功能障碍的患者，应指导其被动活动，活动应循序渐进，不可操之过急。

（三）预防护理

癫痫患者不宜单独外出，不宜登高、游泳、驾驶车辆及高空作业，应按时服药。

五、知识链接

单侧和双侧慢性硬脑膜下血肿的临床特点分析

双侧慢性硬脑膜下血肿临床上较少见，发病率低于单侧慢性硬脑膜下血肿。张章等研究发现，双侧慢性硬脑膜下血肿组患者年龄明显高于单侧者，可能由双侧慢性硬脑膜下血肿一般由脑桥静脉的损伤引起，随着年龄的增长，患者的脑容量减少、血管弹性降低，较容易自发或继发外伤后引起出血，因此头颅外伤是慢性硬脑膜下血肿重要的诱因之一。

（郭小丽　何钰熙　许川徽）

【参考文献】

［1］陈茂君，蒋艳，游潮. 神经外科护理手册［M］. 2 版. 北京：科学出版社，2015.

［2］颅底内镜技术临床应用专家共识编写组. 中国神经外科颅底内镜临床应用技术专家共识（2014 版）［J］. 中华神经外科杂志，2014，30（10）：1069 – 1074.

［3］俞美定，李凤玲，王冬梅. 高龄患者慢性硬膜下血肿手术治疗的护理体会［J］. 解放军护理杂志，2011，28（7）：50 – 51.

［4］张章，熊左隽，范明波，等. 单侧和双侧慢性硬脑膜下血肿的临床特点分析［J］. 中国现代医学杂志，2017，27（8）：71 – 75.

［5］中国医师协会内镜医师分会神经内镜专业委员会，中国医师协会神经外科医师分会神经内镜专业委员会，中国医师协会神经修复学专业委员会下丘脑垂体修复与重建学组. 神经内镜经鼻颅咽管瘤切除技术专家共识［J］. 中华神经外科杂志，2020，36（11）：1088 – 1095.

［6］庄玲，叶碎林. 神经内镜治疗慢性硬膜下血肿的护理［J］. 护理学杂志，2002，17（8）：591 – 592.

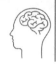

第七节　脑内血肿

一、概述

脑内血肿是指头部外伤后在脑实质内出血形成的血肿。脑内血肿多数伴有脑挫裂伤，常与硬脑膜下血肿并发，少数与凹陷性骨折刺伤有关，部分由外伤时脑组织在颅内动荡引起脑内血管破裂出血所致。

脑内血肿的发生率约占闭合性脑损伤的1%，占颅内血肿的5%。脑内血肿多由高血压脑出血引起，高血压脑出血有高发病率和高致死率的特点，多见于老年伤者，可能跟脑的血管脆性增加有关。若脑内血肿较小，患者无意识障碍和颅内压增高的症状，或症状明显好转，可采用脱水等非手术治疗。治疗期间一旦出现颅内压进行性升高、局灶性脑损害、脑疝早期症状，应紧急手术，必要时去骨瓣减压。

二、护理评估

（一）术前评估

（1）评估患者有无意识障碍及其程度，是否出现以意识障碍进行性加重为主要表现的脑内血肿。

（2）评估患者是否出现剧烈头痛、反复呕吐、烦躁不安、血压升高、脉压增大、呼吸及脉搏变慢等颅内高压症状。

（3）评估患者有无偏瘫、偏盲、失语、癫痫等脑局灶性症状。

（4）评估患者营养状况能否满足机体需要，有无水、电解质代谢紊乱及酸碱平衡失调。

（5）心理-社会状况评估：了解患者及家属有无焦虑、恐惧不安等情绪，以及对疾病的认识程度。

（二）术后评估

（1）评估手术方式、麻醉方式及术中情况。

（2）评估伤口敷料有无松脱、渗血渗液等。

（3）评估患者的意识、GCS、瞳孔、肢体活动情况等。

（4）评估引流管通畅性、引流液的量及性质等。

（5）评估患者有无颅内高压症状，如头痛、恶心、呕吐等。

（6）疼痛评估：使用疼痛评估量表，评估患者疼痛的部位、性质及程度。

（7）询问患者有无癫痫病史，有无精神症状如性格改变、淡漠、言语及活动减少、注意力不集中、记忆力减退等。

三、护理要点

（一）非手术治疗护理/术前护理

1）脑内血肿位于后颅窝患者的护理：应严密观察患者呼吸变化，以及是否出现颈强直症状，因后颅窝空隙较小，少量血肿即可引起颅内压急剧升高，导致脑疝。

2）脑内血肿位于额叶、颞叶患者的护理。

（1）偏瘫患者：预防压力性损伤，定时翻身，避免皮肤受压，保持床单位整洁。

（2）失语患者：通过手势、书写等方式进行有效沟通，并注意语言功能训练。

（3）癫痫患者：注意观察癫痫发作的先兆、类型、持续时间，遵医嘱按时给予抗癫痫药物，防止癫痫发作引起血肿增大。

3）其他护理参考第一章第五节"硬脑膜外血肿"相关内容。

（二）术后护理

1）脑内血肿患者手术治疗采用骨窗或骨瓣开颅血肿清除术，必要时去骨瓣减压，解除脑受压。去骨瓣减压术患者的护理：

（1）避免硬物及损伤性物体接触伤口，观察伤口敷料有无渗血渗液，查看骨窗处皮肤的颜色及血运情况、脑组织膨出高度、皮肤紧张度。

（2）通过观察骨窗监测颅内压的变化，在去骨瓣部位感受骨窗张力。骨窗张力分为3级。Ⅰ级：触唇感，骨窗张力低。Ⅱ级：触鼻感，骨窗张力中等。Ⅲ级：触额感，骨窗压力高。

2）其他护理参考第一章第五节"硬脑膜外血肿"相关内容。

四、健康教育

参考第一章第五节"硬脑膜外血肿"相关内容。

（李嘉欣　何钰熙　许川徽）

【参考文献】

[1] 陈茂君，蒋艳，游潮. 神经外科护理手册［M］. 2 版. 北京：科学出版社，2015.

[2] 丁淑贞，于桂花. 神经外科临床护理［M］. 北京：中国协和医科大学出版社，2016.

[3] 李振芝，于进超，王晓华，等. 磁敏感加权成像在颅内硬脑膜动静脉瘘中的应用［J］. 国际脑血管病杂志，2022，30（11）：816－821.

[4] 姚笑笑，刘晓丽，李如画，等. 小脑浅静脉磁敏感加权成像［J］. 解剖学报，2023，

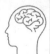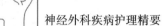
54（4）：465 – 472.

［5］张洋. 优质护理对外伤性脑内血肿患者的临床效果［J］. 中国医药指南，2022，20（24）：19 – 22.

第二章　神经系统肿瘤疾病护理精要

第一节　脑叶肿瘤

一、概述

大脑由左、右大脑半球构成，中间以胼胝体相连。每侧大脑半球由大脑皮质和大脑髓质构成。其中，神经系统发育最完善的部分是大脑皮质，其表面通过外侧沟、中央沟、顶枕沟，将大脑分为额叶、颞叶、顶叶、枕叶和岛叶。脑叶肿瘤（图2-1、图2-2）的病因仍未明确，目前认为主要与基因等遗传因素、电离辐射与非电离辐射、职业暴露、饮食、吸烟及饮酒等不良生活习惯有关。脑叶肿瘤中，额叶肿瘤的发生率最高，其次为颞叶肿瘤，再次为顶叶肿瘤，较为少见的是枕叶肿瘤和岛叶肿瘤。

脑叶肿瘤的治疗方法：①手术治疗。首选治疗方案是手术切除，尽可能完整切除病灶，减轻脑组织受压，能够起到较好的治疗效果。②药物治疗。常用药物主要有20%甘露醇、地塞米松等。20%甘露醇是脱水药，能减轻脑部肿瘤占位性病变所引起的颅内高压综合征；地塞米松能有效预防脑水肿的发生。

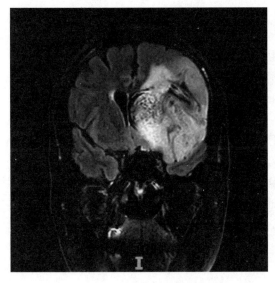

图2-1　左额顶、基底节、岛叶弥漫性胶质瘤磁共振成像（magnetic resonance imaging，MRI）T_1 加权像

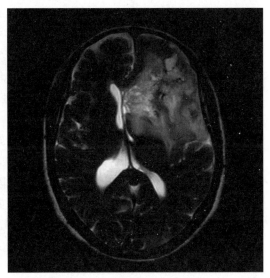

图2-2　左额顶、基底节、岛叶弥漫性胶质瘤 MRI T_2 加权像

二、护理评估

（一）术前评估

1）评估相关肿瘤临床症状。

（1）评估额叶肿瘤患者有无头痛、呕吐、视盘水肿等颅内压增高症状，有无精神障碍、智力障碍，有无先兆性癫痫发作，有无锥体束受损症状（表现为病灶对侧半身或单一肢体力弱或瘫痪），有无运动性失语及额叶性共济失语（如动作笨拙或不协调）。

（2）评估颞叶肿瘤患者有无听力改变，有无感觉性失语，有无精神障碍，有无锥体束受损症状，有无共济失调（常向病变对侧倾倒），有无先兆性癫痫发作（如沟回发作症状，表现为神志恍惚、言语错乱、精神运动性兴奋、定向力障碍、幻觉、错觉、记忆力缺损等），有无嗅觉异常先兆（表现为发作时患者突然闻到一种让人极不舒服的怪味或恶臭）。

（3）评估顶叶肿瘤患者有无感觉性癫痫发作，有无感觉障碍（表现为对侧半身的感觉障碍，以皮层感觉障碍为主），有无失读症等。

（4）评估枕叶肿瘤患者有无视力下降、视野缺损。

（5）评估岛叶肿瘤患者有无癫痫发作。

2）心理 - 社会状况评估：评估患者及家属有无焦虑、不安等情绪；评估患者及家属对疾病的认识程度，对手术治疗各方面是否充分了解。

3）安全评估：评估患者有无压力性损伤、跌倒/坠床、走失、自伤/伤人、拔管等风险。

（二）术后评估

（1）评估手术方式、麻醉方式及术中发生情况。

（2）评估患者头部引流管、伤口敷料及相关术后知识掌握情况。

（3）评估患者有无受伤的危险：与视野缺损、共济失调、癫痫发作、精神症状等有关。

（4）评估患者有无感知改变：与幻视、幻听、语言障碍、精神症状等有关。

（5）评估患者有无语言沟通障碍：与定向力障碍、失语、精神症状等有关。

（6）评估患者有无皮肤完整性受损的危险。

（7）评估患者有无潜在并发症的发生，如脑疝、出血、脑水肿、感染等。

三、护理要点

（一）术前护理

1）心理护理：鼓励患者倾诉自身感受，正确面对疾病；向患者介绍成功案例，增加其信心；教会患者自我放松方法，给予患者关心和支持。

2）安全的护理：进行生活自理能力，以及压力性损伤、跌倒/坠床等危险因素评估，根据评估结果决定是否留陪住人员，采取预防压力性损伤、跌倒/坠床、烫伤、伤人/自伤、自行拔管等护理措施，特别是对有偏瘫、感觉障碍、视野缺损、幻视、幻听、精神症状、癫痫大发作等表现的患者，须细心观察，及时发现先兆症状并通知医生处理，督促患者服药并告知注意事项。对有视力下降、视野缺损、感觉障碍、运动障碍等的患者采取协助生活、预防跌倒等措施，如保持床单位整洁，协助床上擦浴，上好两侧床栏，保持地面整洁、干燥，外出活动、检查由专人陪伴，避免半开房门，防止视野缺损的患者撞到房门。

3）精神症状的护理。

（1）密切观察患者的精神状态、情绪变化、意识和思维状况，了解患者的心理和病情变化，确保患者安全。

（2）对于有偏执行为和幻觉的患者，应有专人陪护，倾听患者的主诉，做好健康教育。

（3）患者出现谵妄、躁狂时，保持病房安静，避免激惹患者，保护患者安全，遵医嘱使用抗精神病药物，必要时使用约束带约束肢体。

（4）当患者出现攻击行为的前驱症状，如言语挑衅、急躁不安时，避免激惹患者，保持安全距离，移开周围的危险物品，专人陪护，防止其走失、自伤或伤及他人。

4）癫痫的护理。

（1）保持病房光线柔和，避免强光刺激，保持适宜的温湿度。床旁配置吸氧装置，避免各种诱发癫痫的刺激，如饥饿、便秘、饮酒等。

（2）指导患者建立良好生活习惯，劳逸结合，保证睡眠充足，减少精神刺激。

（3）指导患者遵医嘱按时服药，切勿擅自停药或增减药量。

（4）观察癫痫发作的类型及频率、发作时间以及发作停止后意识的恢复情况，有无四肢乏力、头痛、行为异常等表现。

（5）癫痫发作时应保持呼吸道通畅，解开衣领、头偏向一侧以预防呕吐造成窒息，上好双侧床栏，做好安全防护。有前驱症状时指导患者立即平卧，持续中流量吸氧；发作时防止舌咬伤、骨折及关节脱臼等，做好癫痫发作的应急处理。

（二）术后护理

1）体位护理：全麻未清醒患者应去枕平卧4～6小时，头偏向一侧以防止呕吐造成窒息。幕上开颅术后患者应卧向健侧，避免切口受压；体积较大的肿瘤切除术后24～48小时内，患者手术区要保持高位，其原因是肿瘤切除后颅腔留有较大空隙，避免突然翻动患者导致脑和脑干移位，引起大脑上静脉撕裂、硬脑膜下出血或脑干功能衰竭；无特殊禁忌证患者术后可抬高床头15°～30°，以利于颅内静脉回流，降低颅内压。当患者术后无明显并发症，可与医生协商，在患者能耐受的情况下行坐位及站位三级平衡评估后，鼓励患者早期离床活动。

2）不同脑叶肿瘤的观察要点：额叶肿瘤患者术后观察有无运动障碍、语言障碍、情感障碍、人格障碍、智能障碍、精神障碍及癫痫发作等，颞叶肿瘤患者术后观察有无运动障碍、语言障碍、听力障碍、幻觉、嗅觉障碍等感觉障碍及癫痫发作等，顶叶肿瘤患者术后观察有无失读、对侧同向偏盲、感觉障碍、癫痫发作等，枕叶肿瘤患者术后观察有无视觉障碍。

3）引流管护理。

（1）高度：术后患者可留置皮下引流管或残腔引流管，高度应与头部一致。根据引流液性质决定引流管的高度，若量多、色浅则适当抬高引流瓶；若引流液呈血性、色深则将引流瓶放置在低于残腔处。

（2）无菌：严格执行无菌操作，做好手卫生，保持整个引流装置的清洁和无菌，各接头处使用无菌敷料包裹，防止外源性感染。

（3）固定：头部引流管妥善固定，避免折叠、扭曲和受压，保持管道的通畅，使活动不受限，防止脱落。

（4）记录：每日准确记录引流液的颜色、性质、量，同时防拔管。若24小时后仍有鲜红色液体引流出，应及时通知医生，给予止血措施。

4）术后并发症的观察和护理。

（1）术区出血和脑疝：若患者出现意识障碍逐渐加重，一侧瞳孔逐渐散大，对侧肢体瘫痪进行性加重，引流液呈鲜红色，引流量增多，提示术区出血；若合并剧烈头痛、喷射性呕吐，出现脉搏缓慢、呼吸缓慢、血压高等颅内高压症状，应警惕脑疝的形成，及时提醒医生复查CT，遵医嘱予脱水、降颅内压治疗，减轻脑水肿，保持呼吸道通畅，做好急诊手术的准备。

（2）脑水肿：脑水肿高峰期一般在术后48～72小时，若患者术后出现神志改变，如嗜睡、反应迟钝、淡漠、烦躁、癫痫发作甚至昏迷，或者主诉头痛、呕吐等颅内高压症状时，应警惕脑水肿，抬高床头30°～45°，保持呼吸道通畅，避免增高颅内压的因素，遵医嘱予脱水、降颅内压治疗，或按医嘱采取手术治疗的方式，如脑脊液外引流、去骨瓣减压等。

（3）术后感染：若患者体温高于38.5 ℃，且伤口分泌物培养、血培养或痰培养等提示有病原菌感染时，应根据药敏试验选用合适的抗生素。密切监测术后体温，予物理降温或药物降温；严格执行无菌操作，对留置头部引流管者加强术口护理，避免发生脑脊液漏。

（4）癫痫：预防性使用抗癫痫药物，床旁配置吸氧装置，保护患者安全，避免各种诱发刺激，做好癫痫发作的应急处理。

四、健康教育

（一）随访

（1）脑叶肿瘤类型为胶质瘤的患者：建议低级别胶质瘤患者每3～6个月随访1次，持续5年，以后每年至少随访1次；高级别胶质瘤患者在放疗结束后2～6周应随访1次，以后每 1～3 个月随访 1 次，持续 2～3 年，之后的随访间隔时间可适当延长。

（2）脑叶肿瘤类型为脑膜瘤的患者：建议脑膜瘤位于皮质层的患者每 3 个月随访 1 次，连续随访 3 年；脑膜瘤位于脑室或者小脑部位的患者，每半年随访 1 次，连续随访 3 年；脑膜瘤发生在大脑半球凸面的患者，每 3 个月随访 1 次，连续随访 3 年；脑膜瘤发生在大脑镰旁、矢状窦旁以及后颅窝的患者，每 6 个月随访 1 次，连续随访 3 年。

（3）脑转移患者：在治疗的 2 年内，需要每隔 2～3 个月复查 1 次，第 3 年时可以每半年复查 1 次，5 年后可以每年复查 1 次。复查时需要根据多方面因素综合判断是否要进行后续治疗。

（二）注意事项

（1）指导患者遵医嘱用药，切勿擅自停药，须在医生指导下调整药物。

（2）调整作息，保持良好的心理状态，劳逸结合，每天至少进行 30 分钟的运动，有效锻炼，促进神经功能恢复，积极参与力所能及的社会活动。

（3）指导患者进食高蛋白、易消化食物，增加机体抵抗力。每日饮水 1 500～2 000 mL，进食新鲜蔬菜及水果，保持大便通畅。

（三）康复锻炼

（1）肢体功能锻炼：针对偏瘫患者，肌力 1～2 级的患者进行被动运动，肌力 ≥3 级的患者进行主动运动，加强患侧上肢各关节活动，提高精细动作训练；进行坐位平衡及站位平衡训练，提高平衡能力。

（2）生活自理能力训练：随着患者肢体功能的恢复，引导和鼓励患者做力所能及的事情，如刷牙、洗漱、穿衣、摄食等，增强患者的自信心。

（3）语言康复练习：指导患者从简单的单音、双音到句子的练习，循序渐进，给予鼓励和赞扬，积极引导患者表达，增强患者自信心。

五、知识链接

最新护理干预

胶质瘤作为颅内恶性程度最高的肿瘤，具有强烈的侵袭性，因此呈高致死率、高致残率、易复发等特点。胶质瘤目前的主要治疗策略为最大限度地手术切除肿瘤并辅以替莫唑胺化疗和放疗，在此治疗方案下中位生存期仅为 14.6 个月，5 年生存率仅为 5%。此外，免疫治疗、靶向治疗、肿瘤电场治疗等新的治疗手段在胶质瘤的治疗中也取得了一定进展。

近年来，各学者在胶质瘤护理领域做了许多研究，愈加关注者及家属的心理问题，将不同的理论学说或者护理干预模式运用到胶质瘤患者当中，并获得满意的效果。中山大学肿瘤防治中心护理学者在常规护理基础上实施综合护理干预，在患者首次放疗前、首次放疗中实施干预，在首次放疗后、出院后采取不同的措施减轻患者应激反应，如通过亲切的语言与患者及家属沟通，根据患者爱好播放轻松愉快的音乐等，改善了患者的疲劳状态，减轻了患者的负性情绪，提高了患者生活质量。郑州大学附属肿瘤医院学者将家属赋权结合心理支持运用到脑胶质瘤患者中，在赋权前期对家属进行培训，通过建立微信群，护理人员与患者及家属充分沟通，分享脑胶质瘤相关知识，使家属全面了解患者病情，掌握患者心理状态，共同参与护理，并为患者及家属设定治疗目标，给予家属易上手且风险小的看护工作，建立其看护信心。泰州市人民医院肿瘤科学者在常规护理的基础上给予基于保护动机理论的护理干预，此护理干预按照行为设定模式可分为部分信息源、认知中介过程及应对模式三大部分，根据保护动机理论制订护理干预措施，包括易感性与严重性、内部奖励与外部奖励、自我效能。在常规护理的基础上实施基于保护动机理论的护理干预模式，可以促进患者主动参与到临床治疗及护理工作中，更好地了解自身及疾病治愈情况，帮助患者形成健康的生活方式，建立积极乐观的治疗态度，减轻焦虑、抑郁等负性情绪。中国人民解放军空军军医大学第一附属医院护理学者采用围术期无缝隙护理干预，从患者发病到入院治疗、护理及出院后的随访过程中，每一阶段实施不间断的、紧密连接的护理方式。通过人性化的方式，改善患者焦虑不安、抑郁等负性情绪和生理应激反应，提升疾病疗效，改善疾病预后，提升患者的满意度。

（孙平静　雷清梅　欧丽珊）

【参考文献】

[1] 陈茂君，姜艳，游潮．神经外科护理手册 [M]．2 版．北京：科学出版社，2015．

[2] 国家卫生健康委员会医政医管局．脑胶质瘤诊疗规范（2018 年版）[J]．中华神经外科杂志，2019，35（3）：217－239．

[3] 李祎萍，陈娟，顾超雄．基于保护动机理论的护理干预在脑胶质瘤切除术后化疗期患者中的应用 [J]．中华现代护理杂志，2022，28（35）：4976－4980．

[4] 张丹琦，张美霞，张研宇，等．无缝隙护理干预对神经胶质瘤患者围手术期心理状态及生活质量的影响研究 [J]．中国肿瘤临床与康复，2022，29（8）：934－936．

[5] 张康娜，黄娜，季楠，等．基于"云管理"风险预警的延续性护理在恶性脑胶质瘤患者中的应用效果 [J]．广西医学，2023，45（24）：3065－3068．

[6] 中国医师协会神经外科医师分会脑胶质瘤专业委员会．胶质瘤多学科诊治（MDT）中国专家共识 [J]．中华神经外科杂志，2018，34（2）：113－118．

[7] 朱珍，李瑞燕，姚雪华．基于微信的延伸护理服务对恶性脑胶质瘤患者睡眠质量、心理状态、KPS、ADL 评分与并发症的影响 [J]．国际护理学杂志，2024，43（4）：583－586．

[8] BRAY F, FERLAY J, SOERJOMATARAM I, et al. Global cancer statistics 2018： GLOBOCAN estimates of incidence and mortality worldwide for 36 cancers in 185 countries [J]. CA：a cancer journal for clinicians, 2018, 68（6）：394－424.

[9] FU Z T, GUO X L, ZHANG S W, et al. Statistical analysis of incidence and mortality of prostate cancer in China, 2015 [J]. Chinese journal of oncology, 2020, 42（9）：

718 – 722.

[10] OSTROM Q T, CIOFFI G, WAITE K, et al. CBTRUS statistical report：primary brain and other central nervous system tumors diagnosed in the United States in 2014 – 2018 [J]. Neuro-oncology, 2021, 23（12 Suppl 2）：ii1 – iii105.

[11] OSTROM Q T, PRICE M, NEFF C, et al. CBTRUS statistical report：primary brain and other central nervous system tumors diagnosed in the United States in 2015 – 2019 [J]. Neuro-oncology, 2022, 24（Suppl 5）：v1 – v95.

[12] PEETERS M, DIRVEN L, KOEKKOEK J, et al. Prediagnostic symptoms and signs of adult glioma：the patients' view [J]. Journal of neuro-oncology, 2020, 146（2）：293 – 301.

第二节　丘脑肿瘤

一、概述

丘脑是位于大脑深部的灰质团块，内侧和下方临近第三脑室和下丘脑，外临内囊。丘脑肿瘤可发生于任何年龄，但以青中年患者为主，男性患者略多于女性。

丘脑肿瘤（图2-3、图2-4）占所有脑肿瘤的5%，主要病理类型分为神经胶质瘤（又称胶质细胞瘤，简称胶质瘤）、淋巴瘤、海绵体血管瘤。丘脑胶质瘤的病理分级在儿童患者中较低，在成人中较高。丘脑位于大脑的中央，与下丘脑、第三脑室、侧脑室、基底神经节和中脑导水管相连。因此，丘脑肿瘤手术在技术上较为困难，并且可能增加术后并发症，导致不良的预后，如高死亡率及致残率。

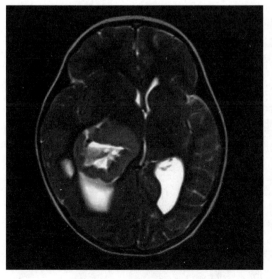
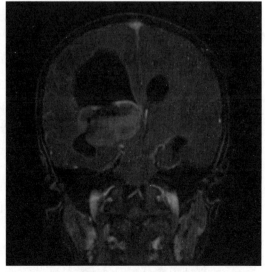

图2-3　右侧侧脑室、丘脑占位 MRI T$_2$ 加权像　　图2-4　右侧侧脑室、丘脑占位 MRI 增强 T$_1$ 加权像

手术治疗是治疗丘脑肿瘤的一种有效方法。神经成像和外科技术的发展使得丘脑肿瘤的外科切除变得可行，并且降低了与手术治疗相关并发症的发生率。手术切除结合辅助疗法，如放疗及化疗，能够提高患者总生存率。但是，诸如肢体功能障碍和脑积水等术后并发症的高发生率以及手术的高成本费用，使丘脑肿瘤的治疗仍然具有挑战性。目前，脑积水是丘脑肿瘤常见的术前及术后并发症。现今，脑室-腹腔分流术和第三脑室造瘘术是避免患者术后脑积水的常用方法。目前关于丘脑肿瘤手术后脑积水的危险因素的报道很少，因此，肿瘤切除术需要广泛遵循标准治疗，从而减少患者术后脑积水的发生率。

二、护理评估

（一）术前评估

1）评估患者有无颅内压增高症状。

2）评估患者有无局灶性症状。

（1）评估患者有无丘脑综合征。丘脑综合征表现为：①病变对侧半身感觉障碍，以深感觉障碍为主；②病变对侧肢体轻瘫；③病变对侧半身自发性疼痛；④病变同侧肢体共济失调；⑤病变同侧肢体出现舞蹈样运动或指划运动（又称手足徐动症）。

（2）评估患者有无丘脑性三偏症状，包括偏瘫、偏身感觉障碍、同向性偏盲。

（3）评估患者有无精神症状，如语无伦次、情绪多变、偏执、精神呆滞、嗜睡、抑郁等。

（4）评估患者有无共济失调。

（5）评估患者有无指划运动、震颤麻痹样运动或肌强直等。

（6）评估患者有无内分泌症状，如肥胖、嗜睡、尿崩症等。

3）心理-社会状况评估。评估患者有无抑郁情绪；评估患者及家属对疾病的认识程度，对手术治疗各方面是否充分了解。

4）安全评估。评估患者有无压力性损伤、跌倒/坠床、走失、自伤/伤人、拔管等风险及危险因素。

5）辅助检查：评估患者电解质情况是否有异常。

（二）术后评估

1）评估手术方式、麻醉方式及术中发生情况。

2）评估患者神志、瞳孔、头部引流管、伤口敷料。

3）评估患者有无颅内压增高症状。

4）评估患者有无丘脑功能受损症状，如感觉、运动、内分泌改变等。

（1）评估患者有无感觉与功能受损症状，如偏瘫、偏身感觉障碍、偏盲及共济失调等。

（2）评估患者有无精神症状，如精神呆滞、嗜睡、语无伦次、情绪多变、偏执等。

（3）评估患者有无内分泌紊乱症状，如肥胖、嗜睡、尿崩症等。

5）评估患者精神状态，电解质情况及 24 小时尿量情况。

6）评估患者有无癫痫发作。

7）评估患者有无潜在并发症的发生，如脑疝、出血、脑水肿、感染、中枢性高热、尿崩症、癫痫等。

三、护理要点

（一）术前护理

（1）病情观察：对于颅内压增高的患者，观察患者神志、瞳孔变化，有无剧烈头痛、喷射性呕吐、视盘水肿"三主征"以及血压升高、脉搏缓慢、脉压增大等库欣（Cushing）反应，正确识别颅内压增高及脑疝症状，必要时复查 CT，遵医嘱予脱水、降颅内压治疗，减轻脑水肿；避免情绪激动、用力排便、剧烈咳嗽、高热等引起颅内压增高的因素。

（2）安全的护理：进行生活自理能力，压力性损伤、跌倒/坠床危险因素评估，根据评估结果决定是否留陪住人员，采取预防压力性损伤、跌倒/坠床、烫伤、伤人/自伤、拔管等护理措施，特别是对有偏瘫、感觉障碍、视野缺损、幻视、幻听、精神症状、癫痫大发作等表现的患者，应细心观察，及时发现先兆症状并通知医生处理，督促患者服药并告知注意事项。

（3）尿量增多的患者入院后连续 3 天准确记录 24 小时尿量，观察有无水、电解质代谢紊乱并及时对症处理。

（二）术后护理

1）体位护理：全麻未清醒患者应去枕平卧 4 ～ 6 小时，头偏向一侧以防止呕吐造成窒息。无特殊禁忌证患者术后可抬高床头 15°～ 30°，以利于颅内静脉回流，降低颅内压。对于术后无并发症者，与医生协商，在患者能耐受的情况下行坐位及站位三级平衡评估后，鼓励患者早期离床活动。

2）病情观察。

（1）观察患者有无功能受损症状，如偏瘫、偏身感觉障碍、偏盲及共济失调等，协助患者做好生活护理及安全护理，专人陪护，予双侧床栏保护，防跌倒及坠床、烫伤。

（2）观察患者有无精神症状，如精神呆滞、嗜睡、语无伦次、情绪多变、偏执等，及时了解患者的情绪与心理，专人陪护，防止走失和自伤，必要时约束四肢。

（3）评估患者有无内分泌紊乱症状，如肥胖、嗜睡、尿崩症等，记录每小时尿量，监测激素水平及水、电解质代谢情况，给予针对性处理。

3）术后并发症的观察和护理。

（1）颅内出血：颅内出血是丘脑肿瘤术后最严重的并发症。若患者出现呼吸深慢、不规则，意识障碍逐渐加深，一侧瞳孔逐渐散大，对侧肢体瘫痪进行性加重，引流液颜色呈鲜红色，引流量增多，则提示术区出血；若合并剧烈头痛、喷射性呕吐，出现脉搏缓慢、呼吸缓慢、血压高等颅内高压症状，则应警惕脑疝的形成，及时提醒医生复查 CT，遵医嘱予脱水、降颅内压治疗，减轻脑水肿，保持呼吸道通畅，做好急诊手术的准备。

（2）中枢性高热：见于丘脑部位术后。遵医嘱予物理降温，如冰袋降温、降温毯降温或酒精擦浴降温等，或行亚低温冬眠治疗。在此过程中留意体温变化及降温效果，注意保暖，防止低温寒战、冻伤及血管痉挛。

（3）尿崩症：若患者连续 2 小时出现尿量大于 300 mL/h，或 24 小时尿量大于 4 000 mL，出现口渴、多饮等症状，术后尿比重小于 1.005，则考虑尿崩症的发生。护理上，记录每小时尿量及 24 小时出入量，遵医嘱给予去氨加压素、垂体后叶素、鞣酸加压素等药物治疗，用药期间关注患者尿量、药物的疗效及不良反应。关注患者尿比重、血清电解质等生化指标结果，给予相应饮食指导。

四、健康教育

（一）随访

丘脑肿瘤的类型以胶质瘤为主，因此建议低级别胶质瘤患者每 3～6 个月随访 1 次，持续 5 年，以后每年至少随访 1 次。高级别胶质瘤患者在放疗后 2～6 周应随访 1 次，以后每 1～3 个月随访 1 次，持续 2～3 年，之后的随访间隔时间可适当延长。

（二）注意事项

（1）指导患者遵医嘱用药，切勿擅自停药，须在医生指导下调整药物。

（2）指导患者调整作息，保持良好的心理状态，劳逸结合，每天至少进行 30 分钟的运动，有效锻炼，促进神经功能恢复，积极参与力所能及的社会活动。

（3）指导患者进食高蛋白、易消化食物，增加机体抵抗力。每日饮水 1 500～2 000 mL，进食新鲜蔬菜及水果，保持大便通畅。

五、知识链接

采用 MRI 冠状位加权像测量丘脑中间块高度在诊断双侧中线旁丘脑肿瘤中的价值

回顾性分析某院 2012 年 1 月至 2023 年 1 月行头部 MRI 检查的具有双侧中线旁丘脑病变的 72 例肿瘤患者的病历资料，其中 23 例肿瘤患者作为肿瘤组，49 例非肿瘤患者作为非肿瘤组。由 2 名观察者独立评估入组病例的病灶是否具有占位效应，并测量 MRI 冠状位丘脑中间块高度，取所有患者的丘脑中间块高度的平均值作为标准，大于平均值者判定为丘脑中间块显著增大。比较两组间丘脑中间块高度增大程度及病灶占位效应，并计算根据丘脑中间块显著增大及占位效应诊断双侧中线旁丘脑肿瘤的敏感度、特异度、阴性预测值及阳性预测值。研究结果显示，入组患者丘脑中间块平均高度为 9.3 mm。2 名观察者对丘脑中间块高度是否显著增大（丘脑中间块高度＞9.3 mm）及是否具有占位效应的判定结果一致性较好。肿瘤组患者丘脑中间块高度显著增大，具有占位效应者均多于非肿瘤组。丘脑中间块高度显著增大诊断双侧中线旁丘脑肿瘤的敏感度、特异度分别为78.3%和98.0%，阴性预测值、阳性预测值分别为90.6%和94.7%。占位效应诊断双侧中线旁丘脑肿瘤的敏感度、特异度分别为73.9%和95.9%，阴性预测值、阳性预测值分别为88.7%和89.5%。因此，可认为丘脑中间块高度显著增大（丘脑中间块高度＞9.3 mm）对诊断双侧中线旁丘脑肿瘤具有一定的价值，诊断效能优于占位效应。MRI冠状位加权像对双侧中线旁丘脑病变具有辅助诊断意义。

（林文妃　雷清梅　欧丽珊）

【参考文献】

［1］ 苏录，周剑，薛静，等. MRI冠状位丘脑中间块高度在诊断双侧中线旁丘脑肿瘤中的价值［J］. 医疗卫生装备，2023，44（6）：52－56.

［2］ 中国医师协会脑胶质瘤专业委员会，中国抗癌协会脑胶质瘤专业委员会，中国脑胶质瘤协作组. 成人丘脑胶质瘤手术治疗中国专家共识［J］. 临床神经外科杂志，2022，19（1）：1－10.

［3］ SKLAR C A, ANTAL Z, CHEMAITILLY W, et al. Hypothalamic-pituitary and growth disorders in survivors of childhood cancer: An Endocrine Society clinical practice guideline［J］. The journal of clinical endocrinology and metabolism, 2018, 103（8）: 2761－2784.

第三节　松果体细胞瘤

一、概述

松果体形似松果，为一灰红色椭圆形小体。前部为颅腔正中第三脑室后壁，后部为小脑幕切迹游离缘，上部达胼胝体压部，下部为中脑导水管。

松果体细胞瘤（图2-5、图2-6）是发生于松果体实质细胞的肿瘤，生长较为缓慢，仅占神经上皮起源肿瘤的0.5%，属于世界卫生组织（World Health Organization，WHO）分级Ⅰ级。目前病理学检查是诊断松果体细胞瘤的金标准。松果体细胞瘤可见于任何年龄组，但好发于25～35岁成人，儿童松果体细胞瘤多为松果体母细胞瘤。

松果体细胞瘤的治疗方法目前以手术治疗为主，因该肿瘤的病理特性决定了它对放射治疗不敏感，而部分患者在脑室-腹腔分流术后，尽管颅内压不高，但中脑受压的体征却更为明显。只有通过手术直接切除肿瘤，才能解除肿瘤对脑干的压迫。通过手术，能够获得比较大的肿瘤标本，也能更全面了解病灶性质，手术还可以最大限度地缩小肿瘤体积，进而利于术后其他辅助治疗。根据肿瘤的发展方向，可采用不同的手术入路。松果体区肿瘤常见的手术入路主要包括幕下小脑上入路、枕叶下经天幕入路、经纵裂胼胝体后部入路等，可根据肿瘤性质、位置、扩展方向和术者对手术入路的熟悉程度，采取相应的手术入路。对于肿瘤未能全切除且脑脊液循环梗阻未能解除的患者，应当及时行侧脑室-腹腔分流术。术后可给予放射治疗作为辅助治疗。

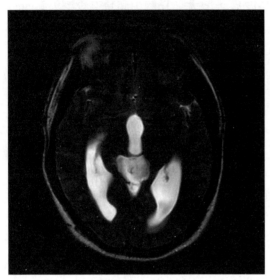 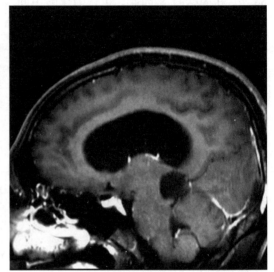

图2-5　松果体胆脂瘤MRI T_2 加权像　　　图2-6　松果体胆脂瘤MRI T_1 加权像

二、护理评估

（一）术前评估

1）评估患者有无梗阻性脑积水和颅内压增高症状，如头痛、呕吐、视盘水肿和意识状态的改变等。

2）评估患者有无出现神经系统损害症状。

（1）眼征：表现为两眼上视或下视不能，瞳孔对光反射障碍，眼球会聚功能麻痹或痉挛，眼球震颤等。

（2）听觉障碍。评估肿瘤有无导致四叠体下丘及内侧膝状体受压，出现双侧耳鸣和听力下降等。

（3）小脑征。评估肿瘤有无向后下发展，压迫小脑上脚和上蚓部，引起辨距不良、共济失调、肌张力降低和意向性震颤等症状。

（4）丘脑下部损害。评估肿瘤有无导致第三脑室前部扩大，影响下视丘，出现多饮多尿、嗜睡、向心性肥胖、多汗、皮肤干燥等症状。

3）评估患者有无出现内分泌系统紊乱症状，如性征发育迟缓或不发育。

4）评估患者有无癫痫发作，病理反射及意识障碍。

5）安全评估：评估患者有无跌倒/坠床等风险及其他危险因素。

6）辅助检查：评估患者各项检查结果是否有异常。

（二）术后评估

（1）评估手术方式、麻醉方式及术中发生情况。

（2）评估患者有无梗阻性脑积水和颅内压增高症状，如进行性头痛、呕吐、意识改变等。

（3）评估患者眼球活动及肢体活动情况。

（4）评估患者尿色及尿量情况、电解质变化。

（5）评估患者有无潜在并发症的发生，如颅内血肿，脑积水，眼球活动障碍，视力下降，视野缺损，尿崩症，水、电解质代谢紊乱和精神症状等。

三、护理要点

（一）术前护理

（1）心理护理。松果体区肿瘤患者会因为内分泌紊乱引发的一系列症状造成生理、心理的巨大压力，护士应耐心做好解释工作，重视患者心理状态评估，疏导其不良情绪，增强其治疗信心。

（2）病情观察。识别松果体及其邻近组织受损的临床表现，及时、准确地进行术前护理评估以及针对性地进行术前健康教育；尿崩症患者应遵医嘱准确记录24小时出入量；对于颅内压增高患者，观察其神志、瞳孔变化，有无剧烈头痛、喷射性呕吐、视盘水肿"三主征"以及血压升高、脉搏缓慢、脉压增大等库欣反应，遵医嘱予脱水、降颅内压治疗，缓解症状。避免情绪激动、用力排便、剧烈咳嗽、高热等引起颅内压增高等因素。

（3）安全的护理。进行生活自理能力，以及压力性损伤、跌倒/坠床等危险因素评估，特别是对视力下降、肌张力降低、共济失调、感觉障碍的患者，根据评估结果决定是否采取协助生活，预防跌倒/坠床、烫伤等护理措施，如保持床单位整洁，协助床上擦浴，上好两侧床栏，保持地面整洁、干燥，外出活动、检查由专人陪伴，避免半开房门，防止视野缺损患者撞到房门。

（二）术后护理

1）体位护理：全麻未清醒的患者应去枕平卧4～6小时，头偏向一侧以防呕吐造成窒息；清醒者术后取低半卧位或斜坡卧位，可抬高床头15°～30°以利于颅内静脉回流，并保持呼吸道通畅；对于术后无并发症者，可与医生协商，在患者能耐受的情况下行坐位及站位三级平衡评估后，鼓励患者早期离床活动。

2）病情观察：观察患者有无头痛、呕吐等症状，评估眼球运动及肢体活动情况。

3）并发症的观察及护理。

（1）脑积水。松果体区肿瘤位于中线部位，易堵塞中脑导水管，形成梗阻性脑积水

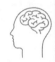

而导致颅内压增高。密切观察患者有无神志、瞳孔及生命体征变化。若患者出现进行性头痛、呕吐、意识改变，应警惕脑积水和颅内压增高发生，并及时报告医生予以紧急降颅内压处理。

（2）眼球活动障碍。松果体区肿瘤患者术中动眼神经受损，术后可能会出现瞳孔改变和上视困难。

（3）尿崩症。若患者连续 2 小时出现尿量大于 300 mL/h，或 24 小时尿量大于 4 000 mL，出现口渴、多饮等症状，术后尿比重小于 1.005，则考虑尿崩症的发生。指导患者正确记录每小时尿量及 24 小时出入量。遵医嘱给予去氨加压素、垂体后叶素、鞣酸加压素等药物治疗，用药期间关注患者尿量、药物的疗效及不良反应。关注患者尿比重、血清电解质等生化指标结果，给予相应饮食指导。

（4）水、电解质代谢紊乱。电解质异常患者和尿崩症患者应每天监测血钠、血钾和血糖，必要时监测尿渗透压，及时补充水和电解质。

（5）激素替代治疗。使用激素时须监测患者神志、生命体征及血糖情况。若发生神志改变如嗜睡、淡漠或昏迷，应及时报告医生。在激素替代治疗过程中，建议增加优质蛋白的摄入，遵医嘱使用制酸剂预防应激性溃疡，选择早晨口服或静脉滴注激素药物，关注药物的不良反应。

（6）精神症状。预防性使用抗癫痫药物，床旁配置吸氧装置，保护患者安全，避免各种诱发刺激，做好癫痫发作的应急处理。

四、健康教育

（一）随访

对于术后需要联合放疗和化疗的患者，应指导其补充营养，定期复查 MRI 和血常规，关注治疗效果和肿瘤有无复发。

（二）注意事项

（1）指导患者遵医嘱用药，切勿擅自停药，在医生指导下调整药物。

（2）指导患者调整作息，保持良好的心理状态，劳逸结合，每天至少进行 30 分钟的运动，有效锻炼，促进神经功能恢复，积极参与力所能及的社会活动。

（3）指导患者进食高蛋白、易消化食物，忌食辛辣刺激食物，增加机体抵抗力。进食新鲜蔬菜及水果，保持大便通畅。

（4）尿崩症患者出院后继续监测出入量，指导少量多次饮水，饮水不宜过快过多，避免诱发尿崩症。

五、知识链接

最新护理干预

浙江省立同德医院护理学者总结 1 例妊娠末期合并松果体细胞瘤术后颅内高压及精神分裂症患者的护理，提出的护理要点包括：严密观察患者颅内高压症状，在开放性病房中，做好精神病患者的用药管理，分析尿失禁原因并加强护理，同时做好产后母婴分离护理。最终，患者住院 19 天后病情好转，情绪稳定，顺利出院。

（张敏娜　雷清梅　欧丽珊）

【参考文献】

[1] 钱援芳，万如. 1 例妊娠末期合并松果体细胞瘤术后颅内高压及精神分裂症的护理 [J]. 中华护理杂志，2018，53（1）：120－122.

[2] 李明，李召兵，张衍，等. 64 例松果体区肿瘤神经内镜治疗效果观察 [J]. 中华实用诊断与治疗杂志，2023，37（9）：926－929.

[3] 李苗，孙艳玲，王淑梅，等. 儿童松果体母细胞瘤的临床特征及预后相关因素分析 [J]. 中国循证儿科杂志，2022，17（6）：443－447.

第四节　第三脑室肿瘤

一、概述

第三脑室位于两侧丘脑之间，是由顶部、侧壁、前壁、底部、后壁组成的一个前后较长的纵行裂隙。其顶部有脉络丛和大脑内静脉，两侧壁为背侧丘脑和下丘脑内侧面，前壁有穹隆柱、前连合和终板，底部为视交叉、漏斗、灰结节、乳头体及丘脑下部，后壁有松果体和它下方的后连合。第三脑室肿瘤（图 2－7、图 2－8）是指原发于第三脑室内的肿瘤或由第三脑室外突入第三脑室内生长的肿瘤。

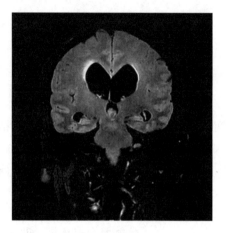

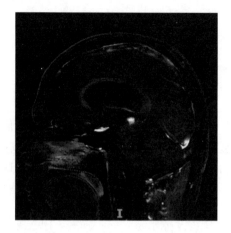

图2-7　第三脑室肿瘤MRI T_1 加权像　　　　图2-8　第三脑室肿瘤MRI增强 T_2 加权像

　　原发于第三脑室内的肿瘤主要有胶质瘤、生殖细胞肿瘤、胆脂瘤（又称表皮样瘤）和胶样囊肿等，其发病率占颅内肿瘤的0.5%～3%，可见于各个年龄组，但多见于成年人，无性别差异。第三脑室肿瘤位于脑深部，周围有许多重要脑部结构，因此肿瘤切除困难，术后容易出现并发症。

　　因第三脑室肿瘤较易阻塞脑脊液循环通路，常导致颅内压增高，故应以手术治疗为首选。根据肿瘤位置，第三脑室的肿瘤手术可以选择经纵裂胼胝体入路、枕下经小脑幕入路、幕下小脑上入路等，采用显微直视手术或加以神经内镜辅助手术，能够取得较好的疗效。显微手术作为肿瘤手术的首选治疗方案，第三脑室内囊性病变可用神经内镜治疗。术中应注意保护第三脑室周围脑部结构，能够减少术后并发症的发生。

二、护理评估

（一）术前评估

　　1）评估患者有无颅内压增高症状，有无出现强迫性头位及强迫性体位。

　　2）评估患者有无局灶性症状。

　　（1）评估患者有无下丘脑损害症状：以内分泌代谢机能失调及水、电解质代谢紊乱为主，表现为性欲减退、阳痿、月经不调或停经、肥胖、尿崩症、嗜睡、体温调节失衡及垂体功能紊乱等，儿童发病者可出现性早熟。

　　（2）评估患者有无中脑、四叠体受损症状：上视困难、听力下降及动眼神经麻痹。

　　（3）评估患者有无出现记忆力减退及精神变化。

　　（4）评估患者有无视力下降及视野缺损。

　　（5）评估患者有无癫痫发作。

　　3）安全评估：评估患者有无跌倒/坠床等风险及其他危险因素。

　　4）辅助检查：评估患者各项检查结果是否有异常。

（二）术后评估

（1）评估手术方式、麻醉方式及术中发生情况。

（2）评估患者生命体征、意识、瞳孔、伤口敷料、引流管、饮食情况。

（3）评估患者有无颅内压增高的症状，如头痛、呕吐、视盘水肿等。

（4）评估患者有无颅内低压的症状，如头部挤压性疼痛伴头晕、恶心、呕吐等。

（5）评估患者精神状态、电解质情况及脱水情况。

（6）评估患者有无癫痫发作。

（7）评估患者有无潜在并发症的发生，如颅内出血、脑疝、脑水肿、颅内高压、颅内低压、感染、中枢性高热、尿崩症、癫痫等。

三、护理要点

（一）术前护理

（1）体位护理：患者出现剧烈头痛可能与第三脑室内肿瘤移动阻塞室间孔或中脑导水管有关，改变患者体位可解除梗阻，一般指导患者取侧卧位或侧俯卧位，同时指导患者避免头部、身体过度活动。

（2）颅内压增高症状观察：患者出现剧烈头痛、喷射性呕吐等临床症状，可能与肿瘤压迫导致脑脊液循环通路受阻而造成颅内压增高有关。活瓣状的肿瘤在脑室内移动，脑脊液循环通路阻塞缓解，头痛便减轻或消失。当循环通路再次阻塞，头痛立即加剧，严重者出现昏迷或死亡，需要做好急诊复查 CT 及手术准备。

（3）安全的护理：进行生活自理能力、跌倒/坠床危险因素评估。对于有视力下降、视野缺损的患者，洗澡、如厕、外出须有人陪护；加床栏保护，防坠床。加强生活护理，防止行动不便导致外伤。

（二）术后护理

1）体位护理：全麻未清醒的患者应去枕平卧 4 ～ 6 小时，头偏向一侧以预防呕吐造成窒息；清醒者术后取低半卧位或斜坡卧位，可抬高床头 15°～ 30°；对于术后无并发症者，可与医生协商，在患者能耐受的情况下行坐位及站位三级平衡评估后，鼓励患者早期离床活动。

2）病情观察：观察患者有无颅内压增高症状，有无头痛、呕吐以及库欣反应的出现，警惕颅内压增高及脑疝。

3）安全护理：再次评估患者生活自理能力，有无压力性损伤、跌倒/坠床等危险因素，根据评估结果提供正确的护理措施。

4）术口护理：保持术口敷料清洁干燥，观察术口有无渗血、渗液，若有潮湿污染，及时通知医生更换。

5）引流管护理：术后患者可留置脑室引流管，应严格执行无菌操作，做好手卫生，保持整个引流装置的清洁和无菌，各接头处使用无菌敷料包裹，防止外源性感染。头部引流管须妥善固定，高于侧脑室10～15 cm，避免折叠、扭曲和受压，保持管道的通畅，使活动不受限，防止脱落。每日准确记录引流液的颜色、性质、量，同时防拔管。

6）术后并发症的观察和护理。

（1）术区出血和脑疝：若患者出现神志改变、一侧瞳孔逐渐散大，对侧肢体瘫痪进行性加重，引流液颜色呈鲜红色，引流量增多，提示术区出血；若合并剧烈头痛、喷射性呕吐，出现脉搏缓慢、呼吸缓慢、血压高等颅内高压症状，应警惕脑疝的形成，及时提醒医生复查CT，遵医嘱予脱水、降颅内压治疗，减轻脑水肿；保持呼吸道通畅，紧急做好急诊手术的准备。

（2）术后感染：若患者体温高于38.5 ℃，且伤口分泌物培养、血培养或痰培养等显示有病原菌感染时，应根据药敏试验结果选用合适的抗生素。密切监测术后体温，予物理降温或药物降温；严格执行无菌操作，留置头部引流管者加强术口护理，避免发生脑脊液漏。

（3）脑水肿：脑水肿高峰期一般在术后48～72小时，若患者术后出现神志改变如嗜睡、反应迟钝、淡漠、烦躁、癫痫发作或者昏迷，主诉头痛、呕吐等颅内高压症状时，应警惕脑水肿，抬高床头30°～45°，保持患者呼吸道通畅，避免增高颅内压的因素，遵医嘱予脱水、降颅内压治疗，或按医嘱采取手术治疗方式如脑脊液引流、脑室－腹腔分流、去骨瓣减压等。

（4）颅内高压：患者出现生命体征改变，如"两慢一高"、剧烈头痛、喷射性呕吐时，应警惕颅内压增高的发生，遵医嘱予脱水、降颅内压治疗和激素治疗；避免颅内压升高的因素，如便秘、躁动及剧烈运动等，避免诱发脑疝。关注水、电解质代谢平衡，监测颅内压变化。

（5）颅内低压：当患者出现血压偏低、脉搏细弱、乏力、虚弱、厌食、头部挤压性疼痛伴头晕、恶心、呕吐等症状，严重时有水、电解质代谢紊乱，甚至脱水及精神萎靡等表现，考虑颅内低压症状，可能与引流管高度有关，可适当抬高引流管减轻症状，同时监测颅内压，将异常值报告医生。

（6）尿崩症：若患者连续2小时出现尿量大于300 mL/h，或24小时尿量大于4 000 mL，出现口渴、多饮等症状，术后尿比重小于1.005，则考虑尿崩症的发生。正确记录每小时尿量及24小时出入量，遵医嘱给予去氨加压素、垂体后叶素、鞣酸加压素等药物治疗，用药期间关注患者尿量、药物的疗效及不良反应。关注患者尿比重、血清电解质等生化指标结果，给予相应饮食指导。

（7）中枢性高热：若患者术后出现体温39.0 ℃及以上，药物降温无效伴神志改变、瞳孔缩小、脉搏快、血压下降、呼吸急促等自主神经紊乱表现，应警惕中枢性高热，遵医嘱予物理治疗并及时行亚低温冬眠治疗，使用过程中注意监测体温及降温效果，防止低温寒战、冻伤和血管痉挛。

（8）术后癫痫：预防性使用抗癫痫药物，床旁配置吸氧装置，保护患者安全，避免各种诱发癫痫的刺激，做好癫痫发作的应急处理。

四、健康教育

（一）随访

出院后随访 3 ～ 24 个月，定期复查影像学检查，关注患者症状有无改善，嘱患者若出现头痛、呕吐、视力下降等病情变化，及时到医院就诊。

（二）注意事项

（1）指导患者遵医嘱用药，观察用药后不良反应，切勿擅自停药，在医生指导下调整药物。

（2）指导患者调整作息，保持良好的心理状态，劳逸结合，每天至少进行 30 分钟的运动，有效锻炼，促进神经功能恢复，积极参与力所能及的社会活动。

（3）指导患者进食高蛋白、高热量和高维生素饮食，如牛肉、羊肉、瘦猪肉、鸡肉、鱼、虾、鸡蛋、牛奶及豆制品，增强机体抵抗力。每日饮水 1 500 ～ 2 000 mL，进食新鲜蔬菜及水果，保持大便通畅。

五、知识链接

最新护理干预

第三脑室肿瘤的手术往往采用枕下经小脑幕入路，但是因手术时间长，操作空间狭小，对手术体位的要求比较高。手术体位既要充分暴露视野，又要便于医生的手术操作，同时要保护患者的神经、呼吸、循环等系统的重要生理功能，还要有利于麻醉医生随时观察患者，避免患者神经、血管及各部位肌肉的损伤。因此，合理的手术体位是肿瘤手术成功的基本保证，也是预防术后并发症的重要措施。温州医科大学附属第一医院护理学者总结了 32 例采用枕下经小脑幕入路切除第三脑室肿瘤的患者的护理，对侧卧位和侧俯卧位 2 种手术体位进行对比观察，研究发现，在枕下经小脑幕入路切除第三脑室肿瘤手术中，侧俯卧位优于侧卧位，更利于暴露手术野，呼吸道压力小，颈静脉回流通畅，术中不需要过多调整体位，有效缩短了手术时间，提高了手术的安全性。

（张敏娜　雷清梅　欧丽珊）

【参考文献】

［1］包纯纯，曹茜，叶瑶，等. 不同体位干预对第三脑室肿瘤手术患者的影响 ［J］. 护理研究，2006，20（27）：2485 - 2486.

［2］高傅娉，杨波，宋云海，等. 内镜第三脑室底造瘘术在儿童后颅窝肿瘤所致梗阻性脑积水中的应用分析 ［J］. 中华神经外科杂志，2023，39（6）：572 - 576.

［3］默峰，李阳，王鹏飞，等. 第三脑室转移为首发表现肾透明细胞癌 1 例［J］. 中国临床神经外科杂志，2022，27（6）：523.

［4］聂兴玉，张铁耀，郝昌. 经鼻蝶入路神经内镜手术治疗第三脑室肿瘤 34 例［J］. 中国临床神经外科杂志，2022，27（7）：587–588.

第五节　颅咽管瘤

一、概述

颅咽管瘤属于中枢神经系统良性肿瘤，位于鞍区或鞍旁区，生长缓慢。它起源于颅咽管的上皮细胞或拉特克囊（Rathke's pouch）的残留（造釉细胞型）或由原始口凹残留的鳞状上皮细胞化生而来（乳头型）。颅咽管瘤可从垂体－下丘轴的任何一点发生并沿此轴发展，肿瘤可从位于蝶鞍到大脑的第三脑室。

因肿瘤的起源位置和周围膜性结构的不同，不同类型的颅咽管瘤在流行病学、临床表现、手术入路、组织病理类型及生存率上存在着显著差异。据文献报道，颅咽管瘤在美国的发病率为（0.5 ～ 2.5）/（10 万人·年），不存在性别和种族差异，占颅内肿瘤的1.2% ～ 4.6%，占鞍区肿瘤的13%，占儿童颅内肿瘤的2.5% ～ 13%，占儿童鞍区肿瘤的56%。其他国家的发病率为：德国（0.5 ～ 2）/（100 万人·年），意大利1.4/（100万人·年）。国内目前缺乏颅咽管瘤的相关流行病学资料。

该肿瘤的治疗方法主要包括单纯手术、单纯放疗，更常见的是手术联合放疗的方法。因颅咽管瘤多数起源于下丘脑漏斗及垂体柄段，同时与周围视神经、视交叉、颈内动脉及其穿支的解剖关系密切，所以手术全切除仍然是一个挑战。在过去，颅咽管瘤的治疗策略主张全切除，后来在对行全切手术患者的长期随访发现，术后相关并发症发生率大大增加。但也有学者提出，肿瘤全切除能够改善患者预后。单纯手术的方法是指在不损伤神经血管以及视神经的前提下，尽可能全部切除肿瘤。如果肿瘤与下丘脑、视神经及颈内动脉等重要结构粘连紧密，全切除术有可能导致严重并发症，可采取次全切或大部切除术，手术目的是缩小肿瘤体积，以减轻其对视神经的压迫，重建脑脊液循环通路，术后辅以放射治疗。有研究指出，术后放疗有可能减少残留肿瘤的复发。对于复发体积较小的肿瘤，或者术后观察期间残存肿瘤发生进展时，常常采用单纯放疗的方法。

二、护理评估

（一）术前评估

1）观察患者有无颅内压增高情况，如头痛、恶心、呕吐、视盘水肿、外展神经麻痹等。

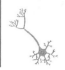

2）评估肿瘤压迫局部的症状。

（1）评估患者有无视力、视野改变。

（2）评估患者有无内分泌紊乱症状。

A. 评估患者有无生长发育迟缓：表现为侏儒症、疲倦乏力、食欲减退、基础代谢率低下等。

B. 评估患者有无第二性征发育迟缓。第二性征发育迟缓表现为男性青少年发病者性器官不发育，第二性征缺乏，女性发病者从未有过月经或停经。

（3）评估患者有无催乳素异常分泌。催乳素异常分泌表现为男性性欲低下、阳痿，女性月经不调、闭经或泌乳等。

（4）评估患者有无脂肪代谢障碍——向心性肥胖。

（5）评估患者有无下丘脑压迫症状，以及肥胖性生殖无能综合征、体温调节异常、尿崩症、嗜睡等。

3）评估患者有无邻近结构和组织压迫症状。

（1）评估患者有无鞍旁压迫症状，产生海绵窦综合征，引起Ⅲ、Ⅳ、Ⅵ脑神经障碍等。

（2）评估患者有无颅前窝压迫症状，产生精神症状，如记忆力减退、定向力差、大小便不能自理等。

（3）评估患者有无颅中窝压迫症状：产生颞叶癫痫和幻嗅、幻味等精神症状。

（4）评估患者有无脑干、颅后窝压迫症状。

4）心理－社会状况评估：了解患者是否有自卑、焦虑等不良情绪；评估患者及家属对疾病的认识程度，对手术治疗各方面是否充分了解。

5）安全评估：评估患者有无跌倒/坠床、生活自理缺陷等风险及危险因素。

6）辅助检查：评估患者各项检查结果是否有异常，尤其是有无水、电解质代谢紊乱。

（二）术后评估

（1）评估手术方式、麻醉方式及术中发生情况。

（2）评估患者意识状态、进食情况、皮肤弹性及电解质情况。

（3）评估患者有无颅内压增高的症状，如头痛、呕吐、视盘水肿等。

（4）评估患者有无视力、视野改变。

（5）评估患者尿色、尿量及24小时尿量情况。

（6）评估患者有无潜在并发症的发生，如视力下降、视野缺损，尿崩症，水、电解质代谢紊乱，上消化道出血，垂体功能低下，中枢性高热等。

三、护理要点

（一）术前护理

1）心理护理。颅咽管瘤患者由于内分泌紊乱，造成心理、生理上的巨大压力，易产

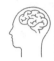

生自卑、焦虑等不良心理障碍。评估患者及家属的心理状态和对疾病的认知度。鼓励患者倾诉自身感受，正确面对疾病；向患者介绍成功案例，增加其信心；教会患者自我放松的方法，给予患者关心和支持。

2）病情观察。

（1）评估患者视觉功能、听力、疼痛程度、活动能力等。

（2）正确记录 24 小时出入量，关注患者血、尿生化指标，判断有无水、电解质代谢紊乱，如有异常予对症处理。

（3）观察患者有无颅内高压症状，密切关注患者生命体征、意识、瞳孔等情况并详细记录，如有异常情况及时通知医生。

3）安全的护理。进行生活自理能力、跌倒/坠床危险因素评估。对视力下降、视野缺损患者应专人陪护，地面做好防滑措施，避免患者跌倒、坠床等意外伤害。对缺乏生活自理能力的患儿，应由家属陪伴，熟悉病房环境，减轻分离焦虑。对有癫痫史的患者，应保持周围环境的安全，指导家属掌握癫痫发作时的应急措施。

4）皮肤准备。

（1）开颅手术：患者于术前剃头，必要时留取皮屑标本化验头皮是否存在真菌；术前连续 3 天使用氯己定（洗必泰）清洗头部皮肤，保持头部清洁；术日晨继续清洁头部皮肤及剃头，检查头部皮肤有无损伤，有异常者报告医生。

（2）经鼻蝶窦入路术：检查鼻腔有无感染，蝶窦炎者术前 3 天使用抗生素（如氯霉素滴眼液/呋麻滴鼻液/左氧氟沙星滴眼液）滴鼻；清洁口腔（如使用西吡氯铵含漱液漱口）；术前一天剪鼻毛，可使用电动剃鼻毛刀或眼科剪完成鼻腔备皮。

（二）术后护理

1）体位护理：全麻未清醒的患者应去枕平卧 4～6 小时，头偏向一侧以预防呕吐造成窒息；清醒者术后可抬高床头 15°～30°，预防脑脊液逆行感染；术后无并发症者可与医生协商，在患者能耐受的情况下行坐位及站位三级平衡评估后，鼓励早期离床活动。

2）病情观察。

（1）监测患者生命体征、垂体激素水平、电解质水平、出入量等指标。

（2）对经鼻蝶窦入路术后患者观察口鼻腔有无渗血、脑脊液漏、分泌物，观察呼吸情况，必要时进行口腔护理。警惕脑脊液鼻漏，如果出现，及时通知医生，指导患者严格卧床，观察并记录脑脊液外漏量、性质、颜色；不得经鼻腔吸痰及插胃管等操作，以免导致逆行感染。经鼻蝶窦入路术后有鼻塞不适感者，指导患者勿擤鼻涕、抠鼻，经口呼吸。指导患者避免屏气、咳嗽、用力排便等动作，以防颅内压增高。

（3）开颅手术患者密切观察切口渗血、渗液情况：若引流液鲜红、黏稠，要怀疑活动性出血；若引流液呈水样液，为脑脊液，均应及时通知医生。保持伤口敷料清洁干燥，发现潮湿污染时及时通知医生更换，拔除引流管后注意观察有无脑脊液漏的现象。

（4）观察患者有无尿崩症，准确记录每小时尿量和 24 小时出入量，观察尿液的颜色、性质。

（5）遵医嘱及时监测血钾、钠、氯及尿比重，将异常情况报告医生并配合处置。

3）饮食与营养：观察患者皮肤弹性、脱水指征，低钾、钠者遵医嘱予补液治疗，补充丢失的钾、钠，多食富含钾、钠的食物，如橙汁、咸菜等。

4）安全护理。再次评估患者压力性损伤、跌倒/坠床等危险因素及患者生活自理能力，根据评估结果提供正确的护理措施。对视力下降、视野缺损患者，应留专人陪护，地面做好防滑措施，避免患者跌倒、坠床等意外伤害。对于缺乏生活自理能力的患儿，应由家属陪伴，熟悉病房环境，减轻分离焦虑。

5）术后并发症的观察和护理。

（1）视力下降、视野缺损加重。患者出现双眼视力下降或视野缺损，可能是鞍区肿瘤压迫视神经或者术中视神经受到牵拉所致，指导留专人陪护；外出检查、活动时出专人陪伴，地面做好防滑措施；房门大开或关闭，不要半开门，防止视野缺损的患者撞到房门；避免患者跌倒、坠床等意外伤害。患者术后视力多数能恢复，恢复效果由术前视神经萎缩的程度决定。密切关注患者术前术后视力、视野对比结果，积极对症治疗，定期复查。

（2）尿崩症。若患者连续 2 小时出现尿量大于 300 mL/h，或 24 小时尿量大于 4 000 mL，出现口渴、多饮等症状，术后尿比重小于 1.005，则考虑尿崩症的发生。密切观察神志、瞳孔、生命体征；指导患者严密观察尿色、尿量情况，正确记录每小时尿量及 24 小时出入量；遵医嘱给予去氨加压素、垂体后叶素、鞣酸加压素等药物治疗，用药期间关注患者尿量、药物的疗效及不良反应。关注患者尿比重、血清电解质等生化指标结果，给予相应饮食指导；有脱水症患者禁忌摄入高糖食物，避免产生渗透性利尿，使尿量增多。

（3）水、电解质代谢紊乱。

A. 患者出现水、电解质代谢紊乱，表现为高钾、高钠、高氯、低钠、低氯等，考虑下丘脑功能失调、尿崩症或术后患者进食过少引起。若患者出现神志恍惚、口渴、尿量正常，血钠低，中心静脉压正常或升高，应考虑抗利尿激素分泌失调综合征，主要是因为下丘脑受损导致抗利尿激素分泌过多。治疗上须以限制水分摄入为主。若患者出现血钠、中心静脉压低，应考虑脑性盐耗综合征，治疗上须以补充血容量为主。上述症状均须密切检查患者血清电解质、血尿渗透压及 24 小时出入量。同时注意低钠血症患者补钠速度应缓慢，避免发生脑桥中央髓鞘溶解症，导致脑损害，严重者有死亡风险。

B. 若患者出现高钠血症，对血钠水平 150 ～ 160 mmol/L 的患者以限制钠的摄入为主，低盐饮食；对血钠水平大于 160 mmol/L 的患者要严格限制钠的摄入，同时每日饮用蒸馏水 600 ～ 1 200 mL，以利于排出钠离子。

C. 密切关注电解质检查结果，达危急值者及时主动报告医生。对于血钠异常的患者，关注有无低血钙引起的局部或全身肌肉抽搐，注意与癫痫相区分，禁用甘露醇等脱水药。低钠血症的患者予补充生理盐水或缓慢滴注含浓钠液体，鼓励进食高钠食物。

（4）上消化道出血：患者出现呕血、黑便或胃管内抽出咖啡色液体，应考虑丘脑下部受损反射性引起胃部糜烂、溃疡。严密观察患者生命体征变化，观察呕吐物、排泄物的色、量和性质；留置胃管者观察抽吸胃液的颜色。同时禁食和行胃肠减压。遵医嘱静脉使用止血药物，同时使用冰盐水洗胃，可以增加去甲肾上腺素或凝血酶口服或者管饲，收缩

胃黏膜血管，达到止血作用。出血停止前予温凉流食，出血停止后改为半流食，饮食应营养丰富、易消化、无刺激性。

（5）垂体功能低下：患者出现精神倦怠、萎靡、四肢乏力，应考虑激素水平低下；若进一步进展至出现昏迷、血压下降、脉搏细数，应警惕皮质危象，立即报告医生予对症处理，遵医嘱根据激素水平使用激素替代疗法；出现皮质危象者遵照医嘱使用氢化可的松100 mg 静脉输注，一般 2～3 天即可纠正，同时观察患者是否正确使用药物及药物使用效果。

（6）体温失调：若患者出现躯干体表高热，呼吸、脉搏增快，外周血白细胞计数正常，应考虑术后下丘脑前部受损导致的中枢性高热。若患者出现低体温，或出现寒战现象，则应考虑术后下丘脑后部受损。中枢性高热使用退热剂一般无效，高热持续时间与脑损害的程度呈正比，因此应尽快降温。可采用物理降温措施，如温水擦浴、降温毯持续降温等。使用过程中应防止冻伤、低温寒战和血管痉挛。中枢性高热者应及时进行亚低温冬眠治疗。同时做好口腔护理，主要是因为高热使机体代谢增高、口腔唾液分泌减少，易并发口腔炎和口腔溃疡。

（7）糖代谢紊乱：患者出现血糖升高、尿糖升高，甚至出现多饮、多尿，常见于大型肿瘤术后。遵医嘱定时监测血糖，一旦出现血糖异常，及时通知医生。对于高血糖患者，应给予无糖或低糖饮食，补液中用胰岛素中和或少用葡萄糖。

（8）激素替代治疗：使用激素时需监测患者神志、生命体征及血糖情况，若发生神志改变如嗜睡、淡漠或昏迷，应及时报告医生。激素替代治疗过程中，建议增加优质蛋白的摄入，遵医嘱使用制酸剂预防应激性溃疡，选择早晨口服或静脉滴注激素药物，并关注药物的不良反应。

（9）脑脊液鼻漏：患者鼻腔出现不明原因的清水样液体流出或苦涩液体自鼻腔流入口腔应怀疑脑脊液鼻漏，原因可能是手术中鞍膈破损。嘱患者平卧或取患侧卧位，该体位通过借助重力作用可以使脑组织与脑膜撕裂处紧密贴附，有助于脑膜撕裂处自行闭合。脑膜撕裂处不能愈合者，可行腰大池置管持续体外引流。保持鼻腔局部清洁，严禁堵塞，避免用力咳嗽、擤鼻涕，禁从鼻腔吸痰或插胃管，任脑脊液流出，禁冲洗、滴药，以免细菌逆行入颅内而造成感染。经上述处理未能缓解者，采取脑脊液漏修补术。

四、健康教育

（一）随访

术后 2～5 年是肿瘤常见的复发时间，一般出院 3 个月后复查 MRI 并逐年随访。出院后半年内每个月复查内分泌指标，指导患者回家后继续监测尿量的变化，近期内少吃或不吃导致尿量增多的食物，如浓茶、西瓜等。嘱患者若出现头痛、恶心、厌食、尿量增多、尿色变清等情况，应及时就诊。

（二）注意事项

（1）饮食：以清淡为宜，儿童患者应严控饮食方式，避免中枢性饮食过度导致肥胖。

（2）尿崩的处理：继续监测尿量，指导患者少量多次、缓慢饮水，使水分在体内滞留的时间延长，同时保持出入量平衡。继续监测电解质，根据其水平调整钠盐摄入。

（3）活动：合理运动并制订长期运动计划。

（4）药物：注意不同药物的服用剂量，勿自行停药或减量，必须遵医嘱调整用量。关注用药后的不良反应。

五、知识链接

（一）最新护理干预

全程护理作为临床使用范围较广的护理模式，是指在治疗全程对患者采取具有针对性的护理措施，最终达到有效减少患者术后并发症和促进康复的目的。兰州大学第二医院护理学者对颅咽管瘤术后患者进行全程护理干预，结果发现，全程护理干预能有效防止术后并发症的发生。首都医科大学附属北京天坛医院护理学者通过回顾 50 例神经内镜经鼻入路切除颅咽管瘤患者的临床资料，对患者术后水、电解质代谢紊乱发生率进行分析，描述术后电解质的变化趋势，并分析术后并发水、电解质代谢紊乱的重要危险因素，得出研究结论：术后 4 天内为纠正颅咽管瘤术后水、电解质代谢紊乱的最佳时期。华中科技大学同济医学院附属同济医院护理学者经积极抢救及精心护理 1 例颅咽管瘤术后并发高渗性高血糖非酮症昏迷患者，最终患者转危为安，顺利出院。

（二）延续性护理

河南省儿童医院护理学者对经临床病理证实的颅咽管瘤手术导致身材矮小，正在接受生长激素治疗的患儿实施延续性护理，最终改善了患儿的心理状态，提高其治疗依从性，提高了护理满意度。首都医科大学附属北京天坛医院护理学者对颅咽管瘤术后患者实施基于医护合作平台的延续性护理，取得满意的效果。

（张美丽 张丹芬 欧丽珊）

【参考文献】

[1] 杜晓亮，范雪蕾，章帆，等. 颅咽管瘤术后并发高渗高糖非酮症性昏迷患者的护理 1 例 [J]. 护理实践与研究，2022，19（16）：2520 – 2523.

[2] 付小雪，赵蕊，陆朋玮，等. 神经内镜经鼻入路颅咽管瘤术后电解质变化趋势及危险因素分析 [J]. 护士进修杂志，2023，38（9）：843 – 846.

[3] 黄娜，范艳竹，陆朋玮. 基于医护合作平台的延续性护理对颅咽管瘤术后患者生活质量的影响 [J]. 中华现代护理杂志，2020，26（28）：3974 – 3977.

[4] 李金格，曹伟伟，王秋丽. 延续性护理在颅咽管瘤手术导致身材矮小患儿生长激素治疗中的应用价值 [J]. 肿瘤基础与临床，2021，34（4）：352 – 354.

[5] 颅咽管瘤治疗专家共识编写委员会，中华医学会神经外科学分会小儿神经外科学组.

颅咽管瘤围手术期管理中国专家共识（2017）［J］. 中华医学杂志，2018，98（1）：5 - 10.

［6］王永华，李小会，陈艳蓉，等. 全程护理对颅咽管瘤术后患者并发症及生活质量的影响［J］. 国际护理学杂志，2023，42（11）：2044 - 2047.

［7］中华人民共和国国家卫生健康委员会. 儿童颅咽管瘤诊疗规范（2021 年版）［EB/OL］.（2021 - 05 - 14）［2024 - 04 - 17］. http://www.nhc.gov.cn/yzygj/s7659/202105/3c18fec8a37d452b82fe93e2bcf3ec1e/files/5ccb839d068f4b43b53982202456fe5a.pdf?eqid = 968d6a7200081673000000003643f3aeb.

［8］AMAYIRI N，SPITAELS A，ZAGHLOUL M，et al. SIOP PODC-adapted treatment guidelines for craniopharyngioma in low-and middle-income settings［J］. Pediatric blood & cancer，2023，70（11）：e28493.

［9］GAN H W，MORILLON P，ALBANESE A，et al. National UK guidelines for the management of paediatric craniopharyngioma［J］. The lancet diabetes & endocrinology，2023，11（9）：694 - 706.

第六节　垂体腺瘤

一、概述

垂体腺瘤（图 2 - 9、图 2 - 10）是位于鞍区大脑底部正中位置的中枢神经系统良性肿瘤，是指起源于垂体前叶的腺垂体细胞的肿瘤。

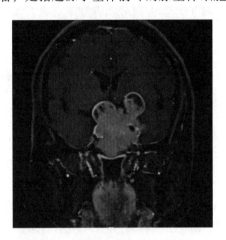
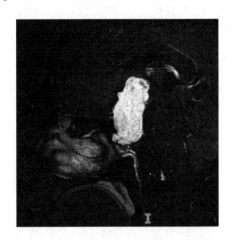

图 2 - 9　垂体瘤 MRI T$_1$ 加权像　　　　图 2 - 10　垂体瘤 MRI 增强 T$_2$ 加权像

垂体腺瘤是目前第三大常见的颅内肿瘤，占颅内肿瘤总数的 10% ～ 15%。据估计，全球垂体腺瘤的患病率为（68 ～ 115）/10 万人，发病率可高达 16.7%。而垂体生长激素腺瘤是最常见的垂体肿瘤之一，占功能型腺瘤的 20% ～ 30%。目前，垂体腺瘤卒中的分型标准仍没有得到统一，因此，不同的文献报道的发病率存在较大的差异。

　　现今，垂体腺瘤的治疗策略往往是针对特定的病理类型制订的，主要包括手术切除、药物治疗和放射治疗。

二、护理评估

（一）术前评估

　　（1）评估女性患者有无停经、泌乳、不孕三联征，男性患者有无性功能减退、乳房发育、体重增加等。

　　（2）评估青春期患者是否有巨人症，成人患者有无肢端肥大症。

　　（3）评估患者有无以满月脸、水牛背为主要特征的向心性肥胖（库欣综合征）。

　　（4）评估患者有无甲状腺毒症表现（如心悸、多汗、大便次数增加、体重下降、易激惹、失眠）和甲状腺肿。

　　（5）评估患者有无局部占位效应，表现为头痛、视力下降、视野缺损、眼底改变、脑积水症状、眼球运动障碍、癫痫、脑脊液鼻漏、精神症状等。

　　（6）评估患者有无垂体腺瘤卒中急症，表现为突发头痛、恶心、呕吐、视力下降、视野缺损、复视、眼外肌麻痹、意识改变及垂体功能减退。

　　（7）评估患者尿量情况并记录，为术后观察尿崩症提供参考。

　　（8）评估患者对垂体瘤的认知程度及心理承受能力。

　　（9）安全评估：评估患者有无跌倒/坠床、压力性损伤、拔管、自伤/伤人、走失等风险及危险因素。

　　（10）辅助检查：了解患者有无水、电解质代谢紊乱，垂体前叶功能指标是否达标等。

（二）术后评估

　　（1）评估手术方式、麻醉方式及术中情况。

　　（2）评估患者有无颅内压增高的症状，如头痛、呕吐、视盘水肿等。

　　（3）评估患者有无视力、视野改变。

　　（4）评估患者有无尿量增多、烦渴，观察尿比重、尿液颜色情况。

　　（5）评估患者精神状态，电解质情况及脱水情况。

　　（6）评估患者有无脑脊液鼻漏、鼻部出血、嗅觉障碍。

　　（7）评估患者有无潜在并发症的发生，如颅内出血，尿崩症，水、电解质代谢紊乱，视力下降，视野缺损，消化道出血，垂体危象，感染，中枢性高热，窒息，组织缺氧等。

三、护理要点

（一）术前护理

1）心理护理：垂体腺瘤患者出现自我形象紊乱，如巨人症、肢端肥大症，患者面容改变，对手术产生紧张、恐惧心理等，应及时给予心理支持。如给患者讲解手术方法，让其探望同期住院的患者，用相同疾病治疗成功的案例鼓励患者，让患者心中有数，树立信心，消除紧张、恐惧心理，正视自己的疾病。

2）病情观察：评估患者的视觉功能、活动能力、营养状况等。遵医嘱准确记录患者24小时出入。必要时遵医嘱监测患者的血糖和血压。

3）饮食指导：给予高蛋白、高热量、高维生素、低脂、易消化、少渣的食物。

4）安全的护理：进行跌倒/坠床危险因素及生活自理能力评估。垂体腺瘤患者多有视力下降及视野缺损，入院后应帮助他们尽早熟悉病房环境，保持病房内环境整洁，做好地面防滑措施。请家属陪伴并妥善保管锐利物品，日常生活用品摆放于固定位置，避免患者发生跌倒和坠床等意外伤害。

5）皮肤准备。

（1）开颅手术：术前剃头，保持头部清洁。术前连续3天使用氯己定清洗头部皮肤。术日晨继续清洁头部皮肤，继续剃头，检查头部皮肤有无损伤。

（2）经鼻蝶窦入路术：检查鼻腔有无感染，蝶窦炎者术前3天使用抗生素（如氯霉素滴眼液/呋麻滴鼻液/左氧氟沙星滴眼液）滴鼻；清洁口腔（如使用西吡氯铵含漱液漱口）；术前一天剪鼻毛，可使用电动剃鼻毛刀或眼科剪完成鼻腔备皮。

（3）经眉弓锁孔入路：使用生理盐水清洁眉毛。

（二）术后护理

1）体位护理：全麻未清醒的患者应去枕平卧4～6小时，头偏向一侧；清醒者术后可抬高床头15°～30°，预防脑脊液逆行感染；术后无并发症者可与医生协商，在患者能耐受的情况下行坐位及站位三级平衡评估后，鼓励患者早期离床活动。

2）病情观察。

（1）监测生命体征、垂体激素水平、电解质水平、出入量等指标。

（2）严密观察患者的生命体征、意识、瞳孔、血氧饱和度的变化，注意观察患者视觉有无改善。视觉减退明显者应考虑鞍内出血的可能，严重时血肿向鞍上压迫可影响患者意识。一旦发生，及时通知医生，急诊行CT检查，对证实鞍内血肿的患者应做好急诊清除血肿的手术准备。若患者出现剧烈头痛，烦躁不安，脉搏、血压改变，应考虑颅内压增高的可能，须立即通知医生，可抬高床头，遵医嘱予20%甘露醇快速滴注。

（3）经鼻蝶窦入路术患者观察口鼻腔有无渗血、脑脊液漏、分泌物，观察呼吸情况，必要时进行口腔护理。警惕脑脊液鼻漏，如果出现，及时通知医生，指导患者严格卧床，观察并记录患者脑脊液外漏量、性质、颜色；不得行经鼻腔吸痰及插胃管等操作，以免导致逆行感染。经鼻蝶窦入路术后若患者有鼻塞等不适感，解释及告知鼻塞的原因，指导患者勿擤鼻涕、抠鼻，须经口呼吸。指导患者避免屏气、咳嗽、用力排便等动作，以防颅内压增高。

（4）经眉弓锁孔入路患者注意观察术口敷料，有无出血、渗液、皮下积液等情况。

（5）开颅手术患者密切观察切口渗血、渗液情况。若引流液鲜红、黏稠，要怀疑有活动性出血；若引流液呈水样液，可判断为脑脊液。两种情况均应及时通知医生。保持伤口敷料清洁干燥，发现潮湿污染时及时通知医生更换，拔除引流管后注意有无脑脊液漏的现象。

（6）观察患者有无尿崩症，准确记录每小时尿量和24小时出入量，观察尿液的颜色、性质。

（7）遵医嘱及时监测血钾、钠、氯及尿比重，将异常情况报告医生并配合处置。

3）饮食与营养：建议进食高蛋白、高热量、低脂肪、易消化食物。观察患者皮肤弹性、脱水指征，低钾、钠者遵医嘱予补液治疗，补充丢失的钾、钠，多食富含钾、钠的食物，如橙汁、咸菜等。

4）安全护理：再次评估患者压力性损伤、跌倒/坠床危险因素及患者生活自理能力，根据评估结果提供正确的护理措施。对于视力下降及视野缺损患者，保持病房内环境整洁，做好地面防滑措施。请家属陪伴并妥善保管锐利物品，日常生活用品摆放于固定位置，避免患者发生跌倒和坠床等意外伤害。

5）呼吸道护理：保持呼吸道通畅，及时清除患者呼吸道分泌物。对于经鼻蝶窦入路术患者，指导张口呼吸训练，观察患者是否有呼吸困难、烦躁不安等呼吸道梗阻的情况，定时协助患者翻身、叩背，必要时按医嘱给予雾化吸入，呕吐时头转向健侧以免误吸。

6）术后并发症的观察和护理。

（1）视力下降、视野障碍加重：患者出现双眼视力下降或视野缺损，可能是鞍区肿瘤压迫视神经或者术中视神经受到牵拉的结果，须专人陪护；外出检查、活动时须由专人陪伴，做好地面防滑措施；房门大开或关闭，不要半开门，防止视野缺损的患者撞到房门；避免患者跌倒、坠床等意外伤害。患者术后视力多数能恢复，恢复效果取决于术前视神经萎缩的程度。密切关注患者术前术后视力、视野对比结果，积极对症治疗，定期复查。

（2）尿崩症：若患者连续2小时出现尿量大于300 mL/h，或24小时尿量大于4 000 mL，出现口渴、多饮等症状，术后尿比重小于1.005，则考虑尿崩症的发生。密切观察患者神志、瞳孔、生命体征；指导患者严密观察尿色、尿量情况，正确记录每小时尿量及24小时出入量；遵医嘱给予去氨加压素、垂体后叶素、鞣酸加压素等药物治疗，用药期间关注患者尿量、药物的疗效及不良反应。关注患者尿比重、血清电解质等生化指标结果，给予相应饮食指导；有脱水症患者忌摄入高糖食物，避免产生渗透性利尿，使尿量增多。

（3）水、电解质代谢紊乱：

A. 患者出现水、电解质代谢紊乱，表现为高钾、高钠、高氯、低钠、低氯等，考虑由下丘脑功能失调、尿崩症或术后患者进食过少引起。患者出现神志恍惚，口渴、尿量正

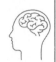

常，血钠低，中心静脉压正常或升高，应考虑抗利尿激素分泌失调综合征，主要是因为下丘脑受损导致抗利尿激素分泌过多，治疗上须以限制水分摄入为主。患者出现血钠、中心静脉压低，应考虑脑性盐耗综合征，治疗上须以补充血容量为主。上述症状均须密切检查患者血清电解质、血尿渗透压及 24 小时出入量。同时注意低钠血症患者补钠速度应缓慢，避免发生脑桥中央髓鞘溶解症，导致脑损害，严重者有死亡风险。

B. 若患者出现高钠血症，对血钠水平 150 ～ 160 mmol/L 的患者以限制钠的摄入为主，低盐饮食；对血钠水平大于 160 mmol/L 的患者要严格限制钠的摄入，同时每日饮用 600 ～ 1 200 mL 蒸馏水，以利于钠离子排出。

C. 密切关注电解质检查结果，达危急值者及时主动报告医生。对于血钠异常的患者，关注有无低血钙引起的局部或全身肌肉抽搐，注意与癫痫相区分，禁用甘露醇等脱水药。低钠血症的患者补充生理盐水或缓慢滴注含浓钠液体，鼓励进食高钠食物。

（4）上消化道出血：若患者出现呕血、黑便或胃管内抽出咖啡色液体，应考虑丘脑下部受损反射性引起胃部糜烂、溃疡。严密观察患者生命体征变化，观察呕吐物、排泄物的色、量和性质，留置胃管者观察抽吸胃液的颜色。同时禁食和行胃肠减压。遵医嘱静脉使用止血药物，同时使用冰盐水洗胃，可以增加去甲肾上腺素或凝血酶口服或者管饲，收缩胃黏膜血管，达到止血作用。出血停止前予温凉流食，出血停止后改为半流食，饮食应营养丰富、易消化、无刺激性。

（5）垂体功能低下：若患者出现精神倦怠、萎靡、四肢乏力，应考虑激素水平低下；若进一步进展出现昏迷、血压下降、脉搏细数，应警惕皮质危象，立即报告医生予对症处理，遵医嘱根据激素水平使用激素替代疗法。出现皮质危象者遵医嘱使用氢化可的松100 mg 静脉输注，一般 2 ～ 3 天即可纠正，同时观察患者是否正确使用药物及药物治疗效果。

（6）体温失调：若患者出现躯干体表高热，呼吸、脉搏增快，外周血白细胞计数正常，应考虑术后下丘脑前部受损导致的中枢性高热。若患者出现低体温，少数出现寒战现象，应考虑术后下丘脑后部受损。中枢性高热使用退热剂一般无效，持续时间与脑损害的程度呈正比，因此应尽快降温，可采用物理降温措施，如温水擦浴、降温毯持续降温等，使用过程中应防止冻伤、低温寒战和血管痉挛。中枢性高热者应及时进行亚低温冬眠治疗，同时做好口腔护理，主要是因为高热使机体代谢增高、口腔唾液分泌减少，易并发口腔炎和口腔溃疡。

（7）糖代谢紊乱：患者出现血糖、尿糖升高，甚至出现多饮、多尿，常见于大型垂体瘤术后。遵医嘱定时监测血糖，一旦出现血糖情况异常，及时通知医生。高血糖患者给予无糖或低糖饮食，补液中用胰岛素中和葡萄糖引起的血糖升高或少用葡萄糖。

（8）激素替代治疗的护理：使用激素时须监测患者神志、生命体征及血糖情况。若患者发生神志改变如嗜睡、淡漠或昏迷，应及时报告医生。激素替代治疗过程中，建议增加优质蛋白的摄入，遵医嘱使用制酸剂预防应激性溃疡，选择早晨口服或静脉滴注激素药物，关注药物的不良反应。

（9）脑脊液鼻漏的观察：患者鼻腔出现不明原因的清水样液体流出或苦涩液体自鼻腔流入口腔，应怀疑脑脊液鼻漏，原因可能是手术中鞍膈破损。嘱患者平卧或取患侧卧位，该体位通过借助重力作用可以使脑组织与脑膜撕裂处紧密贴附，有助于脑膜撕裂处自行愈合。脑膜撕裂处不能愈合者，可行腰大池置管持续体外引流。保持鼻腔局部清洁，严禁堵塞，避免用力咳嗽、擤鼻涕，禁从鼻腔吸痰或插胃管，任脑脊液流出，禁冲洗、滴药，以免细菌逆行入颅内而造成感染。经上述处理未能缓解者，采取脑脊液漏修补术。

（10）腰大池置管持续引流的护理：严格执行无菌操作，做好手卫生，保持整个引流装置的清洁和无菌，各接头处使用无菌敷料包裹，防止外源性感染。腰椎穿刺持续引流管高度为引流管滴管滴口处距腰椎管水平上方 3～4 cm，或遵医嘱，引流袋低于腰椎水平。引流管避免折叠、扭曲和受压，搬动或转运患者、改变体位前均应夹闭引流管，保持管道的通畅，使活动不受限，防止脱落。每日准确记录引流液的颜色、性质、量，同时防拔管。拔管前遵医嘱抬高引流管或夹闭引流管，同时密切观察患者有无发热、头痛及呕吐等颅内高压症状。拔管后观察伤口有无脑脊液漏。

四、健康教育

（一）随访

一般术后 1 个月于门诊复查，出院后 3 个月复查 MRI 并逐年随访。出院后半年内每个月复查内分泌指标，指导患者回家后继续监测尿量的变化，近期内少吃或不吃导致尿量增多的食物，如浓茶、西瓜等。若出现头痛、恶心、厌食、尿量增多、尿色变清等情况，应及时就诊。经鼻蝶窦入路术后患者出院回家若有异物从鼻腔流出，无须惊慌，无其他异常可正常生活；若鼻腔出现澄清无色液体，须到医院检查是否出现脑脊液漏。

（二）注意事项

（1）饮食：以清淡为宜，忌食辛辣刺激性食物，可进食高纤维素食物，保持大便通畅。

（2）尿崩的处理：继续监测尿量，指导患者少量多次、缓慢饮水，使水分在体内滞留的时间延长，同时保持出入量平衡。继续监测电解质，根据其水平调整钠盐摄入。

（3）活动：合理运动并制订长期运动计划。

（4）药物：注意不同药物的服用剂量，勿自行停药或减量，必须遵医嘱调整用量。关注用药后的不良反应，尤其是激素药物的服用必须严格按照医嘱逐步减量，避免发生垂体危象。

（5）避免以下增加腹腔压力动作：擤鼻涕、用力咳嗽、屏气、提重物等。预防脑脊液鼻漏。若感觉鼻腔有无色透明的液体流出应及时就诊。出现鼻塞症状时，可用 2% 呋麻滴鼻液滴鼻，每日数次。

五、知识链接

最新护理干预

江苏大学护理学者基于循证原则，将患者真实体验、循证医学证据、专家德尔菲意见

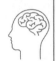

及临床实际情况相结合，构建并实施基于证据的经鼻蝶窦入路垂体瘤切除术患者术前张口呼吸训练方案，以提高患者术后的呼吸舒适度、整体舒适度，降低其焦虑水平，改善患者的睡眠质量。

（张美丽　张丹芬　欧丽珊）

【参考文献】

［1］李敏. 经鼻蝶窦垂体瘤切除术患者术前张口呼吸训练方案的构建及应用研究［D］. 镇江：江苏大学，2023.

［2］王爱凤，刘月娟，张青，等. 垂体瘤患者病耻感现状及影响因素分析［J］. 中华现代护理杂志，2023，29（17）：2316－2319.

［3］中国垂体腺瘤协作组. 中国垂体瘤卒中诊治专家共识［J］. 临床神经外科杂志，2022，19（6）：601－608.

［4］KORBONITS M，BLAIR J C，BOGUSLAWSKA A，et al. Consensus guideline for the diagnosis and management of pituitary adenomas in childhood and adolescence：Part 1，general recommendations［J］. Nature reviews，endocrinology，2024，20（5）：278－289.

［5］KORBONITS M，BLAIR J C，BOGUSLAWSKA A，et al. Consensus guideline for the diagnosis and management of pituitary adenomas in childhood and adolescence：Part 2，specific diseases［J］. Nature reviews，endocrinology，2024，20（5）：290－309.

［6］LUGER A，BROERSEN L H A，BIERMASZ N R，et al. ESE Clinical Practice Guideline on functioning and nonfunctioning pituitary adenomas in pregnancy［J］. European journal of endocrinology，2021，185（3）：G1－G33.

第七节　第四脑室肿瘤

一、概述

第四脑室接受由第三脑室通过中脑导水管流来的脑脊液，脑脊液通过中孔或侧孔流向蛛网膜下腔，再通过蛛网膜粒进入静脉系统。第四脑室底呈菱形，脑桥及延髓的神经核多与之相邻近，如延髓的舌下神经核、迷走神经背核、耳蜗和前庭神经核，以及脑桥的面神经核、三叉神经运动核和三叉神经感觉核等。一旦第四脑室发生肿瘤，首先发生脑脊液循环受阻，肿瘤侵犯脑室周围或者使周围组织受压时，就会产生相应的临床症状，主要表现为颅神经受损症状。第四脑室肿瘤（图2－11、图2－12）常发生于儿童及青年人。

第四脑室肿瘤目前主要的治疗方法有：

（1）降低颅内压：①脱水治疗；②脑脊液外引流；③综合预防措施。

（2）手术治疗：①肿瘤切除术；②内减压手术；③外减压手术；④脑脊液分流术。

（3）放射治疗：因身体情况无法进行手术切除且对放射治疗较为敏感的患者，可采用放射治疗，以达到延迟肿瘤复发或抑制肿瘤生长、延长患者生命的目的。

（4）化学治疗。

（5）基因药物治疗。

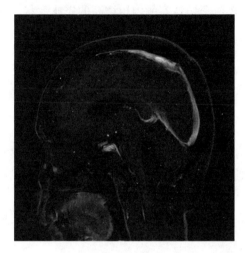 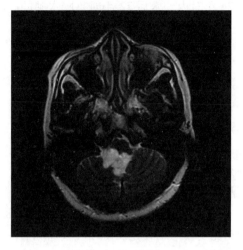

图 2 - 11　第四脑室皮样囊肿 MRI 增强 T_1 加权像　　图 2 - 12　第四脑室皮样囊肿 MRI T_2 加权像

二、护理评估

（一）术前评估

（1）了解患者有无烟酒嗜好，本次发病的特点和经过。

（2）评估患者有无高血压、糖尿病、心脏病，有无肝、肾、肺功能异常，有无肿瘤家族史。

（3）评估患者第四脑室病变相关检查结果，如 MRI 增强扫描检查。

（4）神经系统评估：评估患者有无颅内压增高、慢性枕骨大孔疝、小脑症状及脑干症状，如头痛、呕吐、枕部疼痛、颈强直、强迫头位、吞咽困难、听力下降、面瘫、共济失调等。

（5）心理 - 社会评估：了解患者患病后的心理应激反应，家人的关爱程度，家庭成员的关系是否融洽，家庭居住环境及家庭经济状况。

（二）术后评估

（1）了解患者手术方式，手术体位（压迫部位皮肤情况），肿瘤大小，是否全切，术中快速冰冻检查及病理结果等情况。

（2）患者病情评估：评估患者意识，瞳孔，生命体征，肢体活动情况，有无颅内高压症状及神经功能定位体征，静脉血栓栓塞（venous thromboembolism，VTE）及压力性损

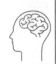

伤等风险，用药及电解质情况。

（3）评估患者留置管道的名称，位置，引流目的，引流液的量、颜色及性状。评估引流管是否引流通畅、固定是否妥当、有无管道标识，并详细记录。

（4）并发症观察与评估：脑水肿与颅内出血是最常见的并发症，颅内出血常见于术后 24 小时内，术后 72 小时是脑水肿的高峰期，必须密切观察颅内压增高的先兆症状，及时进行对症处理。

三、护理要点

（一）术前护理

（1）饮食指导：患病期间由于肿瘤的恶性消耗易使患者抵抗力下降，饮食中应注意补充优质蛋白。同时，适量食用富含钾、钠、维生素的食物，以便纠正水、电解质代谢紊乱。

（2）呼吸道准备：指导患者腹式呼吸、有效咳嗽的方法，练习吹气球，有吸烟史或肺功能受损的患者建议使用呼吸训练器练习。

（3）安全护理：患者若有眩晕、走路不稳的情况，应做好跌倒风险评估，床头设防跌倒的警示标志，加强陪护，保证患者住院期间的安全。

（4）心理护理：入院后患者和家属对于疾病和开颅手术多会感到恐惧，有时会影响睡眠和休息，甚至拒绝手术治疗。因此应给予患者及家属心理支持，教会患者自我放松的方法，介绍成功案例，帮助患者树立战胜疾病的信心并积极配合治疗、护理工作。

（5）专科护理：若患者出现颅内高压、内分泌功能紊乱应及时处理，并处理患者咳嗽、便秘症状，以防患者剧烈咳嗽、用力排便导致颅内压增高。

（二）术后护理

1）体位护理：麻醉未清醒者取去枕平卧位，头偏向健侧，以防止呕吐物或分泌物吸入呼吸道，引起窒息或肺部感染。

2）饮食与营养：给予患者适当的营养支持，包括高热量、高蛋白、高维生素的饮食或静脉营养支持，以增强患者的免疫力，促进康复。

3）监测生命体征：术后 24 ～ 72 小时密切监测患者的呼吸频率、深度和节律至关重要。有研究发现，第四脑室肿瘤术后因为血性脑脊液刺激体温中枢使患者体温升高，可用温水擦浴的方法降温，故应定时监测患者体温，及时更换汗湿的衣服，鼓励患者多饮水。

4）呼吸道护理：保持呼吸道通畅，对于有呕吐、呛咳等症状的患者，应及时清理口腔分泌物，防止误吸导致吸入性肺炎。同时避免剧烈咳嗽和打喷嚏，以防止颅内压突然升高，导致脑疝形成。如有需要，可以使用止咳药和镇静药。

5）管道护理：患者术后常规放置脑室引流管来引流血性脑脊液，定期观察引流液的颜色、量和性质，确保引流管固定稳妥，避免折叠或扭曲，保证引流通畅。脑室引流管应固定于床头，高于侧脑室水平 10 ～ 15 cm，遵医嘱控制好引流速度，3 ～ 5 滴/分，以 24

小时总量小于 300 mL 为宜。若患者体位改变，要及时调整引流管高度，外出检查时及时夹闭引流管，避免引流液过度引流或倒流。定期检查患者头部切口敷料情况，注意保持干燥，如有渗血、渗液及时报告医生。拔管前 24 ～ 48 小时夹闭引流管，观察患者的精神状态，有无呕吐、头痛症状，如有颅内压增高的表现，及时报告医生处理，避免脑疝的发生。

6）并发症的观察及护理：

（1）颅内出血：术后 24 ～ 48 小时易发生颅内出血，尤其靠近第四脑室底部的血肿，即使体积较小也有可能压迫延髓而造成严重后果。因此观察意识、瞳孔、生命体征、血氧饱和度等的变化尤为重要。如出现 GCS 下降，意识状态改变，心率加快或变慢，血压骤升或下降，呼吸减慢，呼吸频率变得不规则，瞳孔变为不等大或较前增大，瞳孔对光反射消失或减弱，引流液由澄清转变为血性，1 小时引流量大于 200 mL 等情况，均提示有出血可能，应及时通知医生，同时做好急诊手术准备。

（2）急性脑水肿：术后 48 ～ 72 小时最易发生急性脑水肿，密切监测患者的病情变化，包括意识状态、瞳孔变化、生命体征等。如果发现患者出现意识障碍、瞳孔不等大等颅内压增高的表现，应及时通知医生处理。同时遵医嘱使用甘露醇、呋塞米等脱水药，注意甘露醇要快速滴注，250 mL 甘露醇应在 15 ～ 20 分钟内滴注完毕。

（3）急性脑积水：术后 3 ～ 5 天最易发生急性脑积水，主要是由于手术中脑过度牵拉等原因引发术后急性脑肿胀，压迫中脑导水管导致第四脑室闭塞，表现为精神差、意识障碍进行性加重、颅内压明显增高、脑疝形成等。故在术后应保持引流管通畅，密切观察脑室外引流液的色、质、量。脑室外引流瓶最高点应高于侧脑室水平 10 ～ 15 cm，引流袋不得高于侧脑室水平，以免引流液逆流。搬运过程中夹闭引流管，避免长时间夹管。

（4）后组颅神经受损：由于第四脑室位于后颅窝，手术中易牵拉后组颅神经而致术后出现面瘫、吞咽困难、声音嘶哑、饮水呛咳等后组颅神经损伤症状。进食前对患者进行吞咽功能评估，如洼田饮水试验≥3 级，予吞糊试验。吞糊试验通过者协助运用凝固粉改变食物性状，避免呛咳；吞糊试验不通过者予管饲饮食，同时指导患者进行吞咽功能训练，包括口腔肌肉锻炼、摄食训练等。通过进行唇部闭合、舌部运动、咀嚼等口腔肌肉训练，可以增强口腔肌肉的力量和灵活性，为正常的吞咽动作打下基础。摄食训练时保持环境安静，患者注意力集中，取端坐位，少量多餐，以易消化的糊状饮食为主，鼓励进食与空吞咽动作交互进行，避免食物积聚在口咽部。

（5）肺部感染：由于吞咽反射减弱或消失，加上全身麻醉插管刺激，易引起气管黏膜水肿，分泌物不能及时排出，因此患者术后易并发肺部感染，好发于术后 1 周左右。术后要注意保持呼吸道通畅，及时清除呼吸道分泌物，避免误吸和窒息的发生。鼓励患者进行深呼吸和咳嗽训练，促进肺部通气和痰液的排出，排痰不畅者及时给予经口鼻腔吸痰。遵医嘱予雾化吸入，有助于痰液的稀释、排出。加强口腔卫生，减少口腔细菌数量，降低肺部感染的风险。保持病房环境清洁和通风，减少空气中的病原体数量。此外，鼓励患者尽早离床活动也可降低肺部感染发生的风险。

四、健康教育

(一) 随访

建议术后一年内每 3 个月进行 1 次随访，一年后可每半年随访 1 次，以监测肿瘤是否有复发或转移的迹象。具体随访时间应根据患者的具体情况和医生的建议确定。

(二) 康复治疗

脑室肿瘤康复治疗主要包括以下几个方面：

(1) 饮食调整：患者在康复期间需要注意饮食调整，保证营养均衡，多摄入蛋白质、维生素等营养物质，以促进身体的恢复。同时，要避免食用刺激性强的食物如辛辣食物，忌烟酒等。

(2) 功能锻炼：根据患者的具体情况，制订个性化的功能锻炼计划，帮助患者逐步恢复身体功能。锻炼过程中要注意安全，避免过度劳累和受伤。

(3) 心理调适：患者在康复过程中可能会遇到一些困难，如疼痛、行动不便等，这可能会导致患者出现焦虑、抑郁等情绪。因此，需要进行心理调适，帮助患者树立信心，保持乐观的心态，积极面对康复过程。

总之，脑室肿瘤康复治疗是一个综合性的过程，需要医生和患者共同努力，从心理、饮食、功能锻炼等多方面入手，促进患者的康复。同时，患者和家属也要积极参与健康教育，提高自身的健康素养，为康复过程提供有力的支持。

五、知识链接

最新护理干预

山东省立第三医院护理学者探讨总结了经小脑延髓裂切除第四脑室肿瘤术后患儿的围术期护理方法，最终有效预防了术后并发症，提高了手术成功率。首都医科大学附属北京天坛医院护理学者通过分析第四脑室肿瘤术后患儿颅内感染的重要危险因素，总结了有效的护理干预措施，为第四脑室肿瘤术后患儿的颅内感染预防提供了新的思路。

（鲍文　欧丽珊　颜红波）

【参考文献】

[1] 陈运友. 第四脑室肿瘤病人的围手术期护理 ［C］//广东省护理学会（Guangdong Nursing Association）. 奉献天使心、共筑护理梦：广东省 2013 年护理学术年会（第二会场）论文集. 广州：广东省人民医院，2013：3.

[2] 黄莺. 第四脑室肿瘤切除术后并发症的观察及护理 ［J］. 护理学杂志，2012，

27（24）：29-30.

［3］马静，李倩，范艳竹. 第四脑室肿瘤切除术后患儿颅内感染的危险因素分析及护理干预［J］. 中华现代护理杂志，2019，25（9）：1134-1138.

［4］戚益群，蒋和娣，赵华. 小脑蚓部及第四脑室肿瘤患儿术后的护理［J］. 南方护理学报，2005（10）：27-29.

［5］王丹，沈善昌，杨明瑞，等. 姑息性切除小脑发育不良性节细胞瘤1例［J］. 实用放射学杂志，2023，39（10）：1741-1742.

［6］王丹丹，王雷明，陈莉，等. 筛状神经上皮肿瘤临床病理特征及文献复习［J］. 诊断病理学杂志，2022，29（12）：1120-1123，1159.

［7］邬玉芹，战跃福. 儿童第四脑室及全椎管纤维脂肪性错构瘤1例［J］. 中华解剖与临床杂志，2024，29（2）：130-132.

［8］吴辉，谢朝邦，吴洋，等. 颅内多发少突胶质细胞瘤1例［J］. 中国医学影像技术，2023，39（5）：795-796.

［9］袁玉珍，杨宏，翟云霞，等. 经小脑延髓裂手术切除儿童第四脑室区肿瘤的术后护理［J］. 广东医学，2008，29（4）：691-693.

第八节　小脑肿瘤

一、概述

小脑肿瘤是指发生在小脑半球或小脑蚓部的肿瘤。小脑肿瘤可能发生在任何年龄，以20～50岁为最常见。小脑肿瘤的治疗方法一般以手术及头部射波刀治疗为主。一般良性的肿瘤，通过手术切除干净，就能达到治愈的目的，不会出现复发的情况。但是，对于恶性肿瘤，根据肿瘤恶性程度的不同，治疗后复发的时间也是不一样的。如胶质母细胞瘤、星形细胞瘤的恶性程度都很高，单纯手术者往往大多数会在1年内出现复发，因此，往往要在术后配合普通放疗或射波刀治疗，以达到延缓肿瘤复发的目的。射波刀治疗脑肿瘤的最大优点是既避免了手术引起的创伤，又可以达到手术治疗的效果。因此，射波刀也被称为神经外科的"特种兵"。

二、护理评估

（一）术前评估

（1）了解患者的吸烟及饮酒史，劝告患者戒烟酒，询问有无高血压、糖尿病、心脏病等，以及用药史、药物过敏史。

（2）安全评估：评估患者有无跌倒/坠床风险。

（3）专科评估：评估患者有无颅内压增高、小脑半球症状（如患侧肢体共济失调：指鼻试验不准；轮替试验幅度增大、缓慢、笨拙；步行时手足运动不协调，常向患侧倾倒）及小脑蚓部症状（躯干性和下肢远端的共济失调，行走时两足分离过远，步态蹒跚或左右摇晃如醉汉）。

（4）心理－社会状况评估：了解患者及家属有无焦虑、恐惧不安等情绪。评估患者及家属对手术治疗有无思想准备，对手术治疗方法、目的和预后有无充分了解。

（二）术后评估

（1）评估患者手术方式、麻醉方式及术中情况。

（2）评估患者生命体征、意识、瞳孔、肢体活动、伤口敷料、引流管、心理状态、饮食、电解质变化情况，观察用药反应及相关术后知识掌握情况。

（3）评估患者有无小脑半球、小脑蚓部症状，有无并发症发生的迹象，如颅内压增高、颅内出血、小脑缄默症、肺部感染等。

三、护理要点

（一）术前护理

1）饮食指导：指导合理摄入高营养、易消化饮食，多吃新鲜蔬菜和水果，避免进食辛辣、刺激性的食物，保持大便通畅。

2）体位护理：颅内压增高患者，以卧床休息为主，床头抬高 15°～30°。

3）呼吸道准备：有烟酒嗜好的患者术前 2 周戒烟酒，以减少对呼吸道的刺激。

4）症状护理。

（1）平衡障碍：小脑肿瘤可能导致患者出现平衡失调的症状，如步态不稳、共济失调等，指导患者卧床休息，告知家属应 24 小时陪护，离床活动时动作缓慢，协助患者行走，为患者提供安全的环境，避免患者跌倒受伤。

（2）耳鸣，听力下降：肿瘤侵犯听神经者，可出现头晕、眩晕、耳鸣等症状，保持环境安静，尽量减少或避免环境噪声。与患者交谈时应有耐心，尽量靠近患者，并站在其健侧，必要时重复谈话内容。

（3）颅内压增高：注意严密观察病情动态变化，监测患者意识、瞳孔、生命体征，若有恶化趋势立即报告医生及早处理，以防发生脑疝。控制液体摄入量，遵医嘱按时使用脱水药，应保持尿量每天不少于 600 mL；预防感冒，尽量避免剧烈咳嗽；保持大便通畅，以防用力排便加重颅内压增高，必要时可给予轻泻药或开塞露，禁忌高压灌肠，以免加重颅内压增高的症状。

5）心理护理：术前应加强与患者的沟通，了解其心理状况，鼓励患者表达自己的担忧和想法，耐心倾听，并给予积极的反馈和支持。

（二）术后护理

1）体位护理：全麻术后未醒者予去枕平卧位，头偏向健侧，保持呼吸道通畅。因后颅窝手术术中释放部分脑脊液，部分患者抬高床头会有头晕不适，可适当延长去枕平卧的时间。

2）饮食与营养：术后患者应采用均衡饮食，并保证营养的摄入。术后进食前应行吞咽功能评估，有后组脑神经损伤的患者常伴有声音嘶哑、进食呛咳，应根据洼田饮水试验及吞糊试验的结果判断进食途径、食物性状和量。

3）呼吸道护理：麻醉未醒者，应保留人工气道，及时吸痰，保持呼吸道通畅。

4）术后并发症的观察和护理：

（1）颅内出血：术后24～48小时易发生颅内出血，即使出血体积较小也有可能压迫延髓而造成严重后果。密切监测患者的生命体征，特别是血压和心率，如果出现GCS下降，意识状态由清醒变为淡漠、烦躁不安，心率加快或变慢，血压骤升或下降，呼吸减慢，瞳孔不等大、对光反射消失或减弱，提示有出血的可能，应及时通知医生，做好急诊手术准备。

（2）急性脑水肿：术后48～72小时最易发生急性脑水肿，引起颅内压急剧增高而导致脑疝，危及生命。术后脑水肿、缺血等对呼吸中枢的影响会导致呼吸功能紊乱，主要表现为呼吸频率和节律的变化，甚至发生呼吸骤停。注意观察患者的意识状态、瞳孔变化以及有无头痛、呕吐等颅内压增高的表现，有异常情况应及时通知医生，遵医嘱使用脱水药。

（3）急性脑积水：术后3～5天最易发生急性脑积水，主要是因为术中脑过度牵拉等引发术后急性脑肿胀，可压迫中脑导水管，导致第四脑室闭塞而引起急性脑积水。如患者出现精神差、意识障碍进行性加重、颅内压明显增高、脑疝形成等症状，应立即通知医生，做好急诊手术准备。

（4）呼吸功能障碍：手术部位若涉及脑干、延髓等极易引起脑干功能障碍的部位，术后可造成反应性脑水肿或术后不适当的复位，引起呼吸障碍。术后应密切注意患者的呼吸频率、节律，血氧饱和度，保持呼吸道通畅，呼吸欠平稳者维持气管插管2～3天，直至呼吸平稳24小时后再考虑拔除气管插管。其间做好呼吸道管理，严格执行无菌管理，保持呼吸道通畅和气道湿化。

（5）皮下积液及切口脑脊液漏：后颅窝手术因为切口位置特殊，术后肌张力高，头、颈难以固定，可导致切口愈合不良而致皮下积液或漏液，若不及时、有效地进行处理，容易引起颅内感染。故应随时观察切口敷料和引流液情况，拔除引流管后予无菌纱布及弹性绷带包扎。观察局部切口敷料压迫的松紧度，弹性绷带包扎情况，触摸周围皮肤，观察皮下积液情况，如出现伤口渗液或皮下可触及波动感，应报告医生，及时处理。

（6）小脑性缄默：手术对小脑的干扰或损伤可引起语言障碍，主要表现为无法说话或理解语言，但神志清楚，同时还出现情绪不稳、哭声音调高、肌张力减退及共济失调等症状。首先应对患者及家属耐心解释，解除其焦虑、紧张的心情；其次应联合康复师对患者进行语言康复训练、沟通交流训练及认知训练，帮助患者逐步恢复语言能力和认知功能，提高生活质量。

（7）吞咽障碍：在患者清醒且合作的情况下，进行吞咽功能评估，根据患者的吞咽功能，选择性状和量合适的食物，指导患者进行基础训练和摄食训练，基础训练包括口唇

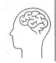

运动、舌部运动、咀嚼肌运动及空吞咽运动。当患者熟练掌握基础训练后，可以开始摄食训练，其间应注意患者体重、皮肤弹性等的变化，评估患者营养状况和进食量，为患者制订个性化训练计划。

（8）眼睑闭合不全：术后面神经、三叉神经损伤患者，易发生眼睑闭合不全和角膜感觉丧失，处理不当易造成角膜溃疡，严重者有失明的风险。澳大利亚 Jonana Briggies Institute（JBI）循证护理中心系统地提出 4 项护理干预策略：清洁眼部、防止眼部干燥、促使眼睑闭合和护理眼部。患眼的清洁：可用无菌生理盐水冲洗或擦拭；使用眼药水滴眼，保持眼部湿润；睡觉时使用凡士林纱布覆盖，避免异物刺激眼球。长期眼睑不能闭合的患者，忌用眼罩，可缝合眼睑外 1/3。

四、健康教育

（一）随访

监测肿瘤是否有复发或转移的迹象，具体随访时间应根据患者的具体情况和医生的建议确定。

（二）康复治疗

（1）物理治疗：物理疗法是小脑肿瘤术后康复治疗的重要组成部分。通过物理手段和方法，可以帮助患者改善运动功能、增强肌肉力量、促进平衡协调能力的恢复。常见的物理疗法包括按摩、针灸、温热疗法等，这些方法可以有效缓解术后疼痛、僵硬等症状。

（2）职业疗法：职业疗法主要针对小脑肿瘤术后患者日常生活和工作能力的恢复。通过评估患者的日常生活自理能力、工作技能等，制订个性化的康复计划，帮助患者进行日常生活训练、工作技能训练等，以提高其独立生活和工作的能力。

（3）语言治疗：小脑肿瘤术后患者可能出现言语障碍、发音不清等问题。言语疗法通过专业的训练和指导，帮助患者改善发音、提高语言表达能力。言语治疗师会根据患者的具体情况，为其制订个性化的训练计划，包括发音、语言理解、口语表达等方面的训练。

（4）平衡训练：小脑肿瘤术后患者可能会出现平衡失调等问题。平衡训练是帮助患者恢复平衡功能的重要手段，通过站立训练、行走训练、平衡器械训练等方式，帮助患者提高平衡能力，减少跌倒风险。

五、知识链接

最新护理干预

广东三九脑科医院护理学者将综合护理应用到经后颅窝术治疗小脑肿瘤的患儿中，取得满意的效果。首都医科大学附属北京天坛医院护理学者对小脑肿瘤患者实施改善高级认知功能及情感障碍的护理干预，最终改善了患者的语言、记忆、认知功能，减轻了患者的抑郁、焦虑情绪以及情感障碍。

（鲍文　欧丽珊　颜红波）

【参考文献】

[1] 毕晟，闫少珍，王臣，等. 幕下小脑神经节细胞胶质瘤合并幕上弥漫性胶质瘤 1 例 [J]. 中国医学影像技术，2022，38（9）：1435 – 1436.

[2] 范玉滢，杜爱红，欧阳梅，等. 综合护理在儿童后颅窝术治疗小脑肿瘤中的应用效果 [J]. 吉林医学，2023，44（9）：2587 – 2590.

[3] 方艳雅，陈彩娣，蒋雅兰，等. 基于加速康复外科理念循证护理干预在后颅窝肿瘤术后患者误吸风险管理中的应用 [J]. 中国当代医药，2021，28（15）：256 – 258，262.

[4] 胡丹，王红. 后颅窝肿瘤患者围手术期护理及体会 [J]. 中国冶金工业医学杂志，2015，32（03）：327 – 328.

[5] 王佩，詹昱新，余鹏，等. 信息化健康教育联合回授法在后颅窝肿瘤患者围手术期护理中的应用 [J]. 中国实用护理杂志，2023，39（30）：2352 – 2358.

[6] 徐玲丽，缪建平，钱小红. 42 例儿童后颅窝肿瘤的围手术期护理 [J]. 中华护理杂志，2006，41（6）：521 – 523.

[7] 姚菲，范艳竹. 护理干预改善小脑肿瘤患者高级认知功能及情感障碍的效果 [J]. 中华现代护理杂志，2018，24（17）：2089 – 2092.

第九节　脑干肿瘤

一、概述

脑干肿瘤是指发生在中脑、脑桥、延髓乃至全脑干的肿瘤，其发病率占颅内肿瘤的 1.4%～2.4%，儿童较成人多见，包括脑干胶质瘤、海绵状血管瘤、血管网状细胞瘤、转移瘤等。

脑干肿瘤的治疗方法主要有：

（1）一般治疗：加强支持和对症治疗，控制感染，维持营养以及水、电解质代谢平衡。对有延髓性麻痹、吞咽困难和呼吸衰竭的患者，应采用鼻饲、气管切开、人工辅助呼吸等。发生颅内压增高的患者，应给予脱水药，并加用皮质类固醇药物，以改善神经症状。

（2）手术治疗：脑干肿瘤在以往常被认为是手术"禁区"，这是由于脑干在很小的范围内集中有许多神经核、传导束和网状结构等。脑干肿瘤常常为浸润性生长的胶质细胞瘤，因此，手术困难较大，且容易造成脑干内的重要结构损伤，手术致残率和死亡率较高，常出现不良的预后。近年来，随着显微神经外科技术的飞速发展，脑干肿瘤手术的效果得到明显改善。尽管脑干肿瘤手术仍有较大的风险，但对于较局限、呈结节状或囊性改变、分化较好的肿瘤，手术切除预后较好，应积极采用。对于良性脑干肿瘤，采取全切除手术的方式能够获得根治的效果。此类肿瘤的手术目的在于：①明确肿瘤性质；②恢复脑脊液循环；③良性脑干肿瘤应争取获得全切除或次全切除，如星形细胞瘤Ⅰ级、血管网状细胞瘤等，通过全切可达到治愈效果；④恶性脑干肿瘤也应力争全切除，或者行次全切除、部分切除，以达到充分的内减压效果；⑤胶质细胞瘤术后辅以放疗和化疗，可延长患者的生存期。

（3）放射治疗：长期以来，放射治疗被认为是治疗脑干肿瘤的主要手段。根据临床和影像学检查可以确诊的脑干肿瘤，即可施行放射治疗。70% ～ 90% 的患者在接受第 1 个疗程的放射治疗后，症状和体征有较大的改善。一般采用的放射总量为 50 ～55 Gy，疗程 5 ～ 6 周；高于 60 Gy 者，易引起脑放射性损伤。放疗可以单独进行，亦可与手术后治疗相配合。

（4）化学药物治疗：常用药物有尼莫司汀、卡莫司汀、洛莫司汀等。

二、护理评估

（一）术前评估

（1）评估患者早期有无头痛、头晕、脑神经损害、小脑和锥体束征：了解患者出现症状的时间，有无头痛、吞咽困难、饮水呛咳表现；是否出现呼吸困难、耳鸣、面肌麻痹、感觉功能减退及运动困难，有无心动过速的表现。

（2）评估患者有无剧烈头痛、喷射性呕吐等颅内压增高及脑积水症状。

（3）评估呼吸功能：脑桥和延髓为呼吸、心血管活动、吞咽等的中枢。延髓下端的前内侧部和后外侧缘与呼吸运动相关。刺激内侧部产生吸气运动，刺激后外侧缘产生呼气运动，两部位交替刺激时，产生正常呼吸运动。呼吸功能障碍提示延髓出现损伤，须认真评估呼吸的频率、节律、幅度，尤其注意有无睡眠呼吸暂停的情况。

（4）评估意识状态：患者出现意识障碍甚至出现昏迷是肿瘤发展造成脑干网状结构受累的表现。

（5）评估神经功能：患者早期出现复视是中脑肿瘤累及动眼神经和滑车神经核所致；患者出现眼球运动障碍、面神经周围性瘫和面部感觉减退，提示脑桥肿瘤累及展神经核、滑车神经核、面神经核和部分三叉神经核；当病变累及前庭神经时，出现听力下降、眼球震颤和眩晕；延髓肿瘤可累及后组脑神经核，出现声音嘶哑、吞咽困难和舌肌瘫痪的表现；当肿瘤向脑干腹侧发展时，出现脑干长束损伤的症状，表现为对侧肢体瘫痪。

（二）术后评估

（1）评估手术方式、麻醉方式及术中发生情况。

（2）评估患者意识状态、瞳孔、生命体征、肢体活动情况等。

（3）评估护理风险：评估患者的营养、日常生活能力、VTE 发生风险、跌倒/坠床风险、压力性损伤风险。

（4）评估术后药物：了解药物的名称、作用，掌握正确的配制方法，观察药物的不良反应，并做好对患者及家属的用药指导。评估患者有无颅内压增高症状及神经功能定位体征。

（5）并发症观察与评估：脑水肿与颅内出血是最常见的并发症；颅内出血常见于术后 24 小时内，术后 72 小时是脑水肿的高峰期，必须密切观察颅内压增高的先兆症状，及时进行对症处理。同时观察患者有无脑神经损害、胃肠道出血、呼吸障碍等潜在并发症的发生。

三、护理要点

（一）术前护理

1）心理护理：脑干是机体生命中枢所在，患者对疾病本身以及手术后的效果会产生顾虑与恐惧。应耐心地为患者讲解脑干疾病相关知识，向患者传达积极的疾病信息，如介绍相关的成功病例，鼓励患者与患相同疾病的术后患者进行交流，增强患者的信心。

2）饮食指导：给予营养丰富、易消化的食物。对于存在营养不良、脱水、贫血、低蛋白血症等情况的患者，遵医嘱适当输液、输血。对于不能进食或因后组脑神经麻痹有呛咳者，应遵医嘱予以鼻饲饮食、输液。纠正水、电解质代谢紊乱，改善全身营养状况。

3）体位指导：当患者存在严重的呼吸障碍时，指导患者抬高床头 15°～30°，使头颈在同一轴线上，取去枕或低枕卧位，保持呼吸道的通畅。

4）病情观察。

（1）观察患者有无生命体征及意识状态的改变。

（2）观察患者有无颅内高压的症状、神经功能障碍以及内分泌功能紊乱的症状等，及时处理患者咳嗽、便秘症状，以防患者剧烈咳嗽、用力排便，引起颅内压增高。

（3）对于有颅内压增高症状的患者，严密观察患者意识、瞳孔、生命体征的变化，尤其是呼吸节律、幅度、频率的变化，注意患者皮肤黏膜的颜色，判断血氧饱和度是否正常，遵医嘱及时给予脱水药并观察使用后的效果。

5）安全护理：对于行动不便的患者，应加强安全防护，避免跌倒、摔伤等意外事件的发生。对于有意识障碍的患者，应做好床边防护，防止患者自行拔管或坠床。对于有语言、视觉、听觉障碍的患者，应告知家属 24 小时陪护，加强巡视。若患者癫痫发作，应保持患者呼吸道通畅，避免窒息，使用药物控制癫痫发作，同时保证周围环境安全，防止患者癫痫发作导致跌倒等意外发生。

6）术前准备。

（1）下列情况暂不宜手术：术前半月内曾服用阿司匹林类药物，女性患者月经来潮（易导致术中出血不止，术后伤口或颅内继发性出血），感冒发热、咳嗽（机体抵抗力降

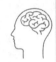

低，呼吸道分泌物增加，易导致术后肺部感染）。

（2）术晨准备：指导患者取下活动义齿和贵重物品并妥善保管，排空大小便；有脑室引流者进手术室前要夹闭引流管，进行手术时不要随意松动调节夹，以免因体位的改变造成引流过量、逆行感染或颅内出血。

（二）术后护理

1）饮食：建议患者术后以低盐、低脂、高蛋白质的饮食为主，避免暴饮暴食，同时多吃富含膳食纤维的食物，以促进大便排出。对于吞咽功能障碍患者，应及早给予鼻饲饮食，以提高机体的抵抗能力，促进身体的早日康复。

2）体位：患者手术切口在后枕部，最佳体位为侧卧位。为患者取侧卧位时于肩下放一软枕，使颈部伸直，以保持呼吸道的通畅，减少呼吸困难。翻身时保持患者头、颈、躯干在同一水平线上，防止扭曲颈部，使患者呼吸困难或停止。

3）病情观察：

（1）密切观察病情变化，定时监测患者的意识、瞳孔、血压、脉搏、呼吸、GCS并记录，必要时监测中心静脉压和颅内压。若患者出现意识由清醒转入昏迷，双侧瞳孔大小不等、对侧肢体瘫痪、血压升高、脉搏和呼吸减慢等，提示有发生颅内血肿或水肿的危险，应立即通知医生，并做好抢救准备。

（2）肿瘤切除手术后，由于肿瘤切除时的牵拉，以及术后的水肿、缺血等对呼吸中枢的影响，会导致呼吸功能紊乱，主要表现为呼吸频率和节律变化，或突然出现呼吸停止，故应密切观察，若患者出现呼吸频率、节律改变，应及时处理。

（3）监测体温的变化，脑干靠近体温调节中枢，术后易导致体温调节失衡。高热患者应注意水、维生素的补充，维持水、电解质代谢平衡和酸碱平衡。若患者术后 3 ～ 5 天出现体温升高，应注意切口、肺部及泌尿系统有无感染，以区别中枢性高热和感染性高热，利于对症处理。

4）疼痛管理：术后疼痛是常见的反应，应鉴别是术口疼痛还是颅内压增高导致的头痛。根据患者的疼痛程度和个体情况，合理使用镇痛药物，如止痛剂或镇痛泵，以确保患者舒适。

5）气管切开护理：若患者尤其是延髓肿瘤患者，术后存在呼吸困难、咳嗽反射降低或消失的症状，应及早行气管切开术，可降低肺部感染的发生率。遵医嘱予雾化吸入，按需吸痰，以防结痂的痰液堵塞套管。保持气管切开处敷料清洁、干燥。若有污染及潮湿，随时进行伤口换药。放置人工鼻（湿化球）增加呼吸道的湿润度，并定期更换。保持呼吸道通畅，抬高床头30°～ 45°，每 2 小时改变体位、叩背 1 次，有条件的医院予以机械辅助排痰。

6）并发症的观察与护理：

（1）呼吸障碍：脑干是重要的呼吸中枢，肿瘤浸润及手术的牵拉损伤可造成呼吸功能障碍，患者表现为呼吸慢而浅，从而导致缺氧。在护理过程中，须严密监护呼吸及血氧分压的变化。当患者呼吸出现异常或血氧分压降低时，应嘱咐患者进行深呼吸，或给予间断的人工辅助呼吸。尤其是术后早期，由于夜间迷走神经兴奋，可导致睡眠呼吸障碍，应立即给予纠正。严重呼吸障碍的患者，若呼吸不规律、潮气量不足，则应用呼吸机进行机械辅助呼吸。在呼吸机辅助呼吸期间要加强呼吸机的管理。

（2）吞咽功能障碍：对吞咽功能障碍患者实行集束化管理。患者术后麻醉清醒，生命体征平稳，胃肠功能恢复且无呕吐时，应立即对患者进行吞咽功能评估。根据患者吞咽功能评估结果，制订个性化的摄食计划。指导洼田饮水试验 3 级及以上者进行吞咽功能康复操训练：

第一节：吞咽肌群按摩（按摩患侧面部，按摩患侧颈部，用手指敲击唇周，用牙刷刺激面部）。第二节：吞咽肌群运动（吹口哨，鼓腮，吹吸管，放松下颌发音）。第三节：舌肌运动（舌部水平运动、舌部侧方运动、舌部前伸运动、舌部后缩运动）。第四节：头部运动（左旋转运动、右旋转运动、低头运动、后仰运动）。

同时指导患者在进食过程中身体稍向前倾，取坐位进食，减少误吸的发生。保持口腔清洁，每天 2 次口腔护理，防止口腔感染。

（3）肢体功能障碍：肿瘤造成交叉性麻痹，即病变侧的脑神经损害，对侧长束功能障碍，患者一般卧床时间长，易出现肌力减退、肌肉萎缩以及深静脉血栓。术后尽早进行肢体功能锻炼，卧位时肢体保持功能位。对于能够离床活动，进行康复锻炼的患者，叮嘱其穿橡胶底的布鞋，增加摩擦力，防止滑倒受伤。检查病房走廊、卫生间内扶手的牢固性，保持地面的整洁、干燥，清洁地面时嘱患者待地面干燥后方可下地活动。外出检查须有专人陪同。

（4）面神经麻痹：表现为眼睑闭合不全、口角歪斜等症状。应评估面神经麻痹的程度，可使用红外线照射、脸部按摩及中医穴位按摩等方式帮助面神经功能恢复。患侧眼睑闭合不全，无眨眼反射，易引起眼睛干涩、角膜炎等，应指导并协助患者交替使用眼药水、眼药膏，并用纱布覆盖，防止异物损伤角膜。

（5）语言交流障碍：与患者交谈时尽量减少室内噪声，利用书写、接触或手势帮助，耐心地与患者进行交流。

（6）胃肠道出血：患者呕吐或胃管内抽出咖啡色或红色胃内容物时，立即遵医嘱予禁食、胃肠减压，遵医嘱予止血药物治疗。

四、健康教育

（一）随访

脑干肿瘤随访时间主要取决于 WHO 肿瘤分级。对于 WHO Ⅰ 级肿瘤，建议术后第 1 年每 3 个月复查 1 次，术后第 2 年每 6 个月复查 1 次，此后每年复查 1 次。在随访期间，如果有任何病情变化，应随时复查或由主诊医生决定下次复查的时间。对于 WHO Ⅱ 至 Ⅳ 级肿瘤，建议术后 1 个月行首次门诊复查。如果需要进行放疗，应在放疗结束后 1 个月再次复查。

（二）康复治疗

脑干肿瘤术后康复需要综合考虑多个方面，包括休息、饮食、药物治疗、物理治疗、

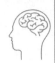

适当运动和心理调节等。在康复过程中，患者应积极配合医生和护士的指导，逐步恢复身体功能，提高生活质量。同时，要关注自身的心理状况，及时寻求帮助和支持。

五、知识链接

最新护理干预

浙江大学医学院附属儿童医院护理学者总结 1 例脑干肿瘤术后并发神经源性肺水肿患儿的护理体会，提出的护理要点包括早期识别，高效救护；强化气道管理，改善机体氧供；限制性液体管理；目标性镇静、镇痛管理；心理护理。经过积极的救治与护理，患儿术后第 33 天康复出院。商丘市第一人民医院护理学者将环节式护理模式应用到脑干肿瘤切除术后患者护理中，取得满意的效果。

（鲍文　欧丽珊　颜红波）

【参考文献】

[1] 宋晓东，张秀云，王庆珍. 脑干肿瘤切除术后患者并发症的观察及护理［J］. 护士进修杂志，2012，27（19）：1818 - 1820.

[2] 王忠诚. 神经外科学［M］. 武汉：湖北科学技术出版社，1998.

[3] 徐波，陆宇晗. 肿瘤专科护理［M］. 北京：人民卫生出版社，2018.

[4] 杨承勇，周飞鹏，熊云彪，等. 脑干肿瘤的显微外科治疗及围手术期护理［J］. 护士进修杂志，2012，27（15）：1381 - 1382.

[5] 张慧影，张凡，张小盼，等. 环节护理模式在脑干肿瘤切除术后患者护理中的应用［J］. 肿瘤基础与临床，2023，36（1）：64 - 67.

[6] 郑虹，盛美君，朱丽娜，等. 脑干肿瘤术后并发神经源性肺水肿患儿的护理［J］. 中华急危重症护理杂志，2022，3（2）：180 - 183.

第十节　桥小脑角区肿瘤

一、概述

桥小脑角区位于后颅窝的前外侧，是一个锥形立体三角。它由前内侧的脑桥外缘、前外侧的岩骨内缘及后下方的小脑半球前外侧缘构成一个锥形窄小的空间，集中了听神经、面神经、三叉神经及岩静脉、小脑前上动脉等。若肿瘤压迫此区便会逐渐损害相关组织，产生桥小脑角区综合征。

在桥小脑角区肿瘤中，听神经瘤（图 2 - 13）发病率最高，占桥小脑角区肿瘤的

80%～90%。听神经瘤是指起源于听神经鞘的肿瘤，为良性肿瘤，确切的称谓应为听神经鞘瘤，是常见颅内肿瘤之一，占颅内肿瘤的7%～12%，占桥小脑角区肿瘤的80%～95%。听神经瘤发病率无明显的性别差异，多发生于成年人，发病年龄高峰在30～50岁，20岁以下者少见，而儿童单发性听神经瘤则罕见，迄今为止，均为个案报道。听神经瘤多发生于单侧，左右两侧的发生率相仿，偶见于双侧。

目前，对桥小脑角区肿瘤患者主要采用手术治疗，这是现今疗效最为明确的治疗方案，能够最有效地缓解症状，尤其适用于脑干受压或出现脑积水相关症状者。

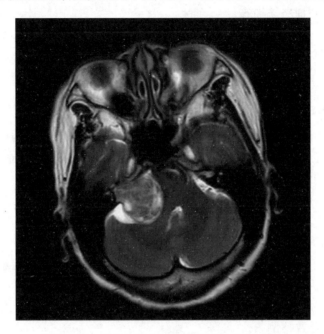

图2-13　右桥小脑角听神经瘤MRI T$_2$加权像

二、护理评估

（一）术前评估

（1）评估患者有无耳鸣、一侧听力进行性下降甚至失聪。

（2）评估患者有无一侧面部麻木和患侧角膜反射减退或消失。

（3）评估患者有无小脑症状，如眼球水平震颤、肢体肌张力减退、共济障碍等。

（4）评估患者有无后组脑神经麻痹症状，如进食呛咳、咽反射消失、声音嘶哑等。

（5）评估患者有无锥体束征，如患侧肢体无力、反射亢进和病理征。

（6）评估患者有无头痛、恶心、呕吐等颅内高压症状。

（7）评估患者有无面瘫症状。

（8）安全评估：评估患者有无跌倒/坠床等的风险。

（9）辅助检查：了解患者各项检查报告的结果。

（二）术后评估

（1）评估手术方式、麻醉方式及术中情况。

（2）评估患者有无头痛、恶心、呕吐及颅内高压症状。

（3）评估患者面神经功能情况。

（4）评估患者听力情况。

（5）评估患者有无并发症发生的迹象，如角膜炎、角膜溃疡、肺部感染、脑脊液漏、颅内压增高、后组脑神经受损等。

三、护理要点

（一）术前护理

1）心理护理：因桥小脑角部手术难度大、危险性大，患者在患病期间可能会感到恐惧和焦虑。因此，护理人员需要在术前与患者及其家属进行有效的沟通，解释手术的必要性、手术过程以及可能的风险，帮助患者建立信心，减轻心理压力。

2）体位指导：颅内压增高者取头高脚低位，床头抬高 15°～30°。

3）病情观察。

（1）观察患者有无生命体征及意识状态的改变。

（2）观察患者有无颅内压增高症状、神经功能障碍及内分泌功能紊乱等，及时处理患者咳嗽、便秘症状，以防患者剧烈咳嗽、用力排便，诱发颅内压增高。

（3）头痛、头晕：嘱患者尽量卧床休息，避免大幅度摆动头部，离床活动时动作缓慢，避免由于眩晕导致摔倒。

（4）平衡障碍：指导患者不单独外出，指导家属不让患者独处，须 24 小时专人陪护；病房设置简洁，并保持地面干燥，以防患者跌倒或碰伤。

（5）耳鸣，听力下降：保持病房环境安静，尽量减少或避免环境噪声。关心、安慰患者，主动与其进行交流，与患者交谈时应有耐心，尽量靠近患者，并站在健侧，必要时重复谈话内容。对于耳鸣患者，还应关注患者的睡眠质量等。

（6）颅内压增高症状：注意严密观察患者病情动态变化，每小时监测意识、瞳孔、生命体征，若有恶化趋势立即报告医生及早处理，防止脑疝的发生。控制液体摄入量，保持出入量平衡；预防感冒、呼吸道感染，尽量避免剧烈咳嗽；保持大便通畅，避免用力排便加重颅内压增高，必要时可给予轻泻药或开塞露，但禁忌高压灌肠，以免诱发颅内压增高。对于巨大听神经鞘瘤引起的颅内压增高者，应在术前 2～3 天预先做脑室持续引流。

4）安全护理。

（1）步态不稳、共济失调患者：嘱患者起床活动时要慢，不要独自外出，若要外出须由家属陪同。保持地面干燥，避免摔倒。

（2）头痛患者：注意观察患者头痛部位与性质，观察患者意识、生命体征，遵医嘱给予脱水药，观察头痛缓解情况，避免脑疝发生。预防感冒，避免剧烈咳嗽，防止便秘。

（3）面部麻木或感觉异常：避免进食过冷或过烫食物，防止烫伤。

5）皮肤准备。

（1）开颅手术者：术前剃头，保持头部清洁；术前连续 3 天使用氯己定清洗头部皮肤；术日晨继续清洁头部皮肤，继续剃头，检查头部皮肤有无损伤。

（2）经迷路手术者：做好耳郭、外耳道皮肤的清洁护理。

6）术前准备。

（1）下列情况暂不宜手术：术前半月内服用阿司匹林类药物，女性患者月经期间（易导致术中出血不止，术后伤口或颅内继发性出血），感冒发热、咳嗽（机体抵抗力降低，呼吸道分泌物增加，易导致术后肺部感染）。

（2）术晨准备：指导患者取下活动义齿和贵重物品交家属保管，排空大小便，有脑室引流管者进手术室前要夹闭引流管，以免因体位的改变造成引流过量、逆行感染或颅内出血。

（3）巨大肿瘤已引起颅内压增高者，术前 2 ~ 3 天预先做脑室持续引流。

（二）术后护理

1）体位护理：术后取仰卧位，头偏向健侧，或取侧卧位和侧俯卧位，以利于呼吸道分泌物排出，防止误吸呕吐物。肿瘤较大，切除后残腔大的患者，术后 24 ~ 48 小时禁止取患侧卧位，防止脑组织移位引起脑疝。麻醉清醒、生命体征平稳者，可抬高床头 15°~30°。

2）饮食指导：待患者完全清醒后，检查无后组颅神经损伤后再分次少量缓慢进食流质食物，再根据病情逐渐过渡到普食，给予高热量、高蛋白饮食，以保证足够的营养摄入，同时避免对胃肠道造成负担。洼田饮水试验 3 级及以上且吞糊试验不通过者于术后第 48 小时行鼻饲饮食，并注意观察胃液颜色，以便及时发现并处理应激性溃疡。

3）病情观察：

（1）密切观察病情变化，定时监测患者的意识、瞳孔、血压、脉搏、呼吸、GCS 并记录，必要时监测中心静脉压和颅内压。若患者出现意识由清醒转入昏迷、双侧瞳孔大小不等、对侧肢体瘫痪、血压升高、脉搏和呼吸减慢等，提示有发生颅内血肿或水肿的危险，应立即通知医生，并做好抢救准备。

（2）肿瘤切除手术后，由于肿瘤切除时的牵拉以及术后的水肿、缺血等对呼吸中枢的影响，会导致呼吸功能紊乱，主要表现为呼吸频率和节律变化，或突然出现呼吸停止，故应密切观察，及时处理。

（3）监测体温的变化，及时纠正发热或低温。高热患者应注意水、维生素的补充，维持水、电解质代谢平衡和酸碱平衡。如术后 3 ~ 5 天出现体温升高，应注意切口、肺部及泌尿系统有无感染，以区别中枢性高热和感染性高热，利于对症处理。

4）疼痛护理：要谨慎对待疼痛严重、呈持续性、强度突然改变的患者，应及时报告医生并遵医嘱进行相应处理，防止发生器质性改变；对于一般的术后疼痛患者，可分散患者注意力，如听收音机、聊天、看电视等，以降低机体对疼痛的感受性。要耐心倾听患者的主诉，做好解释工作，对患者出现的身体上的不适表示理解并加以安慰，保持病房环境安静，告知患者不要突然改变体位、大幅度转头，防止便秘等。

5）面瘫护理：术后注意观察患者能否完成皱眉、上抬前额、闭眼、露齿、鼓腮等动作，并注意观察双侧颜面部是否对称。对于患者因口角歪斜、进食不便、流涎而表现的不良心理特征，做好耐心解释及安慰工作，尽量缓解其紧张的心理状态。待患者病情稳定后给予面瘫功能锻炼。

（1）面部按摩：轻柔地按摩面部肌肉，可以促进血液循环和松弛肌肉，有助于改善面瘫症状，每天 3～4 次，每次 5～10 分钟。按摩的方向：可以顺着肌肉的纹理来回轻轻推动，或者以画圆的方式进行。

（2）表情训练：主动练习各种面部表情，如微笑、皱眉、闭眼等，可以帮助恢复面部肌肉的功能。每天 4～5 组，每组 10～20 次，患者可以在镜子前进行表情训练，观察自己的面部表情变化，逐渐提高肌肉的灵活性和协调性，同时增强恢复的信心。

6）平衡功能障碍护理：嘱患者不要单独外出，以防止摔伤，告知家属 24 小时陪护；加强巡视，主动关心、照顾患者，可给予必要的解释和安慰，加强心理护理；同时，保持房间地面清洁干燥，清除障碍物，以避免摔伤。指导患者进行平衡功能训练时，应循序渐进，从坐位训练到站立平衡、行走训练，并给予支持和鼓励，增进患者康复的信心。

7）引流管护理：注意观察伤口渗血、渗液情况，保持引流管通畅，防止扭曲、受压、脱落、折叠等现象发生，正确记录 24 小时伤口引流液的量、颜色、性状。如敷料出现渗血、渗液，或引流量突然增多，应及时报告医生，做好急救处理。

8）并发症的观察与护理：

（1）角膜炎、角膜溃疡：眼睑闭合不全、角膜反射减弱或消失、眼球干燥等是面神经、三叉神经损伤所致，若护理不当可导致角膜溃疡，甚至失明。故术后应检测患者面部的痛、温、触觉是否减退或消失；刺激角膜，观察角膜反射有无减弱或消失。眼睑闭合不全者用凡士林纱布保护患侧眼球，或者用蝶形胶布将上下眼睑黏合在一起，必要时行上下眼睑缝合术。白天遵医嘱使用眼药水湿润眼球，以保护角膜，避免眼睛干涩。指导患者减少用眼和户外活动，外出时戴墨镜，要坚持使用眼药水滴眼以及睡前涂眼膏。

（2）肺部感染：肺部感染多由咳嗽反射减弱或消失，使呼吸道分泌物不能有效排出，以及进食呛咳、误吸、卧床等导致。防治措施：鼓励咳嗽排痰，协助患者定时翻身、叩背，不能有效清理呼吸道分泌物者，应定时吸痰，必要时可行气管切开，以保持呼吸道通畅。痰液黏稠者可行雾化吸入。不要用吸管进食、饮水，以免误入气管引起呛咳。加强口腔护理，保持口腔清洁。

（3）误吸：误吸是肿瘤压迫或手术损伤吞咽、迷走神经所致，应避免误吸、窒息，须密切观察患者的吞咽、呕吐、咳嗽反射有无减弱或消失，进食时有无呛咳。进食时宜取坐位或半坐位，根据患者的吞咽功能选择合适的食物，进食时吞咽与空吞咽交互进行，以防误吸、窒息。鼻饲患者在鼻饲过程中注意食物温度，进食速度不宜过快，患者出现呛咳时停止鼻饲，防误入气管。

（4）脑干损伤和水肿：脑干缺血性梗死和水肿是因肿瘤与脑干关系密切，手术直接牵拉，损伤脑干，或由损伤、结扎与脑干有供血关系的动脉引起。应动态监测生命体征，尤其是呼吸频率、节律和血氧饱和度情况，以及时判断脑干功能。翻身时应做到用力均匀、动作协调，呈轴式翻身，防止脑干移位。对于呼吸缓慢、不规则者应遵医嘱使用呼吸兴奋剂并密切监测呼吸变化，床旁准备好气管插管或气管切开用物，调试呼吸机于备用状态。及时处理中枢性高热，可采用物理降温，如冰敷、冰毯降温等。

（5）脑脊液漏：术后应保持术口清洁、干燥，头部敷料如有渗液，应及时报告医生予以更换，以防止感染。嘱患者卧床休息，床头抬高 15°～30°，耳漏患者头偏向患侧，目的是借重力使脑组织贴近硬脑膜漏孔处，促使漏口粘连封闭。及时清除外耳道或鼻前庭内污垢，保持局部清洁干燥，防止脑脊液逆流导致颅内感染。按医嘱合理使用抗生素预防颅内感染。严禁做耳鼻道填塞、冲洗、滴药，禁止用力擤鼻涕、打喷嚏、剧烈咳嗽和用力排便。脑脊液鼻漏者严禁经鼻插胃管。

四、健康教育

（一）随访

建议术后一年内每 3 个月进行 1 次随访，一年后可每半年随访 1 次，以监测肿瘤是否有复发或转移的迹象。随访时间应根据患者的具体情况和医生的建议确定。建议患者定期与医生沟通，按照医生的建议进行随访和治疗，以确保病情的稳定和康复。

（二）康复治疗

桥小脑角区肿瘤的康复治疗主要包括药物治疗、放射治疗、手术治疗和化疗等方法。在康复治疗期间，患者还需要注意保持良好的生活习惯和饮食健康，多吃清淡、易消化的食物和蛋白质含量高的食物，为身体提供必要的营养支持。康复治疗方案的选择应根据患者的具体情况和医生的建议进行。康复治疗是一个综合的过程，需要患者和医生共同努力，制订个性化的治疗方案，以达到最佳的治疗效果。

五、知识链接

（一）最新护理干预

南昌大学第二附属医院护理学者探讨了不同吞咽训练方式对桥小脑角区肿瘤术后吞咽障碍患者的护理效果，研究结果显示，任务导向训练联合常规吞咽训练能够明显改善桥小脑角区肿瘤术后吞咽障碍患者的吞咽功能，且能降低并发症的发生率。河南省人民医院护理学者通过总结、评价关于听神经瘤患者围手术期营养管理的最佳证据，为临床护理人员提供了循证依据。山东省济宁市第一人民医院护理学者在三叉神经鞘瘤患者开颅手术中实施围术期护理，减轻了患者的心理负担，提高了手术效果。

（二）延续性护理

吉林大学第一医院护理学者将基于微信平台的延续性护理模式运用于听神经瘤术后面

神经麻痹患者，提高了其功能锻炼的依从性及面神经功能，降低了眼部感染的发生，提高了术后患者的生命质量。

（鲍文　欧丽珊　颜红波）

【参考文献】

[1] 陈俊燚，刘羽阳，贾牧原，等. Li-Fraumeni 综合征伴单侧桥小脑角区病变 1 例 [J]. 解放军医学院学报，2023，44（10）：1183 - 1186.

[2] 方洁，沈丽，赵丽，等. 桥小脑角区肿瘤围手术期的护理 [J]. 大家健康（学术版），2015，9（17）：151.

[3] 金月香，金玉红，秦晓伟，等. 微信平台在听神经瘤术后面神经麻痹患者延续护理中的应用 [J]. 中国实用护理杂志，2016，32（9）：679 - 682.

[4] 马捷，冯英璞，许健，等. 听神经瘤患者围手术期营养管理的最佳证据总结 [J]. 中国实用护理杂志，2024，40（3）：189 - 196.

[5] 潘来胜，吴虓，唐斌，等. 内镜经鼻切除三叉神经鞘瘤的手术入路和临床疗效 [J]. 中华显微外科杂志，2023，46（5）：563 - 569.

[6] 吴颖，李彩霞，时园园，等. 基于磁共振多序列纹理分析技术鉴别小脑脑桥角脑膜瘤与前庭神经鞘瘤 [J]. 中国医学计算机成像杂志，2023，29（5）：467 - 473.

[7] 张娟，张超，周玉妹. 不同吞咽训练方式对桥小脑角区肿瘤术后吞咽障碍患者护理效果的影响 [J]. 护理研究，2020，34（4）：580 - 584.

[8] 张娜，吴沛霞，李文妍，等. 听神经瘤术后早期前庭症状特征及影响因素分析 [J]. 中国眼耳鼻喉科杂志，2024，24（2）：96 - 100.

第十一节　枕骨大孔区肿瘤

一、概述

颅底后区有一孔称为枕骨大孔，脊髓上端在此孔与延髓相连。枕骨大孔区肿瘤是指发生在枕骨大孔四周的肿瘤，其中一半发生于枕骨大孔前缘，常造成对延髓的压迫。肿瘤可向下延伸到第二颈椎。

枕骨大孔区肿瘤约占颅内肿瘤的 1% 和椎管内肿瘤的 5%，髓内肿瘤以胶质瘤居多，髓外肿瘤以良性肿瘤为主，以脑膜瘤和神经鞘瘤偏多。国外文献报道脑膜瘤占该部位良性肿瘤的 60.1%。

枕骨大孔区肿瘤一般有三种治疗方法，包括手术、放疗、中医药治疗。枕骨大孔区肿瘤常采取手术切除，但枕骨大孔区生理结构复杂，且对身体功能影响较大，因此枕骨大孔区肿瘤手术风险较大。目前比较有效的治疗方法为射波刀治疗，中医药的治疗效果并不明显，手术治疗经常会出现复发情况。

二、护理评估

（一）术前评估

（1）评估患者有无一侧颈部疼痛、肢体麻木等症状。

（2）评估患者肿瘤压迫延髓及高颈髓时有无双上肢乏力、肢体肌肉萎缩、腱反射减弱等症状。

（3）评估患者肿瘤压迫小脑时有无步态不稳、平衡功能障碍等症状。

（4）评估患者有无头痛、恶心、呕吐等颅内压增高及梗阻性脑积水症状。

（二）术后评估

（1）评估手术方式、麻醉方式及术中发生情况。

（2）评估患者神志、瞳孔、头部引流管、伤口敷料的情况。

（3）评估患者有无颅内压增高症状。

（4）评估患者有无潜在并发症的发生，如中枢性高热、呼吸障碍、肺部感染等。

三、护理要点

（一）术前护理

1）密切观察患者意识、瞳孔、生命体征、肢体肌力情况，四肢有无痉挛性瘫痪，枕颈区有无放射性疼痛，有无膈神经受损引起的呼吸困难和窒息感。

2）观察有无枕骨大孔区症状或颅内压增高、后组颅神经损害或小脑性共济失调等症状，及时发现病情变化，防止脑疝的发生。

3）饮食指导：指导患者进食营养丰富、易消化的高蛋白质食物，必要时指导患者进食蛋白粉。对于存在营养不良、脱水、贫血、低蛋白血症等情况的患者，遵医嘱适当予输液、输血。对于不能进食或因后组脑神经麻痹有呛咳者，应遵医嘱予以鼻饲饮食。积极纠正水、电解质代谢紊乱，改善患者全身营养状况。

4）呼吸道准备：指导患者戒烟酒，避免感冒。指导患者进行腹式呼吸、有效咳嗽训练，鼓励患者通过吹气球的方式提高肺活量。

5）安全的护理：患者多因出现临床症状而入院行手术治疗，有的表现为头痛、头晕、呕吐，有的表现为步态不稳或一侧肢体麻木、无力，有的表现为吞咽困难、呼吸困难，有的存在跌倒、误吸等风险，应指导家属 24 小时陪护，同时强调患者如厕、离床活动时注意防止摔倒；吞咽困难者经评估后，予留置胃管行鼻饲饮食；呼吸困难者及早行气管切开；密切观察因肿瘤所致的颅内高压症状及其他不适，及时处置，防止脑疝的发生。

6）术前准备。

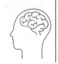

（1）指导患者采取正确的平卧位、侧卧位，使患者术后更容易适应卧位，训练患者在床上进食、漱口、大小便等。

（2）指导患者进行轴式翻身，即头、颈、肩以及躯干在同一轴线上翻转。

（3）向患者介绍颈托的佩戴方法和注意事项。

（二）术后护理

1）体位指导：枕骨大孔区肿瘤手术后体位一般为头部抬高 15°～ 30°，以减轻脑水肿，使患者保持正常的颅内压。在患者的颈部两侧放置水囊，既可限制头颈部的活动，以保持脊髓的稳定性，又可防止皮肤受压过久引起压力性损伤。卧床期间定时协助患者进行轴式翻身，尽量避免旋转、震动。同时鼓励患者在床上做深呼吸运动和早期肢体活动。病情稳定者术后第 2 天可逐渐抬高床头适应至半坐卧位，尽早离床活动。离床坐位活动时，指导患者正确佩戴颈托，以限制颈部活动，指导患者避免颈部屈伸和旋转活动。颈托须佩戴 3 个月。

2）病情观察：由于枕骨大孔区肿瘤位于延髓和颈髓交界区，因此肿瘤的切除有可能影响生命体征。术后应严密监测患者病情变化，遵医嘱予心电监护48 ～ 72 小时，并准确记录患者生命体征，当患者出现剧烈头痛、呕吐，面色、呼吸频率及节律、血氧饱和度、意识或者生命体征的改变，应立即通知医生，及时给予处理。观察患者四肢深浅感觉及肌力的情况，并且与术前进行比较，观察术后肌力有无下降等，以及患者术后恢复情况。

3）饮食与营养：术后按医嘱进食，进食前行吞咽功能评估，饮食由流食过渡为易消化、高热量、高维生素、高蛋白饮食。指导患者加强营养，给予高热量、高蛋白、高维生素、高纤维素的饮食，以补充手术的消耗，促进术后伤口的愈合。同时保持大便通畅，当发现患者 3 天未排便，遵医嘱给予口服乳果糖，必要时予开塞露纳肛或灌肠，防止患者因用力排便而增加颅内压。

4）用药护理：使用甘露醇脱水治疗时，应注意药物的输注速度，确保在短时间内快速输入，以达到脱水的作用，并观察有无急性肾损害的发生。使用泼尼松等激素治疗时，应密切观察药物的副反应，遵医嘱应用护胃药，以预防应激性溃疡的发生。

5）高热护理：首先要判断是中枢性高热还是感染性高热。由于丘脑下部受损致丘脑功能紊乱，枕骨大孔区术后多发生中枢性高热，术后高热呈稽留热。因此，应严密监测体温变化，采用综合措施，及时、安全、有效地降温。对中枢性高热患者给予亚低温冬眠治疗结合冰块或降温毯，常取得满意的效果。对于感染性高热，除遵医嘱应用抗生素外，可给予肌内注射降温药物，视情况给予 30%～ 50% 乙醇浴。

6）呼吸道护理：由于枕骨大孔区肿瘤位置靠近延髓呼吸中枢，呼吸道管理尤其重要。术后待患者完全清醒，通过吸痰证实咳嗽反射存在且较强时，方可拔除气管插管，同时监测呼吸频率、节律及血氧饱和度，定时查血气分析。部分患者可能会出现呼吸抑制或排痰困难，引起缺氧而危及生命。一旦呼吸困难，血氧饱和度、氧分压下降等情况发生，应立即配合医生行气管切开术，同时加强翻身、叩背，给予雾化吸入与吸痰等处理。

7）伤口护理：观察患者头颈部伤口敷料的情况，当出现伤口渗血、渗液时，要及时通知医生换药处理。

8）引流管护理：留置伤口引流管者，应妥当固定引流管，保持引流管的通畅，防止折叠、扭曲等原因造成引流不畅；同时须观察引流液的颜色、性质、量。

9）术后并发症的观察和护理：

（1）脑干损伤：观察患者有无意识障碍、肢体感觉运动障碍，有无肌力、肌张力改变等；严密观察患者的呼吸及心率的变化。

（2）面神经损伤：面神经出颅处位于乳突基部前缘与基突之间，在分离和切除乳突时，手术操作若超过二腹肌后腹的附着点前缘，可损伤面神经，表现为患侧额纹消失、眼裂增宽、同侧面肌麻痹、鼻唇沟变浅及同侧舌前 2/3 味觉丧失等。

（3）后组颅神经损伤：主要是由于术中分离、牵拉等原因，患者术后出现后组颅神经麻痹症状。术后 1 天进行饮水试验，检查患者有无呛咳、吞咽困难、咳嗽反射消失、声音嘶哑等症状。对于有后组颅神经损伤、洼田饮水试验 3 级及以上且吞糊试验不通过者，留置胃管，遵医嘱予鼻饲高蛋白饮食，保证热量的供给。

（4）脑脊液漏及皮下积液：术中硬脊膜缝合不严、术后剧烈咳嗽、用力排便、翻身不当、患者机体抗力低、颅内压增高、切口愈合不良等，都有可能导致脑脊液漏。因此，应注意观察患者渗液情况，询问患者是否有头晕、头痛、呕吐等。一旦出现脑脊液漏，应立即通知医生处理，以免造成颅内感染。

（5）脑水肿及颅内血肿：脑水肿一般在术后 48 小时达高峰，持续 5～7 天逐渐消退；颅内血肿的主要原因是术中止血不彻底，另外颅内压降低过快也可能引起颅内出血。

（6）颅颈交界处不稳定：磨除后 1/3 枕骨髁后，对颅颈稳定性影响不大，无须植骨。但若磨除的枕骨髁超过 2/3，则可根据情况给予颅骨牵引、颈托固定、植骨融合等处理。术后戴颈托保护，行轴式翻身。若术后出现颅颈交界处不稳定，可导致四肢瘫、脊髓后索功能不全，此时可行寰枕关节融合术。

四、健康教育

（一）随访

在术后初期，每个月或每 3 个月进行 1 次随访。随着时间的推移，若患者恢复情况良好，随访时间可逐渐延长至每半年或每年进行 1 次。具体的随访时间间隔应根据患者的具体情况和医生的建议来确定。

（二）康复治疗

枕骨大孔区肿瘤术后康复治疗是一个综合性的过程，需要医生、康复治疗师、护士、营养师和心理医生等多方面的协作配合。通过疼痛管理、神经功能康复、物理治疗、药物治疗、心理支持、营养支持、并发症预防和定期随访复查等多方面的治疗和护理，有助于促进患者快速、全面地康复，提高生活质量。

（罗爱玲　欧丽珊　颜红波）

【参考文献】

[1] 刘琰, 张莉, 孙冬雪. 经远外侧入路切除枕骨大孔区前外侧肿瘤的护理 [J]. 护理学杂志, 2007, 22 (12): 18 – 19.

[2] 陆天宇, 俞天赋, 虞晨, 等. 枕骨大孔区脑膜瘤的显微手术治疗体会 (附 15 例临床分析) [J]. 立体定向和功能性神经外科杂志, 2023, 36 (6): 354 – 358.

[3] 钱升, 张楠, 李冬雪, 等. 枕下远外侧入路手术治疗枕骨大孔腹侧及颈静脉孔区肿瘤的临床分析 [J]. 中华神经外科杂志, 2022, 38 (5): 476 – 481.

[4] 杨惠清, 赵欣, 张梦莹, 等. 枕骨大孔区脑膜瘤的围手术期护理 [J]. 局解手术学杂志, 2014, 23 (1): 108 – 109.

[5] 邹宇辉, 战俣飞, 姚书敬, 等. 枕骨大孔区脑膜瘤的显微手术治疗 [J]. 中国临床神经外科杂志, 2022, 27 (12): 964 – 966.

第三章　脑血管疾病护理精要

第一节　颅内动脉瘤

一、概述

颅内动脉瘤（图3-1、图3-2）是指脑动脉内腔的局限性异常扩大造成动脉壁的一种瘤状突出。颅内动脉瘤多在脑动脉管壁局部的先天性缺陷和腔内压力增高的基础上引起囊性膨出，是造成蛛网膜下腔出血的首位病因。

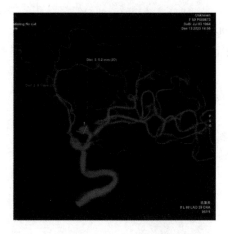

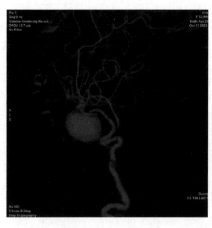

图3-1　右颈内动脉分叉部动脉瘤数字
减影血管造影三维重建

图3-2　左大脑中动脉巨大动脉瘤数字
减影血管造影三维重建

颅内动脉瘤的发生率为0.4%～6%，男女比例为1:1.3。其中10%～30%的颅内动脉瘤为多发性动脉瘤，女性患多发性颅内动脉瘤的概率为男性的5倍。80%～90%的非外伤性蛛网膜下腔出血由颅内动脉瘤引起。此外，5%～15%的脑卒中与颅内动脉瘤破裂出血有关。

除了关注颅内动脉瘤的形态、具体位置及大小，还应该考虑瘤体的生长方向以及是否合并相关功能障碍，故治疗策略上不仅要预防动脉瘤破裂出血危及生命，还要解决动脉瘤所产生的压迫症状。随着医疗技术的进步，越来越多的治疗策略用于治疗颅内动脉瘤，主要包括：①开颅手术：开颅动脉瘤直接夹闭（切除）手术、包裹和加固动脉瘤手术、动脉瘤孤立术、近端结扎＋旁路血管重建术等。②血管内介入手术：血管内弹簧圈栓塞术、

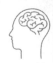

血流导向装置置入术、覆膜支架置入术等。

二、护理评估

(一) 术前评估

(1) 评估患者情绪是否暴躁，有无便秘，睡眠是否良好。

(2) 评估患者神志、瞳孔、生命体征、肢体活动情况。

(3) 评估患者动脉瘤破裂出血（再出血）的危险因素，如血压突然升高、紧张、激动、重体力劳动等。

(4) 评估患者头痛程度、性质，恶心、呕吐的程度。

(5) 评估患者有无癫痫发作，发作的频率及程度。

(6) 评估患者有无眼睑下垂、复视、眼球偏斜、偏瘫、失语症状。

(7) 评估患者有无精神症状。

(二) 术后评估

(1) 评估手术方式、麻醉方式及术中发生情况。

(2) 评估患者意识、瞳孔、生命体征、肢体活动、头部引流管、伤口敷料、进食、用药、心理状态、电解质变化等的情况。

(3) 评估患者头痛程度及性质，恶心及呕吐的程度。

(4) 评估患者癫痫发作的频率及程度。

(5) 评估患者有无眼睑下垂、复视、眼球偏斜症状。

(6) 评估患者的心理状态，相关术后知识掌握情况。

三、护理要点

(一) 术前护理

1) 心理护理：对神志清醒者讲解疾病的相关知识、手术的必要性及配合事项，消除患者的恐惧心理；对有意识障碍的患者做好家属的宣教及指导。

2) 病情观察：密切观察患者生命体征及意识、瞳孔变化，尤其是加强血压的监测，及早发现出血情况。避免一切外来的刺激，防止因躁动不安而使血压升高，增加动脉瘤破裂出血的可能。观察患者有无头痛加剧、恶心、呕吐，有无眼睑下垂、复视、眼球偏斜、偏瘫、失语和精神症状。若患者骤发劈裂般头痛，并向颈、肩、腰背和下肢延伸，提示可能发生动脉瘤破裂。

3) 饮食指导：给予高蛋白、高热量、易消化、低渣饮食，忌食辛辣、刺激性食物，戒烟酒，勿食用易导致便秘的食物，保持大便通畅。保持室内通风适宜，防止患者因着凉而用力打喷嚏或咳嗽，增加腹压及反射性地增加颅内压而引起颅内动脉瘤破裂。

4）安全的护理：进行生活自理能力评估，以及压力性损伤、跌倒/坠床危险因素评估，根据评估结果决定是否留陪住人员。

5）癫痫患者的护理：预防性使用抗癫痫药物，床旁配置吸氧装置，避免各种诱发癫痫的刺激，做好癫痫发作的应急处理。对于癫痫大发作的患者，细心观察，及时发现先兆症状并通知医生处理，督促患者服药并告知注意事项。

6）预防再出血：动脉瘤破裂出血高峰期在蛛网膜下腔出血后24小时内，尤其是前6小时，要指导患者绝对卧床休息，保持大便通畅，勿用力排便，遵医嘱使用镇痛、镇静药物，降低颅内压，预防再出血。

7）皮肤准备：

（1）开颅手术患者术前剃头，必要时留取皮屑标本化验头皮是否存在真菌。术前连续3天使用氯已定清洗头部皮肤，保持头部清洁。术日晨继续清洁头部皮肤及剃头，检查头部皮肤有无损伤，将异常者报告医生。

（2）经股动脉介入治疗的备皮范围：双侧腹股沟、会阴部、大腿上1/3。

8）颅内动脉瘤破裂急性期的护理：

（1）一般护理：绝对卧床休息，抬高床头15°～30°，减轻脑水肿，促进脑部血液回流。同时保持病房安静，光线柔和。避免各种不良刺激。

（2）加强监护：患者出现神志改变、生命体征改变、偏瘫症状、偏盲症状、血常规结果异常等应警惕为迟发性缺血性障碍的先兆症状，及时报告医生。予心电监测，关注患者神志、瞳孔、肌力、生命体征、中心静脉压、血糖及血清电解质的变化。

（3）症状护理。

A. 预防脑血管痉挛的护理：患者出现一过性神经功能障碍，如失神发作、短暂的意识丧失、肢体肌力下降，主诉头痛、恶心不适，考虑脑血管痉挛。遵医嘱使用尼莫地平注射液等预防脑血管痉挛药物，术后密切关注患者神志、肌力、血压情况，药物的不良反应等，及时将异常情况报告医生，早发现早处理，预防脑缺血、缺氧引起的不可逆的神经功能障碍。

B. 镇静、镇痛的护理：评估患者的疼痛分值及烦躁程度，按医嘱使用镇静、镇痛药物，保持病房安静，减少声音、光线的刺激。

C. 低血钠的护理：若患者出现神志恍惚，口渴、尿量正常，血钠低，中心静脉压正常或升高，应考虑抗利尿激素分泌失调综合征，治疗上须以限制水分摄入为主。若患者出现血钠、中心静脉压低，应考虑脑性盐耗综合征，治疗上须以补充血容量为主。上述症状均须密切检查患者血清电解质、血浆渗透压、尿渗透压以及关注24小时出入量。同时注意低钠血症患者补钠速度应缓慢，避免发生脑桥中央髓鞘溶解症，导致脑损害，严重者有发生死亡的风险。

（二）术后护理

1）体位护理：全麻手术未清醒者，去枕平卧，头偏向一侧以预防呕吐造成窒息。清醒的开颅患者术后予抬高床头15°～30°，利于静脉回流，降低颅内压，减轻脑水肿。介入术后患者须平卧，指导右下肢伸直制动，使用闭合器者制动6小时，使用止血器者制动

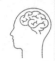

12 小时。

2）病情观察：

（1）动态观察患者神志、瞳孔、生命体征及神经系统症状，观察有无头痛、呕吐等颅内压增高和再出血症状。

（2）血压的管理：

A. 继续使用硝普钠注射液控制血压，遵循由小剂量逐渐加大剂量的原则，使血压维持在基础水平的2/3，给予心电监护，在给予初始剂量或调节剂量时每5～10分钟监测血压1次，避免血压波动过大，血压稳定后改为每30分钟至1小时监测血压1次。

B. 评估患者血压变化的原因，给予对症处理。焦虑或情绪激动引起的血压升高，可给予心理护理，消除焦虑情绪；颅内压增高、儿茶酚胺及其他激素分泌过多、交感神经兴奋引起的脑血管痉挛，则使用抗脑血管痉挛药物。

3）介入手术者术侧腹股沟予弹力绷带加压包扎，观察伤口敷料有无渗血，予沙袋压迫6小时，术侧肢体伸直制动，使用闭合器者制动6小时，使用止血器者制动12小时。24小时后拆除术侧腹股沟弹力绷带。鼓励患者多饮水，利于造影剂排出。严密观察穿刺肢足背动脉搏动情况及下肢皮肤温度、颜色和末梢血运情况，观察穿刺局部有无渗血以及血肿、瘀斑形成。

4）开颅手术术口的护理：对于开颅手术患者，观察术口有无渗血、渗液情况，严格执行无菌操作，预防手术部位感染。观察引流管的量、颜色、性状及引流的通畅度并做好记录。

5）癫痫的护理：预防性使用抗癫痫药物，床旁配置吸氧装置，避免各种诱发癫痫的刺激，做好癫痫发作的应急处理。

6）用药护理：动脉瘤术后常规使用血管扩张药物、降压药物和抗凝药物，若此类药物使用不当容易造成不良后果，如抗凝药物引起再出血发生，血管扩张药物及降压药物引起循环系统紊乱等。

（1）遵医嘱严格执行用药，用药期间观察患者临床表现及主诉，关注不良反应。使用扩张血管、预防脑血管痉挛药，注意患者是否出现头痛、呕吐或意识障碍，观察患者血压变化，若收缩压低于90 mmHg和/或舒张压低于50 mmHg及时报告医生。

（2）严格配制药物，严格掌握药物的剂量、用法及使用情况。予血管扩张药物及降压药物时严格控制输注速度。使用抗凝药物者及时复查凝血功能情况。

（3）单独建立静脉通道，严密观察患者穿刺口局部皮肤状况，避免药物外渗。

7）并发症的预防及护理。

（1）脑血管痉挛：患者出现一过性神经功能障碍，如失神发作、短暂的意识丧失、肢体肌力下降，主诉头痛、恶心不适，考虑脑血管痉挛。遵医嘱使用尼莫地平注射液等预防脑血管痉挛药物，术后密切关注患者神志、肌力、血压情况，及时将异常情况报告医生，早发现早处理，防止脑缺血、缺氧引起不可逆的神经功能障碍。

（2）术后注意观察患者切口愈合情况，有无头皮下积液，头部引流管是否通畅，引流物的量及性状；注意观察患者肢体活动、感觉情况及神经功能缺失症状，如有异常立即报告医生，以便及时处理。

四、健康教育

（一）随访

3个月后行门诊随访，其间如发生不适症状及时就诊。

（二）注意事项

（1）饮食上忌暴饮暴食，宜选择低脂、低盐、富含蛋白质和维生素的饮食，如多食谷类和鱼类、新鲜蔬菜和水果，少吃糖类和甜食。限制钠盐（<6 g/d）和动物油的摄入，忌辛辣、油炸食物。每日饮水1 500～2 000 mL，保持排便通畅。

（2）吸烟者戒烟。

（3）控制血压，指导患者进行血压自我检测。有高血压者坚持服用降压药。

（4）颅内动脉瘤行介入治疗患者术后遵医嘱继续服用抗凝及抗血小板聚集药物（如阿司匹林及硫酸氢氯吡格雷等）至少3个月，严格掌握用药剂量，按医嘱服药，定期复查凝血功能。切勿擅自停药，须在医生指导下调整用药。服用药物期间，观察有无出现皮下出血点（瘀斑）、流鼻血、牙龈出血、排黑便等不良反应，不适随诊。

（5）开颅术后患者出院后注意头部切口的保护与清洁。拆线后可以用无香料洗发液（如婴儿洗发液）洗发，洗发时动作轻柔，勿搔抓及摩擦切口。切口处如有血痂，不可剥脱，待其自然脱落。术后3～4周切口痊愈后可戴假发或帽子，但要保证清洁。术后4周内勿浸泡切口（如游泳），切口愈合后1个月内不可使用护发产品，如护发素、喷雾或发油，3个月内勿染发或烫发。如有切口红肿、疼痛或渗液等症状及时复诊。

（6）保持情绪稳定，保证睡眠。劳逸结合，尽量从事一些力所能及的工作，避免强化患者角色，但勿从事重体力劳动以及剧烈的体育运动。

五、知识链接

（一）最新护理干预

近年来，各学者将不同的护理理论及干预模式运用到颅内动脉瘤患者当中，提高了护理质量，改善了患者的不良情绪和预后。徐州医科大学附属医院护理学者将强化护理配合手术室护理干预应用于颅内动脉瘤夹闭术患者，以患者为护理中心，密切观察患者生命体征的变化情况，强化医护人员之间的默契配合，促使手术顺利开展，有效改善了患者手术相关指标，降低了并发症发生率。华中科技大学同济医学院附属同济医院护理学者在借助多学科理论以及查阅相关文献的基础上，通过半结构式谈话深入掌握患者治疗期间康复效能与影响因素，将各项因素进行归纳与综合分析，最后将其划分为认知（疾病认知、心理状态、康复目标）与行为（康复计划、持续督促制度）两方面，最后结合"5A"护理核心要素——评估（assess）、建议（advice）、共识（agree）、协助（assist）、随访（arrange），制订基于"5A"护理模式的涵盖患者入院—出院的自我管理方案、自我管理干预措施，提高了患者的遵医行为、自我管理能力，减轻了患者的负性心理情绪。宜兴市人民医院护理学者对颅内动脉瘤介入栓塞术后患者实施基于循证理念的集束化护理，缓解了患者的不良心理状态，改善了临床症状及预后。

（二）延续性护理

中南大学湘雅护理学院护理学者以艾宾豪斯记忆保持曲线为理论依据，设计随访时间点和随访内容，采用电话随访和"杏树林"电子病历随访系统对颅内动脉瘤介入术后患者实施延续性护理。研究结果显示，基于艾宾浩斯遗忘曲线的延续护理能有效提高颅内动脉瘤介入术后患者出院后的自我管理水平和服药依从性，有利于康复。内蒙古医科大学学者基于文献，运用"头脑风暴"提出出院后护理重点、干预介入时间及频次，构建了关于支架辅助颅内动脉瘤栓塞术患者的延续性护理干预方案，并设立专用的随访电话、延续性护理微信，方便对患者的点对点个性化护理，提高了患者出院后神经功能的恢复质量、自主生活能力、服药依从性、生存质量。

（张敏娜　雷清梅　颜红波）

【参考文献】

［1］程魁红，赵刚，张锡武，等．血流导向装置与传统支架治疗颈内动脉眼动脉段未破裂动脉瘤的疗效［J］．实用医学杂志，2024，40（7）：979－983．

［2］肖美丽，晏春丽，刘丹，等．颅内动脉瘤介入术后患者基于遗忘曲线的延续护理［J］．护理学杂志，2019，34（17）：83－85．

［3］杨满平．颅内动脉瘤血管内治疗患者预后影响因素分析及预测模型的构建和验证［D］．西安：中国人民解放军空军军医大学，2023．

［4］张景涵．延续性护理对支架辅助动脉瘤栓塞患者出院后干预效果研究［D］．内蒙古：内蒙古医科大学，2020．

［5］中国医师协会神经介入专业委员会，中国颅内动脉瘤计划研究组．中国颅内破裂动脉瘤诊疗指南2021［J］．中国脑血管病杂志，2021，18（8）：546－574．

［6］中国医师协会神经介入专业委员会，中国颅内动脉瘤计划研究组．中国颅内未破裂动脉瘤诊疗指南2021［J］．中国脑血管病杂志，2021，18（9）：634－664．

［7］ETMINAN N，DE SOUSA DA，TISEO C，et al．European Stroke Organisation（ESO）guidelines on management of unruptured intracranial aneurysms［J］．European stroke journal，2022，7（3）：V．

［8］National Institute for Health and Care Excellence（NICE）．Subarachnoid haemorrhage caused by a ruptured aneurysm：diagnosis and management［EB/OL］．（2022－11－13）［2024－12－11］．https：//www．nice．org．uk/guidance/ng228．

第二节　颅内动静脉畸形

一、概述

颅内动静脉畸形（arterial venous malformation，AVM）（图 3 - 3、图 3 - 4）是由一支或几支发育异常的供血动脉、引流静脉形成的病理脑血管团，是先天性中枢神经系统血管发育异常所致畸形中最常见的一种类型。由于颅内 AVM 内部动脉与静脉之间缺乏毛细血管结构，动脉血直接流入静脉，由此产生一系列血流动力学改变，出现相应的临床症状和体征。颅内 AVM 可发生于脑的任何部位，病灶在左、右侧半球的分布基本相等。90% 以上的颅内 AVM 位于小脑幕上，小脑幕下的 AVM 占 10% 以下。男女发病比例为 1.3：2.1。80% 的患者在 11 ～ 40 岁发病，颅内 AVM 最多见于 20 ～ 30 岁青年，是青少年自发性脑出血最常见的病因之一。目前颅内 AVM 的治疗方法主要有颅内 AVM 切除术、血管内介入栓塞术和立体定向放射外科治疗。

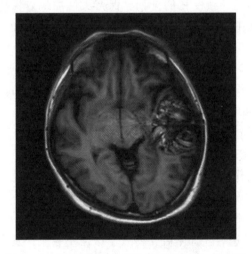

图 3 - 3　左颞 AVM 合并动脉瘤 MRI T$_1$ 加权像

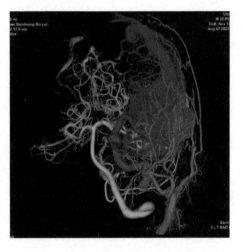

图 3 - 4　左颞 AVM 合并动脉瘤数字减影血管造影三维重建

二、护理评估

（一）术前评估

（1）评估患者神志、瞳孔、生命体征、肢体活动、言语情况。
（2）评估患者有无癫痫发作，癫痫发作的频率、程度。

（3）评估患者颅内出血情况，头痛程度、性质，恶心、呕吐的程度。

（二）术后评估

（1）评估手术方式、麻醉方式及术中发生情况。
（2）评估患者神志、瞳孔、血压、肢体活动、张口情况以及言语情况。
（3）评估患者头痛程度及性质，恶心及呕吐的程度。
（4）评估患者癫痫发作的频率及程度。

三、护理要点

（一）介入栓塞术

1. 术前护理

1）心理护理：为患者讲解介入栓塞术治疗的方法及注意事项，介绍成功病例以及治疗的必要性，消除患者紧张、恐惧的心理，使患者有充分的思想准备，保持良好的心理状态，配合手术，使手术顺利进行。

2）饮食指导：给予患者合理饮食，勿食用易导致便秘的食物，保持大便通畅。保持室内通风适宜，防止因着凉而引起患者用力打喷嚏或咳嗽，增加腹压以及反射性地增加颅内压而引起颅内动静脉畸形出血。

3）癫痫的护理：

（1）保持病房光线柔和，避免强光刺激，保持适宜的温湿度。床旁配置吸氧装置，避免各种诱发癫痫的刺激，如饥饿、便秘、饮酒等。

（2）指导患者建立良好的生活习惯，劳逸结合，保证睡眠充足，减少精神刺激。

（3）遵医嘱按时服药，切勿擅自停药或增减药量。

（4）观察患者癫痫发作的类型及频率、发作时间以及发作停止后意识的恢复情况，有无四肢乏力、头痛、行为异常等表现。

（5）癫痫发作时保持呼吸道通畅，解开衣领，头偏向一侧以预防呕吐造成窒息。上好双侧床栏，做好安全防护。有前驱症状时指导患者立即平卧，持续予中流量吸氧；发作时防止舌咬伤、骨折及关节脱臼等，做好癫痫发作的应急处理。

2. 术后护理

1）体位护理：全麻手术未清醒者，去枕平卧，头偏向一侧；介入手术者术侧腹股沟予弹力绷带加压包扎，观察伤口敷料有无渗血，予沙袋压迫6小时，术侧肢体伸直制动，使用止血器者制动12小时，使用闭合器者制动6小时。24小时后拆除术侧腹股沟弹力绷带。如需肝素化，则严密观察有无出血情况。鼓励患者多饮水，利于造影剂排出。严密观察患者穿刺肢足背动脉搏动情况及下肢温度、颜色和末梢血运情况，观察穿刺局部有无渗血及血肿、瘀斑形成。

2）密切观察病情：严密观察患者的意识、瞳孔、血压、呼吸及肢体活动情况，及时发现出血和再出血的体征。

3）控制血压：继续使用硝普钠注射液控制血压，遵循由小剂量逐渐加大剂量的原则，使血压维持在基础水平的 2/3。给予心电监护，在给予初始剂量或调节剂量时每 5 ～ 10 分钟监测血压 1 次，避免血压波动过大，血压稳定后改为每 30 分钟至 1 小时监测血压 1 次。

4）癫痫的护理：同术前护理。

5）并发症的观察及护理：

（1）脑血管痉挛：患者出现一过性神经功能障碍，如失神发作、短暂的意识丧失、肢体肌力下降，主诉头痛、恶心不适，考虑脑血管痉挛。遵医嘱使用尼莫地平注射液等预防脑血管痉挛药物，术后密切关注患者神志、肌力、血压情况，及时将异常情况报告医生，早发现早处理，防止脑缺血、缺氧引起不可逆的神经功能障碍。

（2）颅内出血：患者术后 24 小时之内出现头痛、恶心、呕吐等颅内压增高症状，应警惕颅内出血，密切关注患者神志、瞳孔、肢体及生命体征的变化，有异常时及时报告医生，做好急诊复查 CT 及术前准备。

（3）正常灌注压突破（normal perfusion pressure breakthrough，NPPB）：术后继续使用硝普钠注射液控制血压，遵循由小剂量逐渐加大剂量的原则，使血压维持在基础水平的 2/3，并做好心电监护，在给予初始剂量或调节剂量时每 5 ～ 10 分钟监测血压 1 次，避免血压波动过大，血压稳定后每 30 分钟至 1 小时监测血压 1 次。根据病情将血压维持稳定至术后 24 ～ 72 小时，以防止发生 NPPB。

（4）介入术后穿刺处出血：术侧腹股沟弹力绷带处敷料见渗血，考虑穿刺处出血，嘱患者术肢制动，检查止血器是否松动，若松动应告知医生，重新加压固定、包扎止血，观察肢端血运情况及出血量、止血效果等。如穿刺处出血与患者自身凝血功能及抗凝药物的使用有关，可延长加压时间，术肢制动，复查凝血时间。拆除术侧腹股沟弹力绷带后，若见包块突出于穿刺口皮肤表面，质软无波动感，考虑皮下血肿形成，观察皮下血肿的大小及消散情况。小型血肿一般予加压包扎或自行消退，嘱患者尽量卧床休息，术肢可活动，避免屈曲；大型血肿必要时行抽吸或切口引流。拆除术侧腹股沟弹力绷带后，若触及硬结，注意鉴别硬结与假性动脉瘤。假性动脉瘤触之有波动感，没有硬结。若硬结形成，则告知医生，予弹力绷带加压，告知患者避免用力，尽量卧床休息。

（二）开颅动静脉畸形切除术

1. 术前护理

（1）心理护理：为患者讲解有关治疗的方法及注意事项，介绍成功病例以及治疗的必要性，消除患者紧张、恐惧的心理，使患者有充分的思想准备，保持良好的心理状态，配合手术，使手术顺利进行。

（2）病情观察：术前严密观察患者生命体征、意识、瞳孔及肢体活动情况，尤其是控制血压。

（3）避免引起颅内压增高的因素，如情绪激动，剧烈咳嗽，用力排便，处于嘈杂环境等。保持室内通风适宜，防止因着凉而引起患者用力打喷嚏或咳嗽，增加腹压以及反射性地增加颅内压而引起颅内动静脉畸形出血。

（4）安全的护理：进行跌倒/坠床危险因素及生活自理能力评估，对于伴有癫痫者注意预防性使用抗癫痫药物，床旁配置吸氧装置，保护患者安全，避免各种诱发癫痫的刺激，做好癫痫发作的应急处理。

2．术后护理

1）体位护理：全麻未清醒者，去枕平卧，头偏向健侧；术后 6 小时，清醒者宜抬高头部（床头摇高 20°～30°），指导患者绝对卧床休息，避免情绪激动、用力咳嗽，保持病房安静，减少不必要的搬动，预防再出血。

2）病情观察：密切观察患者生命体征及瞳孔的变化，预防颅内出血或水肿。维持血压在正常水平，保证正常的液体灌注。观察患者有无出现头痛、头晕、恶心、眼痛、颈部僵痛、烦躁不安等临床症状，警惕颅内再出血。

3）伤口的护理：保护手术切口处敷料清洁干燥，观察有无渗血、渗液，严格执行无菌操作，预防颅内感染。

4）饮食护理：给予患者清淡、易消化食物，进食困难者应进食流食以保证营养供给，高血压患者适宜低钠饮食，须控制钠盐的摄入。

5）保持大便通畅：每日饮水 1 500 ～ 2 000 mL，必要时遵医嘱使用轻泻药，避免因大便干燥而用力排便造成颅内压高，导致动静脉畸形出血的发生。

6）并发症的观察及护理：

（1）颅内出血：患者术后 24 小时之内出现头痛、恶心、呕吐等颅内压增高症状，应警惕颅内出血，密切关注患者神志、瞳孔、肢体及生命体征的变化，有异常时及时报告医师，做好急诊复查 CT 及术前准备。

（2）NPPB：术后继续使用硝普钠注射液控制血压，遵循由小剂量逐渐加大剂量的原则，使血压维持在基础水平的 2/3，并做好心电监护，在给予初始剂量或调节剂量时每 5 ～10 分钟监测血压 1 次，避免血压波动过大，血压稳定后每 30 分钟至 1 小时监测血压 1 次。根据病情将血压维持稳定至术后 24 ～ 72 小时，以防止发生 NPPB。

（3）癫痫：床旁配置吸氧装置，避免各种诱发癫痫的刺激，做好癫痫发作的应急处理。

四、健康教育

（一）随访

3 个月后门诊随访 MRI，其间如发生不适症状及时就诊。

（二）注意事项

（1）监测血压，维持血压正常，避免情绪激动。

（2）按时按量服用抗癫痫药物，指导患者勿自行停药、减量。

（3）适度进行康复锻炼，勿剧烈运动以及从事高强度运动。

（4）开颅术后患者出院后注意头部切口的保护与清洁。拆线后可以用无香料洗发液

（如婴儿洗发液）洗发，洗发时动作轻柔，勿搔抓及摩擦切口。切口处如有血痂，不可剥脱，待其自然脱落。术后 3～4 周切口痊愈后可戴假发或帽子，但要保证清洁。术后 4 周内勿浸泡切口（如游泳），切口愈合后 1 个月内不可使用护发产品，如护发素、喷雾或发油，3 个月内勿染发或烫发。如有切口红肿、疼痛或渗液等症状及时复诊。

（5）保持情绪稳定，保证睡眠。劳逸结合，尽量从事一些力所能及的工作，避免强化患者角色。但勿从事重体力劳动及剧烈的体育运动。

五、知识链接

（一）最新护理干预

河南省人民医院护理学者以"结构—过程—结果"三维质量评价模式为模型，通过 2 轮专家函询确立复合手术切除颅内动静脉畸形围术期护理敏感指标体系，为医院职能部门及管理者对专科医疗护理质量评价提供了依据，同时也为医疗机构专科医疗护理服务质量的优化和持续改进提供了参考。郑州大学第一附属医院护理学者对颅内动静脉畸形患者实施 Clark 安适护理方案，该护理方案属于心理治疗方案，强调尊重患者个人经验及意愿，充分调动患者个人意志及主观能动性，增强患者疾病管理意识，鼓励患者提出有效的解决方案，从而使患者能更好地完成相关目标，充分调动患者治疗积极性，使患者能更好地面对疾病，改善不良情绪。

（二）延续性护理

随着智能手机的普及应用，微信因具有即时性、移动性、便捷性等特点，已成为人们信息交流和知识获取的重要工具。研究显示，基于互联网平台的健康教育可以改善患者不良情绪，提高遵医嘱程度和生活质量。山东省临沂市肿瘤医院护理学者在复杂弥漫性颅内动静脉畸形患者中应用基于微信平台的延续性健康管理，随访 12 个月，结果显示该管理方案能够改善患者的不良情绪，提高患者出院后的自我护理能力和生活质量。

（张敏娜 雷清梅 颜红波）

【参考文献】

［1］陈钟澎. 颅内动静脉畸形破裂危险因素分析及临床预测模型建立与评估［D］. 长春：吉林大学，2023.

［2］国际血管联盟中国分部血管畸形专家委员会. 动静脉畸形诊断与介入治疗专家共识［J］. 中国血管外科杂志（电子版），2020，12（3）：180－184.

［3］杨斌，陈刘炜，卢昊，等. 神经介入通路建立专家共识［J］. 中国脑血管病杂志，2023，20（7）：493－505.

［4］张凤梅，杨柳，李晓娜，等. 基于微信平台的延续性健康管理在复杂弥漫性动静脉畸形患者中的应用［J］. 中国医药导报，2023，20（32）：135－138.

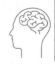

［5］张继露，樊孝文，单单单，等. 复合手术切除颅内动静脉畸形围术期护理敏感指标体系的构建［J］. 护理研究，2023，37（16）：2897－2902.

［6］张鑫，方亦斌，杨志刚. 经桡动脉入路神经介入诊疗专家共识对照解读［J］. 中国临床医学，2024，31（1）：50－55.

［7］DE LEACY R, ANSARI S A, SCHIRMER C M, et al. Endovascular treatment in the multimodality management of brain arteriovenous malformations：report of the Society of NeuroInterventional Surgery Standards and Guidelines Committee［J］. Journal of neurointerventional surgery, 2022, 14（11）：1118－1124.

［8］KATO Y, DONG V H, CHADDAD F, et al. Expert consensus on the nanagement of brain arteriovenous malformations［J］. Asian journal of neurosurgery, 2019, 14（4）：1074－1081.

［9］WANG M, JIAO Y, ZENG C, et al. Chinese Cerebrovascular Neurosurgery Society and Chinese Interventional & Hybrid Operation Society, of Chinese Stroke Association clinical practice guidelines for management of brain arteriovenous malformations in eloquent areas［J］. Frontiers in neurology, 2021, 12：651663.

第三节　颈动脉海绵窦瘘

一、概述

颈内动脉海绵窦瘘（图3－5、图3－6）是颈动脉及其分支与海绵窦之间形成异常的动、静脉交通而产生的一组临床综合征。按发生原因，可分为外伤性与自发性两类，前者占80%以上。按血流动力学，可分为直接型和间接型。直接型又称高流量瘘，通常由外伤或医源性损伤造成。间接型又称低流量型，由颈内动脉、颈外动脉，甚至椎动脉的脑膜支参与供血。

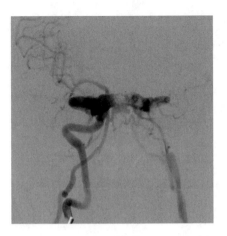

图 3-5 右颈内动脉海绵窦瘘数字减影血管造影

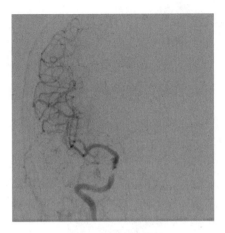

图 3-6 右颈内动脉海绵窦瘘栓塞术后
数字减影血管造影

　　直接型颈动脉海绵窦漏的治疗方法首选血管内介入治疗，如果介入治疗困难或先前颈内动脉已被结扎，可考虑直接手术治疗。目前血管内介入栓塞材料主要有可脱性球囊、微弹簧圈、液体栓塞剂、覆膜支架。

二、护理评估

（一）术前评估

（1）评估患者有无头痛症状：多见于疾病早期，疼痛位于眼眶部位。

（2）评估患者有无颅内杂音：患者常自诉杂音如机器轰鸣样连续不断，夜晚及安静时尤为明显，难以忍受，烦躁不安，严重影响睡眠。

（3）评估患者有无出现搏动性突眼：患侧眼球向前突出并有与脉搏一致的眼球跳动。

（4）评估患者有无出现眼结膜充血与水肿。

（5）评估患者有无出现眼球运动障碍：患侧眼球运动不全、麻痹，并可伴复视。

（6）评估患者有无出现视觉障碍：患侧视力下降，甚至失明。

（7）评估患者有无鼻出血。

（8）心理-社会状况评估：评估患者及家属有无焦虑不安等情绪，评估患者及家属对疾病的认识程度，对手术治疗各方面是否充分了解。

（9）安全评估：评估患者有无跌倒/坠床等风险及其他危险因素。

（二）术后评估

（1）评估手术方式、麻醉方式及术中发生情况。

（2）评估患者有无头痛症状：多见于疾病早期，疼痛位于眼眶。

（3）评估患者有无颅内杂音：患者常自诉杂音如机器轰鸣样连续不断，夜晚及安静时尤为明显，难以忍受，烦躁不安，严重影响休息和睡眠。

（4）评估患者有无出现搏动性突眼：患侧眼球向前突出并有与脉搏相一致的眼球跳动。

（5）评估患者有无出现眼结膜充血与水肿。

（6）评估患者有无出现眼球运动障碍：患侧眼球运动不全、麻痹，并可伴复视。

（7）评估患者有无出现视觉障碍：患侧视力下降，甚至失明。

（8）评估患者有无鼻出血。

三、护理要点

（一）术前护理

（1）心理护理：向患者简单讲解手术方式及注意事项，介绍成功病例及治疗的必要性，消除患者紧张、恐惧心理，使患者有充分的思想准备，保持良好的心理状态，配合手术，使手术顺利进行。

（2）眼部的护理：保持病房光线柔和，避免强光刺激，指导保持眼部卫生，勿用手揉眼睛；使用消毒棉签擦拭眼部分泌物，使用消炎药水滴眼，夜间予湿纱布覆盖；避免增高颅内压及眼内压的动作，如剧烈咳嗽、用力大便、剧烈运动等，以防加重症状或引起血管破裂出血。患者出现眼内压过高，疼痛剧烈，视力进行性下降或有失明的危险时，应即刻通知医生，准备血管内栓塞治疗。

（3）鼻出血的护理：指导患者勿情绪紧张，告知患者出血的原因，提醒患者用口呼吸，咳嗽或打喷嚏时动作勿过猛；观察患者生命体征，监测尿量、血红蛋白、血小板计数以及红细胞比容。及时查看纱条填塞是否严密，勿坐起，预防大出血引起窒息或者休克。

（4）饮食指导：根据情况给予高蛋白、高热量、高维生素、低脂、易消化的食物，多食对眼睛有益的食材，即富含维生素 A 的新鲜蔬菜（如胡萝卜）和动物肝脏等。

（5）安全护理：进行跌倒/坠床危险因素及生活自理能力评估，视力下降、视野缺损者加强生活护理，专人陪住，防止意外受伤。

（二）术后护理

1）体位护理：介入手术者术侧腹股沟予弹力绷带加压包扎，观察伤口敷料有无渗血，予沙袋压迫 6 小时，术侧肢体伸直制动，使用止血器者制动 12 小时，使用闭合器者制动 6 小时。24 小时后拆除术侧腹股沟弹力绷带。鼓励患者多饮水，利于造影剂排出。严密观察穿刺肢足背动脉搏动情况及下肢皮肤温度、颜色和末梢血运情况，观察穿刺局部有无渗血及血肿、瘀斑形成。

2）病情观察：关注患者神志、瞳孔、肌力及生命体征，尤其是血压及呼吸等情况，及时发现出血和再出血的先兆。

3）控制血压：继续使用硝普钠注射液控制血压，遵循由小剂量逐渐加大剂量的原则，使血压维持在基础水平的 2/3，并做好心电监护，在给予初始剂量或调节剂量时每

5 ～ 10 分钟监测血压 1 次，避免血压波动过大，血压稳定后改为每 30 分钟至 1 小时监测血压 1 次。

4）饮食护理：给予患者清淡、易消化食物，进食困难者应进食流食以保证营养供给，高血压患者适宜低钠饮食，控制钠盐的摄入。

5）保持大便通畅：每日饮水 1 500 ～ 2 000 mL，必要时遵医嘱使用轻泻药，避免大便干燥。

6）并发症的观察及护理：

（1）脑血管痉挛：患者出现一过性神经功能障碍，如失神发作、短暂意识丧失、肢体肌力下降、主诉头痛、恶心不适，考虑脑血管痉挛。遵医嘱使用尼莫地平注射液等预防脑血管痉挛药物，术后密切关注患者神志、肌力、血压情况、药物的不良反应等，及时报告医生，早发现早处理，预防脑缺血、缺氧引起不可逆的神经功能障碍。

（2）过度灌注综合征：患者出现头痛、眼胀等症状，警惕过度灌注综合征。遵医嘱使用甘露醇脱水、降颅内压，术后继续使用硝普钠注射液控制血压，遵循由小剂量逐渐加大剂量的原则，使血压维持在基础水平的 2/3，给予心电监护，在给予初始剂量或调节剂量时每 5 ～ 10 分钟监测血压 1 次，避免血压波动过大，血压稳定后每 30 分钟至 1 小时监测血压 1 次。

（3）颅神经损伤症状：患者术后可能会出现上眼睑下垂、斜视和复视，瞳孔散大，调节和聚合反射消失等眼神经麻痹症状。遵医嘱使用营养神经药物，保持病房光线柔和，避免强光刺激。做好生活护理，避免跌倒及烫伤。

7）眼部护理及鼻出血护理同术前。

四、健康教育

（一）随访

3 个月后门诊随访，其间如发生不适症状及时就诊。

（二）注意事项

（1）避免情绪激动，保持心情舒畅。

（2）进食水果和蔬菜，多吃粗粮，少吃油腻及寒凉的食物，保持排便通畅。

（3）做好眼部护理，避免用眼过度，可用眼药水滴眼；指导保持眼部卫生，勿用手揉眼睛；使用消毒棉签擦拭眼部分泌物，夜间以湿纱布覆盖；避免增加眼压的动作，如剧烈咳嗽、用力大便、剧烈运动等。

（4）劳逸结合，尽量从事一些力所能及的工作，切勿从事重体力劳动及剧烈的体育运动。

（5）遵医嘱继续服用抗凝及抗血小板聚集药物至少 3 个月，如阿司匹林及硫酸氢氯吡格雷等，应严格掌握用药剂量，按医嘱服药，定期复查凝血功能。切勿擅自停药，须在医生指导下调整用药。服用药物期间，观察有无皮下出血点（瘀斑）、流鼻血、牙龈出血、排黑便等不良反应，不适随诊。

五、知识链接

最新护理干预

近年来，对于颈内动脉海绵窦瘘患者的护理研究较少，多集中在围手术期护理。中国人民解放军中部战区总医院护理学者对血管内治疗创伤性颈内动脉海绵窦瘘患者进行精细化的围手术期护理，包括术前进行适应性训练，术中进行降血压球囊闭塞试验，术后按专科要求个体化护理等，最终41例患者均治愈。其中1例患者采用覆膜支架治疗后发生右侧颞叶出血，经保守治疗后痊愈出院。

（张敏娜　雷清梅　颜红波）

【参考文献】

［1］王立宇，李杰宾，马婧，等. Matas 试验联合介入治疗对 144 例外伤性颈内动脉海绵窦瘘疗效分析［J］. 中华急诊医学杂志，2022，31（10）：1379－1383.

［2］叶国辉. 可脱性球囊栓塞术治疗外伤性颈内动脉海绵窦瘘的临床疗效及复发危险因素的研究［D］. 广州：南方医科大学，2021.

［3］刘天助，杨思进，徐厚平，等. 介入治疗外伤性颈内动脉海绵窦瘘合并假性动脉瘤一例报道［J］. 中华神经医学杂志，2021，20（7）：725－726.

［4］韩红波，刘铁艳. Willis 覆膜支架治疗高流量直接颈内动脉海绵窦瘘的疗效分析［J］. 中国临床神经外科杂志，2023，28（1）：8－10.

［5］黄昊，刘坤，周丹，等. 介入治疗创伤性颈内动脉海绵窦瘘 39 例［J］. 中国临床神经外科杂志，2021，26（3）：193－194.

［6］李亚兰，华莎，马廉亭. 创伤性颈内动脉海绵窦瘘血管内治疗围手术期的护理［J］. 中国临床神经外科杂志，2020，25（12）：879－880.

第四节　高血压脑出血

一、概述

脑出血（intracerebral hemorrhage，ICH）（图3－7）是神经内外科最常见的难治性疾病之一，其危险因素以高血压、脑淀粉样血管病（cerebral amyloid angiopathy，CAA）、脑动静脉畸形、脑动脉瘤、脑肿瘤卒中、凝血功能障碍等多见。目前国际上尚无公认的分类，欧洲将 ICH 分为原发性脑出血（primary intracerebral hemorrhage，又称自发性脑出血）、继发性脑出血（secondary intracerebral hemorrhage）和原因不明性脑出血。原发性脑出血指无明确病因的脑出血，多数合并有高血压。在我国，虽未进行大样本流行病学调查，但就现有文献资料分析，原发性脑出血合并高血压者可高达70%～80%，所以我国一直沿用"高血压脑出血"命名原发性脑出血。

高血压脑出血为神经外科的常见病，其发病率在脑卒中各亚型中位居第2，仅次于急性缺血性脑卒中。流行病学调查研究统计，高血压脑出血的发病率为（12～15）/（10万人·年），目前我国高血压脑出血占所有脑卒中的18.8%～47.6%，发病率明显高于西方国家，而且高血压脑出血多病情危重，致死率、致残率较高。

目前国内外关于高血压脑出血的治疗策略尚存在诸多争议，首选内科治疗，当前的保守治疗策略多数集中在通过使用药物和控制血压逆转相关凝血障碍，限制血肿扩大。当内科治疗无效，以及患者病情符合手术指征时，予外科手术治疗。

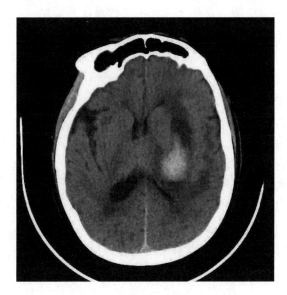

图3-7 左基底节脑出血CT

二、护理评估

（一）术前评估

1）病情评估：

（1）评估患者有无进行性颅内压增高及脑疝症状：脑出血后表现不同程度的头痛、呕吐、偏瘫、血压升高，部分患者出现意识障碍、大小便失禁等症状。

（2）评估患者有无基底节出血的典型症状："三偏征"，即对侧肢体偏瘫、偏身感觉障碍及偏盲，优势半球出血可导致失语。

（3）评估患者有无丘脑出血症状：表现为丘脑性感觉障碍（对侧偏身深、浅感觉减退，感觉过敏或自发性疼痛）、丘脑性失语（言语缓慢而不清、语言重复、发音困难等）、丘脑性痴呆（记忆力和计算力减退、情感障碍等）和眼球运动障碍（眼球向上注视麻痹等）。

（4）评估患者有无脑桥出血症状：早期出现交叉性瘫，表现为病灶侧面瘫、对侧肢体瘫；如果出血量大（>5 mL），则出现四肢瘫、瞳孔呈针尖样、中枢性高热、昏迷等症状；如果血液破入脑室，则出现抽搐、去皮质强直、呼吸不规则等严重症状。

（5）评估患者有无小脑出血症状：表现为一侧枕部的疼痛、眩晕、呕吐、患侧共济失调、眼球震颤，可无肢体瘫痪。

（6）评估患者有无脑叶出血症状：额叶出血的症状有偏瘫、运动性失语、遗尿、遗便等，顶叶出血的症状有偏身感觉障碍，颞叶出血的症状有感觉性失语、精神症状等，枕叶出血的症状有视野缺损等。

（7）评估患者有无脑室出血症状：表现为剧烈头痛、频繁呕吐、颈强直、克尼格（Kernig）征阳性。出血量大时，很快进入昏迷或昏迷逐渐加深，双侧瞳孔缩小呈针尖样，早期呈现去大脑强直发作，常出现上消化道出血、中枢性高热、大汗、血糖升高等。

2）生活状态评估：评估患者有无吸烟、嗜酒，睡眠状态是否良好。

3）心理-社会状况评估：评估患者及家属有无焦虑、不安等情绪，评估患者及家属对疾病的认识程度，对手术治疗各方面是否充分了解。

4）营养评估：结合患者的体重指数（body mass index，BMI）及其他相关指标判断患者是否存在营养不良的风险。

5）基础疾病评估：评估患者的既往史，有无"三高"（即高血压、高血脂、高血糖）史、用药史、药物过敏史及外伤史、手术史。

6）安全评估：评估患者有无压力性损伤、跌倒/坠床、走失、自伤/伤人、拔管等风险及危险因素。

7）辅助检查：评估患者各项检查结果是否有异常。

（二）术后评估

（1）评估手术方式、麻醉方式及术中发生情况。

（2）评估患者意识、瞳孔、生命体征、肢体活动、头部引流管、伤口敷料、进食、用药、心理状态、电解质变化及相关术后知识掌握情况。

（3）评估患者有无出血并发症的迹象，包括脑脊液漏、颅内压增高、脑疝、颅内出血、感染、中枢性高热、癫痫发作等。

三、护理要点

（一）非手术治疗/术前护理

（1）绝对卧床休息，抬高床头约30°，增加颈静脉回流。遵医嘱采取控制血压、降低颅内压、减轻脑水肿、促进脑功能恢复的措施，做好血糖的管理，预防应激性溃疡，维持水、电解质代谢平衡，予抗癫痫治疗，做好下肢深静脉血栓和肺栓塞的预防。

（2）血压管理：患者发病时收缩压若为 150～220 mmHg，应在发病后 2 小时内开始干预，1 小时内达到目标血压值，将收缩压降至 140 mmHg，并维持在 130～150 mmHg。如果患者发病时收缩压大于 220 mmHg，建议降至目标收缩压 140～160 mmHg，血压的控制维持至发病后 1 周。卒中降压一线药物：常静脉注射乌拉地尔，既能平稳降压，也不增加颅内压，不影响大脑中动脉的血流；必要时联合使用硝普钠降压。

（3）严密观察患者意识、瞳孔、肌力、生命体征的变化并做记录，尤其是控制体温在正常范围内。

（4）饮食指导：脑出血急性期，入院后应给予吞咽功能障碍评定，评估有无呛咳、误吸的风险。吞咽功能正常患者在急性期可给予高蛋白、高维生素饮食；限制钠盐的摄入（<3 g/d），因为钠潴留会加重脑水肿。待患者进入恢复期，应给予清淡、低盐、低脂、适量蛋白质、高维生素饮食。戒烟酒患者合并糖尿病时应给予低盐、低脂、糖尿病饮食，限制糖类的摄入。多吃新鲜蔬菜及水果，每日饮水 1 500～2 000 mL（心衰患者不建议），保持大便通畅。

（5）用药指导：颅内高压患者使用 20% 甘露醇脱水降颅内压时，要保证快速输注，100～250 mL 要在 15～30 分钟内滴完；注意防外渗，留意尿量与血清电解质的变化，有无低钾血症的发生。无心力衰竭禁忌证者每日补液量应在 1 500～2 000 mL，高热、多汗、呕吐或腹泻者可适当增加补液量。

（6）保持呼吸道的通畅：给予鼻导管或面罩吸氧。指导有效咳嗽、咳痰技巧，怀疑肺部感染者，应早期做痰培养及药敏试验，选用有效抗生素治疗，做好气管插管及吸痰的准备。

（7）安全护理：进行生活自理能力、压力性损伤、跌倒/坠床危险因素评估，根据评估结果决定是否留陪住人员，加强床栏保护，防止患者癫痫发作导致坠床。患者均有不同程度的生活自理能力障碍，应协助生活护理，防止患者因行动不便导致外伤。避免各种容易引起再出血的因素如屏气、用力咳嗽、过度兴奋、情绪激动、烦躁、精神紧张等。

（二）术后护理

1）体位护理：全麻未清醒的患者去枕平卧 4～6 小时，头偏向一侧以预防呕吐造成窒息；开颅术后清醒者抬高床头 15°～30°，以利于静脉回流，减轻脑水肿，降低颅内压。术后无并发症者可与医生协商，在患者能耐受的情况下行坐位及站位三级平衡评估后，鼓励早期活动。

2）病情观察：观察患者的神志、瞳孔、肌力、生命体征、血氧饱和度、言语功能、感觉功能以及术口有无渗血、渗液情况。神经功能异常者及时通知医生。

3）饮食与营养：全麻手术当天需禁食，可湿润口腔，但不能饮水，予静脉补液维持；待医生解除禁食后，行吞咽功能评估，吞咽功能 1～2 级的患者，可遵医嘱开始进食流食，以后从半流食逐渐过渡到普食，建议进食高蛋白、易消化食物。对于术后昏迷、进食呛咳、吞咽困难患者，遵医嘱给予鼻饲饮食或肠内营养，待吞咽功能恢复后逐渐练习经口进食。

4）安全护理：再次评估患者生活自理能力，有无压力性损伤、跌倒/坠床等危险因

素，根据评估结果提供正确的护理措施。肢体无力或偏瘫者，防止坠床、跌倒或碰伤；对语言、视觉、听觉障碍者，采取不同的沟通方法，及时了解患者需求并给予满足；患者卧床休息期间，定时翻身，保持功能位，并在病情稳定后尽早进行肢体功能锻炼。

5）基础护理：做好皮肤清洁、口腔护理、尿管护理、定时翻身等。

6）疼痛护理：了解患者疼痛的部位，区分头痛和术口疼痛，分析其原因、性质和程度，遵医嘱给予针对性处理。

7）呼吸道护理：遵医嘱予吸氧，定时协助患者翻身、叩背，必要时按医嘱给予雾化吸入，及时清除分泌物，保持呼吸道通畅。观察患者是否有呼吸道梗阻症状，予针对性处理。

8）术口护理：保持术口敷料清洁干燥，观察术口有无渗血、渗液，若有潮湿污染，及时通知医生更换。

9）并发症的观察与护理：

（1）切口脑脊液漏：当出现脑脊液漏，注意观察切口敷料及引流情况，若有异常情况通知医生妥善处理。抬高床头，取半卧位减少漏液；使用无菌绷带包扎头部，观察有无浸湿，标记浸湿范围，估计脑脊液漏出量，及时更换头部敷料预防颅内感染。

（2）颅内压增高、脑疝：关注患者神志、瞳孔、肌力改变情况和颅内压变化，遵医嘱使用甘露醇等脱水药降颅内压，减轻脑水肿，控制补液速度和输液量；监测电解质的情况；避免诱发颅内压增高及脑疝的因素如用力咳嗽、用力排便、情绪激动等。

（3）颅内出血：患者出现意识清楚后又逐渐嗜睡、反应迟钝甚至昏迷等临床症状，应警惕颅内出血，及时报告医生，做好急诊复查 CT 及手术准备。一般大脑半球术后出血常有幕上血肿或颞叶钩回疝征象，颅后窝术后出血常有幕下血肿、呼吸抑制及枕骨大孔疝表现，脑室内出血可有高热、抽搐、昏迷及生命体征紊乱。

（4）感染：患者术后持续高热伴神志改变、剧烈头痛、呕吐甚至谵妄和抽搐时，应警惕颅内感染的可能，结合脑脊液化验结果进行分析，如脑膜刺激征阳性等。需要在护理工作中做好预防工作，严格执行无菌操作，做好手卫生、基础护理及营养支持等。术后感染包括切口感染、肺部感染、尿路感染及脑膜脑炎，严重的切口感染可波及骨膜，甚至发生颅骨骨髓炎和脑膜脑炎。若患者体温高于 38.5 ℃，且伤口分泌物培养或血培养或痰培养等显示有病原菌感染时，应根据药敏试验选用合适的抗生素。密切监测术后体温，予物理降温或药物降温；留置头部引流管者加强引流管护理，避免发生脑脊液漏。

（5）中枢性高热：患者出现生命体征变化如高热（体温达 40 ℃以上）、脉搏快速、呼吸急促，以及神志改变、瞳孔缩小等症状时，应考虑中枢性高热，使用物理降温的同时采用亚低温冬眠治疗。

（6）癫痫发作：预防性使用抗癫痫药物，床旁配置吸氧装置，避免各种诱发癫痫的刺激，做好癫痫发作的应急处理。

四、健康教育

（一）随访

出院后 1 个月、3 个月、6 个月及 1 年各随访 1 次，高血压患者应规律服药，监测血压，保持血压平稳，切忌血压忽高忽低；出现神志改变、头痛、呕吐、术口渗液等异常情况，应及时就诊。

（二）注意事项

（1）遵医嘱使用抗血小板药物，若出现牙龈出血、皮下出血点、血尿、便血等出血表现应及时就诊。

（2）高血压患者应规范口服降压药物，定时测血压，在医生指导下调整服药剂量，避免间断用药。

（3）避免剧烈运动、剧烈咳嗽及情绪激动，保持情绪稳定，保持大便通畅，嘱患者多进食粗纤维食物。

（4）指导患者进食高蛋白、易消化食物，增加机体抵抗力。每日饮水 1 500 ～ 2 000 mL，进食新鲜蔬菜及水果，保持大便通畅。

（三）康复锻炼

（1）肢体功能锻炼：针对偏瘫患者，肌力 1 ～ 2 级的患者进行被动运动，肌力 ≥3 级的患者进行主动运动，加强患侧上肢各关节活动，提高精细动作训练；进行坐位平衡及站位平衡训练，提高平衡能力。

（2）生活自理能力训练：随着患者肢体功能恢复，引导和鼓励患者做力所能及的事情，如刷牙、洗漱、穿衣、摄食等，增强患者的自信心。

（3）语言康复练习：指导患者从简单的单音、双音到句子的练习，循序渐进，并给予鼓励和赞扬，积极引导患者表达，增强患者自信心。

五、知识链接

（一）最新护理干预

近年来，各学者在高血压脑出血护理领域做了许多研究，将不同的理论学说或者护理干预模式运用到患者当中。温州医科大学附属第二医院护理学者将"5S"管理模式指导的预见性护理干预应用到高血压脑出血患者中，以护理人员为主体，以工作现场为中心，要求护理人员自律、规范地做好每项护理任务，在预见性护理中实施"5S"护理质量管理，最终提高了护理质量，改善了患者预后。有护理学者将全程预见性护理干预应用到高血压脑出血患者中，有助于预防术后并发症及改善预后与康复。安康市中心医院护理学者

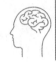

将基于需要层次理论的细节护理应用到高血压脑出血患者中，将患者的需求分为生理、安全、爱与归属、尊重及自我实现五个层面，以患者基本需要层次为指导，给予细节化护理服务，逐一满足患者各方面需求，更人性化、个性化，有助于调整患者心理状态，调动其主观能动性，提高护理质量。

（二）延续性护理

南京市中医院护理学者基于现有证据，系统评价以奥马哈系统为框架的延续护理应用于高血压脑出血术后患者的干预效果，结果表明奥马哈系统在改善高血压脑出血术后患者的认知、行为、状态，降低焦虑、抑郁情绪，增强自理能力，提高生活质量等方面有一定的优势。广东省肇庆市高要区人民医院护理学者基于微信平台对高血压脑出血患者开展延续性护理，进一步改善了患者的康复效果。

（张敏娜 欧丽珊 颜红波）

【参考文献】

[1] 黄园园，黄玉璠. 基于需要层次理论的细节护理对高血压脑出血患者神经功能及生活能力的影响 [J]. 临床医学研究与实践，2023，8（4）：147 - 149.

[2] 李乐之，路潜. 外科护理学 [M]. 7 版. 北京：人民卫生出版社，2021.

[3] 李琼琼，陈晓静，邹尤艳. "5S" 管理模式指导下预见性护理干预对高血压脑出血患者康复效果及肺部感染的影响 [J]. 中国中西医结合急救杂志，2023，30（5）：597 - 600.

[4] 王陇德. 中国脑卒中防治指导规范 [M]. 北京：人民出版社，2018.

[5] 冼惠婵，陈晓瑜，梁少琼. 基于微信平台的延续性护理对高血压脑出血康复的影响 [J]. 中国医药科学，2020，10（1）：191 - 193，204.

[6] 尤黎明. 内科护理学 [M]. 7 版. 北京：人民卫生出版社，2022.

[7] 张谦，冀瑞俊，赵萌，等. 中国脑血管病临床管理指南（第 2 版）（节选）：第 5 章脑出血临床管理 [J]. 中国卒中杂志，2023，18（9）：1014 - 1023.

[8] 赵楠，金光倩，孔祥之. 全程预见性护理干预对高血压脑出血患者术后并发症及预后康复的影响 [J]. 国际护理学杂志，2024，43（5）：815 - 818.

[9] 郑占军，赵性泉. 脑小血管病影像学标志物与自发性高血压脑出血的相关性研究进展 [J]. 中国卒中杂志，2022，17（12）：1396 - 1402.

[10] 中华医学会神经病学分会，中华医学会神经病学分会脑血管病学组. 中国脑出血诊治指南（2019）[J]. 中华神经科杂志，2019，52（12）：994 - 1005.

[11] 中华医学会神经外科学分会，中国医师协会急诊医师分会，中华医学会神经病学分会脑血管病学组，等. 高血压性脑出血中国多学科诊治指南 [J]. 中国急救医学，2020，40（8）：689 - 702.

[12] 周雪迎，张雪芳，冯静宜，等. 基于奥马哈系统框架的延续护理对高血压脑出血术后患者康复效果影响的系统评价 [J]. 循证护理，2023，9（3）：394 - 401.

［13］GREENBERG S M，ZIAI W C，CORDONNIER C，et al. 2022 Guideline for the man-
agement of patients with spontaneous intracerebral hemorrhage：a guideline from the Amer-
ican Heart Association/American Stroke Association ［J］. Stroke，2022，53（7）：
e282 - e361.

［14］WU S，WU B，LIU M，et al. Stroke in China：advances and challenges in epidemiology，
prevention，and management ［J］. The lancet neurology，2019，18（4）：394 - 405.

第五节　颅内血管狭窄

一、概述

颅内血管狭窄（图 3 - 8、图 3 - 9）是指颅内动脉出现一处或多处狭窄，发生率达
50% ～ 99% 的病变，是造成脑供血不足、脑卒中等的重要病因和危险因素，主要病因是
大动脉粥样硬化。脑供血血管包括颈内动脉系统（前循环）和椎 - 基底动脉系统（后循
环）。颈内动脉和椎动脉在整个行程中，同时跨越颅内、颅外两个区域，以相应的解剖部
位（颈内动脉 - 床突段，椎动脉 - 枕骨大孔）作为分界，颅内动脉主要包括颈内动脉远
端、大脑中动脉、大脑后动脉、椎动脉远端、基底动脉、小脑动脉等。

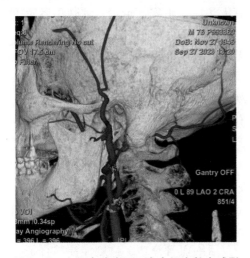

图 3 - 8　左颈内动脉开口次全闭塞数字减影
血管造影三维重建

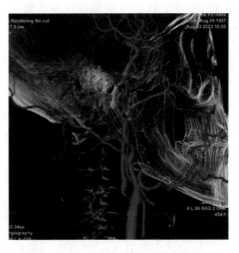

图 3 - 9　右颈内动脉开口次全闭塞数字减影
血管造影三维重建

在所有缺血性脑卒中中，大动脉粥样硬化性卒中约占 45%；中国居民脑动脉狭窄存
在颅内动脉狭窄比例高于颅外动脉狭窄的特点。在缺血性卒中和短暂性脑缺血发作（tran-
sient ischemic attack，TIA）患者中，颅内动脉狭窄的比例为 46.6%。

全国每年新发脑卒中病例约为 200 万人，其中缺血性脑卒中约占全部脑血管病的

70%。颅内血管狭窄是缺血性脑卒中的重要危险因素，与颈内动脉狭窄相比，颅内动脉狭窄的脑卒中发生率更高，死亡危险性更大。颅内动脉狭窄的治疗方案主要有保守治疗和手术治疗。轻度狭窄的患者可进行抗血小板治疗，常用的药物有阿司匹林、硫酸氢氯吡格雷等，部分患者须联合用药；同时积极治疗基础疾病，如高血压患者须口服降血压药物，如硝苯地平等。当脑血管狭窄比较严重，或者有合并脑梗死的情况，则须行手术治疗，常用的方式有置入血管内支架等，通过扩大血管腔，使血流量恢复，从而达到治疗的目的。

二、护理评估

（一）术前评估

1）病情评估：

（1）评估患者有无短暂性脑缺血发作的症状：表现为单眼一过性黑矇或失明、肢体麻木、肢体活动笨拙、眩晕、恶心呕吐等。

（2）评估患者有无缺血性脑卒中的症状：表现为一侧肢体活动障碍、感觉障碍、偏盲、失语、眩晕、吞咽困难、言语含糊、昏迷等。

（3）评估本次发病的时间和特点。

2）生活状态评估：评估患者有无吸烟、嗜酒，睡眠状态是否良好。指导患者有效咳嗽，保持大便通畅，勿用力排大便。

3）心理－社会状况评估：评估患者及家属有无焦虑、不安等情绪，评估患者及家属对疾病的认识程度，对手术治疗等方面是否充分了解。

4）基础疾病评估：评估患者的既往史，有无"三高"史、用药史、药物过敏史及外伤史、手术史。

5）安全评估：评估患者有无压力性损伤、跌倒/坠床等风险及危险因素。

6）辅助检查：评估患者各项检查结果是否有异常。

（二）术后评估

（1）评估手术方式、麻醉方式及术中发生情况。

（2）评估患者意识、瞳孔、生命体征、肢体活动、头部引流管、伤口敷料、进食、用药、心理状态、电解质变化及相关术后知识掌握情况。

（3）评估患者有无发生潜在并发症的迹象，包括脑血管痉挛、过度灌注综合征、神经功能障碍、癫痫发作等。

三、护理要点

（一）非手术治疗/术前护理

1）一般先行非手术治疗，包括卧床休息、扩血管、抗凝，以及行血液稀释疗法及扩容治疗等。

2）遵医嘱采取控制血压、减轻脑水肿、降低颅内压、促进脑功能恢复的措施；在溶栓、抗凝治疗期间，注意观察药物效果及不良反应。

3）严密观察患者意识、瞳孔、肌力、生命体征的变化并做记录。

4）保持患者呼吸道的通畅，给予鼻导管吸氧。做好气管插管、吸痰的准备。

5）做好患者皮肤护理、基础护理、心理护理。

6）皮肤准备：

（1）开颅手术患者术前剃头，保持头部清洁，术日晨继续清洁头部皮肤，继续剃头，检查头部皮肤有无损伤。局部剃发患者，术前连续 3 天使用氯己定清洗头部皮肤。

（2）介入治疗手术术前备皮范围：肚脐以下至双侧大腿外上 1/3 处，包括会阴部皮肤。

7）术前准备：遵医嘱准备术中药物；测量患者生命体征，如有异常或发生其他情况，及时与医生联系；开颅手术者将资料带入手术室，责任护士及手术室工作人员共同核查患者姓名、住院号等信息及交接药物、影像资料等，并护送患者入手术室。介入治疗者将资料带入介入室，责任护士及介入室工作人员共同核查患者姓名、住院号等信息及交接药物、影像资料等，并护送患者入介入室。

（二）术后护理

1. 血管内治疗术后护理

（1）体位护理：全麻未清醒的患者去枕平卧 4～6 小时，头偏向一侧以预防呕吐造成窒息。术侧腹股沟予弹力绷带加压包扎，观察伤口敷料有无渗血，予沙袋压迫 6 小时。术侧肢体伸直制动，使用止血器者制动 12 小时，使用闭合器者制动 6 小时。如需肝素化，则严密观察有无出血情况。鼓励患者多饮水，以利于造影剂排出。24 小时后拆除术侧腹股沟弹力绷带。严密观察穿刺肢足背动脉搏动情况及下肢温度、颜色和末梢血运情况，观察穿刺局部有无渗血及血肿、瘀斑形成。术后无并发症者可与医生协商，在患者能耐受的情况下行坐位及站位三级平衡评估后，鼓励患者早期离床活动。

（2）病情观察：关注患者神志、瞳孔、肌力、生命体征，尤其是血压和呼吸，及时发现出血和再出血的先兆症状。

（3）控制血压：继续使用硝普钠注射液控制血压，遵循由小剂量逐渐加大剂量的原则，使血压维持在基础水平的 2/3；给予心电监护，在给予初始剂量或调节剂量时每 5～10 分钟监测血压 1 次，避免血压波动过大，血压稳定后改为每 30 分钟至 1 小时监测血压 1 次。

（4）遵医嘱继续服用抗凝及抗血小板聚集药物至少 3 个月，如阿司匹林及硫酸氢氯吡格雷等，应严格掌握用药剂量，按医嘱服药，定期复查凝血功能。切勿擅自停药，须在医生指导下调整用药。服用药物期间，观察有无皮下出血点（瘀斑）、流鼻血、牙龈出血、排黑便等不良反应，不适随诊。

2. 颈动脉内膜剥脱术后护理

1）严密观察患者神志、瞳孔、生命体征、血氧饱和度。给予持续低流量吸氧，维持血氧饱和度大于95%。持续予心电监护，密切监测血压，根据经颅多普勒超声结果调控血压范围。若患者躁动，可适当给予镇静治疗，以免引起血压波动。

2）术后继续服用抗凝及抗血小板聚集药物至少3个月，如阿司匹林及硫酸氢氯吡格雷等，应严格掌握用药剂量，按医嘱服药，定期复查凝血功能。切勿擅自停药，须在医生指导下调整用药。服用药物期间，观察有无出现皮下出血点（瘀斑）、流鼻血、牙龈出血、排黑便等不良反应，不适随诊。

3）术后并发症的预防与护理。

（1）过度灌注综合征：若患者出现头痛、谵妄及抽搐的临床表现，应警惕过度灌注综合征，原因是颈动脉高度狭窄，长期处于低灌注的状态，术后血流的突然恢复容易导致脑出血。

（2）神经功能障碍：患者出现对侧肢体瘫痪、失语等，警惕神经功能障碍，术后应密切观察患者的肢体活动情况，有异常情况应立即行超声检查或血管造影，对症处理。

（3）心脏并发症：心肌梗死是颈内动脉剥脱术后主要的死亡原因之一。术后应当关注患者有无主诉胸痛、胸闷、心悸等不适（生命体征表现为低血压及心动过缓等），应当积极预防，增强心肌的收缩力，降低心肌的氧需求，同时控制高血压、寒战、疼痛等症状，出现低血压时以补充液体为主。

（4）伤口血肿：若患者出现术口局部肿胀、呼吸困难、心率缓慢甚至窒息或心搏骤停等症状，应警惕伤口血肿增大，压迫气管或颈动脉窦，反射性引起相关症状。床旁常规摆放气管切开包备用。术区用1～2 kg沙袋加压24小时，观察颈部伤口敷料有无渗血渗液，观察引流液的颜色及量。嘱患者保持情绪稳定，勿用力咳嗽、打喷嚏以免增加颈部压力引起出血。

（5）神经损伤：患者出现术后呼吸、吞咽、语言障碍等，应当区别是神经损伤引起还是气管插管刺激导致。一般轻微损伤无须处理，完全的神经损伤宜在2～3周内探查。

四、健康教育

（一）随访

出院后1个月、3个月、6个月及1年各随访一次，高血压患者规律服药，监测血压，保持血压平稳，切忌血压忽高忽低；出现神志改变、头痛、呕吐、术口渗液等异常情况，应及时就诊。

（二）康复治疗

（1）肢体功能锻炼：针对偏瘫患者，肌力1～2级患者进行被动运动，肌力≥3级患者进行主动运动，加强患侧上肢各关节活动，提高精细动作训练；进行坐位平衡及站位平衡训练，提高平衡能力。

（2）生活自理能力训练：随着患者肢体功能恢复，引导和鼓励患者做力所能及的事情，如刷牙、洗漱、穿衣、摄食等，增强患者的自信心。

（3）语言康复练习：指导患者从简单的单音、双音到句子的练习，循序渐进，并给予鼓励和赞扬，积极引导患者表达，增强患者自信心。

五、知识链接

（一）最新护理干预

首都医科大学附属北京天坛医院护理学者通过患者术后的病房管理、体位护理、饮食护理、皮肤护理、生命体征监测、用药管理、伤口护理、尿管护理、疼痛护理、预防下肢深静脉血栓的护理、心理护理等，降低了患者腰酸背痛、腹胀腹痛、排尿困难、术肢麻木酸胀、睡眠障碍等不舒适感，有效改善了患者的负性情绪和睡眠质量，间接有助于血压的控制。江苏省常州市第一人民医院护理学者在术后给予患者特级护理，严密监测病情，尤其是注意患者意识、肌力变化，对于降低并发症发生率、保证手术疗效有着重要的临床意义。

（二）延续性护理

浙江省台州医院护理学者基于微信平台对颈动脉狭窄、行颈动脉支架置入术后患者进行延续护理，有效提升了患者的生活质量、治疗依从性及家庭功能。

（张敏娜　欧丽珊　颜红波）

【参考文献】

［1］蒋红、任学芳、黄莺. 神经科临床护理案例精选［M］. 上海：复旦大学出版社，2019.
［2］李乐之，路潜. 外科护理学［M］. 7版. 北京：人民卫生出版社，2021.
［3］刘玲，柳秋红，刘炳艳，等. 颅内动脉狭窄支架植入术后的临床观察及护理［J］. 国际护理学杂志，2016，35（22）：3087-3089.
［4］庞珂，邓永梅，李懿，等. 颅内动脉狭窄支架置入术后预防高灌注综合征的护理［J］. 护理研究，2020，34（1）：173-175.
［5］王陇德. 中国脑卒中防治指导规范［M］. 北京：人民出版社，2018.
［6］徐莹，王慧，杨美娟. 基于微信平台的延续护理在颈动脉狭窄患者行颈动脉支架植入术后的应用效果［J］. 中华现代护理杂志，2022，28（2）：258-261.
［7］尤黎明. 内科护理学［M］. 7版. 北京：人民卫生出版社，2022.
［8］中国医师协会神经介入专业委员会. 颅内动脉粥样硬化性狭窄影像学评价专家共识［J］. 中国脑血管病杂志，2021，18（8）：575-584.
［9］中国卒中学会神经介入分会. 症状性颅内动脉粥样硬化性狭窄血管内治疗中国专家共识2022［J］. 中国卒中杂志，2022，17（8）：863-888.
［10］周良辅、郎黎薇. 神经外科亚专科护理［M］. 上海：复旦大学出版社，2016.
［11］周良辅、赵继宗. 脑卒中外科治疗［M］. 北京：人民卫生出版社，2016.

第六节　脑梗死

一、概述

　　脑梗死是指由于多种原因导致脑组织血流供应障碍，引发脑组织缺氧、缺血性坏死，又被称为缺血性脑卒中。已有研究表明，目前我国脑梗死的发病率高达39.9%。近年来，我国脑梗死的发病率显著升高，且患者群呈低龄化趋势。

　　一直以来，医师与学者们在脑梗死治疗策略方面做出了巨大努力。目前脑梗死的治疗策略主要包括药物疗法和手术疗法，旨在控制颅内压、保障脑部血液供应与阻止脑疝的发生。急性脑梗死的早期治疗策略主要是通过药物溶栓或机械取栓来改善脑血流循环，恢复梗死血管的血流状态，保证脑血流量的稳定，以达到减少神经功能损伤的目的。急性脑梗死的治疗策略包括溶栓、抗血小板聚集及抗凝、神经保护疗法和血管内治疗技术。

二、护理评估

（一）术前评估

　　1）病情评估：根据受累部位的不同、侧支循环形成情况的差异评估患者有无出现相应的神经系统的局灶性症状与体征。

　　（1）评估颈内动脉系统（前循环）脑梗死患者有无出现对侧肢体瘫痪、感觉障碍及双眼对侧同向偏盲。累及优势半球时有无出现不同程度的失语、失用和失认。累及非优势半球时有无出血及体象障碍。累及眼动脉时有无出现单眼一过性黑矇。

　　（2）椎 - 基底动脉系统（后循环）脑梗死表现为眩晕、恶心、呕吐、眼球震颤、吞咽困难。优势半球受累可见失语、失读、失认、失写等症状，非优势半球受累可出现体象障碍。

　　2）生活状态评估：评估患者有无吸烟、嗜酒，有无便秘，睡眠状态是否良好。

　　3）心理 - 社会状况评估：评估患者及家属有无焦虑不安等情绪，评估患者及家属对疾病的认识程度，对手术治疗各方面是否充分了解。

　　4）基础疾病评估：评估患者的既往史，有无"三高"史、用药史、药物过敏史及外伤史、手术史。

　　5）安全评估：评估患者有无压力性损伤、跌倒/坠床、走失、自伤/伤人、拔管等风险以及危险因素。

　　6）辅助检查：评估患者各项检查结果是否有异常。

（二）术后评估

（1）评估手术方式、麻醉方式及术中发生情况。

（2）评估患者意识、瞳孔、生命体征、肢体活动、头部引流管、伤口敷料、进食、用药、心理状态、电解质变化及相关术后知识掌握情况。

（3）评估患者有无潜在并发症的发生迹象，包括颅内再出血、脑血管痉挛、过度灌注综合征、伤口血肿、感染、神经功能障碍、癫痫发作等。

三、护理要点

（一）非手术治疗/术前护理

（1）一般先行非手术治疗，包括卧床休息，扩血管，抗凝，行血液稀释疗法及扩容治疗等。

（2）遵医嘱采取控制血压、减轻脑水肿、降低颅内压、促进脑功能恢复的措施；在溶栓、抗凝治疗期间，注意观察药物的效果及不良反应。

（3）严密观察患者意识、瞳孔、肌力、生命体征的变化并做记录。

（4）保持患者呼吸道的通畅，给予鼻导管吸氧。做好气管插管、吸痰的准备。

（5）做好皮肤护理、基础护理、心理护理。

（二）术后护理

1. 静脉溶栓术后护理

1）溶栓前及溶栓后 24 小时内给予持续心电监护，监测生命体征，严格控制血压，避免血压忽高忽低。收缩压高于 180 mmHg 时，警惕出血风险增加。

2）病情观察：关注患者有无突发神志改变、肌力下降、剧烈头痛、喷射性呕吐等，警惕颅内出血。

3）控制饮食：进食低脂、低糖、高蛋白、高纤维的食物，多吃新鲜蔬菜及水果，忌辛辣、刺激、油腻的食物。每日饮水 1 500 ～ 2 000 mL（心衰患者不建议），降低血液黏稠度，预防血栓形成，保持大便通畅。

4）用药管理：指导患者遵医嘱用药，切勿擅自停药，须在医生的指导下调整药物。关注药物的不良反应。

5）静脉溶栓术后患者其他部位出血的观察要点。

（1）观察尿液颜色，若颜色变深，怀疑为尿道出血时，应立即通知医生。

（2）观察大便的量、颜色，定期查大便隐血试验，观察是否有呕吐及呕吐物的量、颜色等。大便隐血试验阳性、肉眼血便，呕吐物呈咖啡色或鲜红色等，提示消化道出血，应立即通知医生，遵医嘱使用抑制胃酸分泌的药物，或口服局部止血药。

（3）密切观察有无皮下瘀点、瘀斑，有无肉眼血尿及牙龈出血。

2. 动脉取栓术后护理

1）体位护理：全麻未清醒的患者去枕平卧 4 ～ 6 小时，头偏向一侧以预防呕吐造成窒息。术侧腹股沟予弹力绷带加压包扎，观察伤口敷料有无渗血，予沙袋压迫6小时。术侧肢体伸直制动，使用止血器者制动12小时，使用闭合器者制动6小时。如需肝素化，则严密观察有无出血情况。鼓励患者多饮水，以利于造影剂排出。24小时后拆除术侧腹股沟弹力绷带。严密观察穿刺肢足背动脉搏动情况及下肢温度、颜色和末梢血运情况，观察穿刺局部有无渗血及血肿、瘀斑形成。术后无并发症者可与医生协商，在患者能耐受的情况下行坐位及站位三级平衡评估后，鼓励患者早期离床活动。

2）密切观察病情：严密观察患者的意识、瞳孔、血压、呼吸及肢体活动情况，及时发现出血和再出血的体征。

3）控制血压：遵医嘱继续使用硝普钠注射液控制血压，遵循由小剂量逐渐加大剂量的原则，使血压维持在基础水平的2/3，予心电监护，在给予初始剂量或调节剂量时每5～10分钟监测血压1次，避免血压波动过大，血压稳定后改为每30分钟至1小时监测血压1次。

4）脑血管痉挛的观察与护理：患者出现一过性神经功能障碍，如失神发作、短暂的意识丧失、肢体肌力下降，主诉头痛、恶心不适，考虑脑血管痉挛。遵医嘱使用尼莫地平注射液等预防脑血管痉挛药物，术后密切关注患者神志、肌力、血压情况，药物的不良反应等，及时报告医生，早发现早处理，预防脑缺血、缺氧引起不可逆的神经功能障碍。

3. 大面积脑梗死去骨瓣术后护理

1）体位护理：全麻未清醒的患者去枕平卧4～6小时，头偏向一侧以预防呕吐造成窒息；清醒者术后抬高床头15°～30°，以利于静脉回流，减轻脑水肿，降低颅内压。术后无并发症者可与医生协商，在患者能耐受的情况下行坐位及站位三级平衡评估后，鼓励患者早期活动。

2）病情观察：观察患者的神志、瞳孔、肌力、生命体征、血氧饱和度、言语、感觉，术口有无渗血、渗液情况。若有神经功能异常者，及时通知医生。

3）饮食与营养：全麻手术当天须禁食，可湿润口腔，予静脉补液维持。待医生解除禁食后，行吞咽功能评估，吞咽功能1～2级的患者，可遵医嘱开始进食流食，以后从半流食逐渐过渡到普食，建议进食高蛋白、易消化食物。对于术后昏迷、进食呛咳、吞咽困难的患者，遵医嘱给予鼻饲饮食或肠内营养，待吞咽功能恢复后逐渐练习经口进食。

4）安全护理：再次评估患者生活自理能力，有无压力性损伤、跌倒/坠床等危险因素，根据评估结果提供正确的护理措施。肢体无力或偏瘫者，防止坠床、跌倒或碰伤；对语言、视觉、听觉障碍者，采取不同的沟通方法，及时了解患者需求，并给予满足。患者卧床休息期间，定时翻身，保持肢体处于功能位，并在病情稳定后及早进行肢体被动或主动功能锻炼。

5）基础护理：做好患者的皮肤清洁、口腔护理、尿管护理、定时翻身、雾化等工作。

6）疼痛护理：了解患者疼痛的部位，区分头痛和术口疼痛，分析其原因、性质和程度，遵医嘱给予针对性处理。

7）呼吸道护理：遵医嘱予吸氧，定时协助患者翻身、叩背，必要时按医嘱给予雾化吸入，及时清除口腔分泌物，保持呼吸道通畅。观察患者是否有呼吸道梗阻症状，予针对性处理。

8）术口护理：保持术口敷料清洁干燥，观察术口有无渗血、渗液，若有潮湿污染及时通知医生更换。

9）并发症的观察与护理：

（1）切口脑脊液漏：当出现脑脊液漏，注意观察切口敷料及引流情况，通知医生妥善处理。患者抬高头部，取半卧位减少漏液；使用无菌绷带包扎头部，观察有无浸湿，估计脑脊液漏出量，及时更换头部敷料，预防颅内感染。

（2）颅内压增高、脑疝：关注患者神志、瞳孔、肌力改变情况和颅内压变化，遵医嘱使用甘露醇等脱水药降颅内压，减轻脑水肿，控制补液速度和输液量；监测电解质的情况；避免诱发颅内压增高及脑疝的因素，如用力咳嗽、用力排便、情绪激动等。

（3）颅内出血：若患者出现意识清楚后又逐渐嗜睡、反应迟钝甚至昏迷等临床症状，应警惕颅内出血，及时报告医生，做好急诊复查 CT 及术前准备。大脑半球术后出血常有幕上血肿或颞叶钩回疝征象，颅后窝术后出血常有幕下血肿、呼吸抑制及枕骨大孔疝表现，脑室内出血可有高热、抽搐、昏迷及生命体征紊乱等征象。

（4）感染：患者术后持续高热伴神志改变、剧烈头痛、呕吐甚至谵妄和抽搐时，应警惕颅内感染的可能，需要进一步佐证的情况包括腰椎穿刺结果异常、脑脊液化验结果异常、脑膜刺激征阳性等。需要在护理工作中做好预防工作，严格执行无菌操作，做好手卫生、基础护理及营养支持等。术后感染包括切口感染、肺部感染、尿路感染及脑膜脑炎，严重的切口感染可波及骨膜，甚至发生颅骨骨髓炎和脑膜脑炎。若患者体温高于38.5 ℃，且伤口分泌物培养或血培养或痰培养等显示有病原菌感染时，应根据药敏试验选用合适的抗生素。密切监测术后体温，予物理降温或药物降温；留置头部引流管者加强术口护理，避免发生脑脊液漏。

（5）中枢性高热：患者出现生命体征变化如高热（体温达40 ℃以上）、脉搏快速、呼吸急促，以及神志改变、瞳孔缩小等症状时，应考虑中枢性高热，使用物理降温的同时及时采用亚低温冬眠治疗。

（6）癫痫发作：预防性使用抗癫痫药物，床旁配置吸氧装置，保护患者安全，避免各种诱发癫痫的刺激，做好癫痫发作的应急处理。

4．颈动脉内膜切除术、颅内外血管经皮腔内血管成形术及血管内支架置入术后护理

参考第三章第五节"颅内血管狭窄"相关内容。

四、健康教育

（一）随访

3 个月后门诊随访，其间如发生不适症状及时就诊。若出现头痛、呕吐、意识改变、伤口化脓等异常情况，应及时就诊。

（二）康复治疗

（1）肢体功能锻炼：针对偏瘫患者，肌力 1～2 级的患者进行被动运动，肌力 ≥3 级

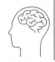

的患者进行主动运动，加强患侧上肢各关节活动，提高精细动作训练；进行坐位平衡及站位平衡训练，提高平衡能力。

（2）生活自理能力训练：随着患者肢体功能恢复，引导和鼓励患者做力所能及的事情，如刷牙、洗漱、穿衣、摄食等，增强患者的自信心。

（3）语言康复练习：指导患者从简单的单音、双音到句子的练习，循序渐进，并给予鼓励和赞扬，积极引导患者表达，增强患者自信心。

五、知识链接

（一）最新护理干预

近年来，众多护理工作者和学者在脑梗死护理领域做了许多有益的探索和研究，并取得了满意的效果。郑州大学附属郑州中心医院护理学者通过文献研究和专家函询构建了基于"5E"康复模式的老年脑梗死患者康复护理方案，包括鼓励、教育、运动、工作和评价5个一级指标20个二级指标，并将该方案应用到老年脑梗死患者中。结果显示，该方案能有效提高患者的肌力和运动功能，改善其焦虑、抑郁状况。山西白求恩医院护理学者对青年脑梗死患者实施基于自我效能理论的护理干预联合早期精细化护理，降低了患者的抑郁发生率，改善了患者的心理状态及神经功能，提高了患者的生活质量。南京鼓楼医院集团宿迁医院护理学者对老年急性脑梗死患者实施创新扩散理论下的循证护理，提升了患者的神经功能，提高了患者的生活质量，改善了患者的日常生活能力。

（二）延续性护理

首都医科大学附属北京康复医院护理学者在脑梗死后吞咽障碍患者中应用团队式延续性护理联合神经肌肉电刺激，通过制订、实施延续性护理方案，对微信沟通平台进行管理，最终改善了患者的吞咽功能，提升舌骨喉复合体动度，从而提高了患者的生活质量。延边大学护理学者对208名威海地区脑梗死吞咽障碍患者实施12周延续性护理方案，研究结果显示延续性护理可以促进脑梗死患者的神经功能康复、吞咽功能康复，提高患者日常生活能力，提高脑梗死吞咽障碍患者的用药依从性。

（张敏娜　欧丽珊　颜红波）

【参考文献】

［1］蔡莉莉，吴琼，王育宁，等. 基于自我效能理论的护理干预联合早期精细化护理改善青年脑梗死患者抑郁的效果［J］. 护理研究，2023，37（19）：3582-3586.

［2］崔雪岩，张金华，周小琰，等. 老年脑梗死患者康复护理方案的构建及应用［J］. 中华护理杂志，2023，58（3）：268-275.

［3］高雅，霍娟娟，刘丽爽，等. 团队式延续性护理联合神经肌肉电刺激在脑梗死后吞咽障碍患者中的应用［J］. 河北医药，2021，43（17）：2709-2712.

［4］刘凌云. 延续性护理对脑梗死吞咽障碍患者的康复效果研究［D］. 吉林：延边大学，2020.

［5］吴远华，张艺凡. 急性脑梗死早期中西医结合诊疗方案贵州专家共识［J］. 贵州中医药大学学报，2021，43（1）：98－102.

［6］中国脑梗死急性期康复专家共识组. 中国脑梗死急性期康复专家共识［J］. 中华物理医学与康复杂志，2016，38（1）：1－6.

［7］中华医学会神经病学分会，中华医学会神经病学分会脑血管病学组. 中国急性脑梗死后出血转化诊治共识2019［J］. 中华神经科杂志，2019，52（4）：252－265.

［8］中医康复临床实践指南：缺血性脑卒中（脑梗死）制定工作组. 中医康复临床实践指南：缺血性脑卒中（脑梗死）［J］. 康复学报，2021，31（6）：437－447.

第四章　脊髓脊柱外科疾病护理精要

第一节　椎管内肿瘤

一、概述

椎管内肿瘤（intraspinal tumor）又称脊髓肿瘤，可发生在脊髓内或脊髓外，包括髓内肿瘤（约占23.8%，主要为胶质瘤）、髓外硬膜内肿瘤（约占51%，主要为神经鞘瘤和脊膜瘤）或硬膜外肿瘤（约占25.2%，多为肉瘤、转移瘤等恶性肿瘤）三类。位置在神经轴内，可为原发性或转移性。原发性椎管内肿瘤占原发性中枢神经系统肿瘤的2%～4%，其中1/3位于髓内。年龄段以20～50岁多见，男性多于女性。随着肿瘤增大，脊髓和神经根受到进行性压迫和损害，病程可分为根性痛期、脊髓半侧损害期、不全截瘫期和截瘫期四个期。临床表现与肿瘤所在脊髓节段，肿瘤位于髓内或髓外，以及肿瘤性质相关。根性痛早期最常见，表现为神经根痛，咳嗽、打喷嚏时加重；感觉障碍表现为感觉减退及错乱；自主神经功能障碍最常见为膀胱和直肠功能障碍。磁共振成像是最有价值的辅助检查方法，有效治疗方法是手术切除。

二、护理评估

（一）术前评估

1）评估患者是否有感觉功能障碍：

（1）疼痛：询问患者有无刺激性疼痛，疼痛的程度，是否影响休息与睡眠。这是肿瘤刺激神经后根、传导束以及硬脊膜受牵拉所致，可因咳嗽、打喷嚏、用力排便而加重。有刀割样、针扎样疼痛感。有的患者表现为平卧痛，是平卧后脊髓延长，改变了神经根与脊髓、脊柱的解剖关系所致。

（2）感觉异常：表现为感觉不良，如麻木、蚁走感、针刺、烧灼、冰冷等；感觉错乱，如触为痛、冷为热。

（3）感觉缺失：由于肿瘤损害相应的神经根所致，部分感觉缺失表现为割伤、烧伤后不知疼痛，当发现后才被意识到。

2）评估患者是否有运动障碍：肢体无力，颈段脊髓肿瘤患者上肢不能高举，握物不稳，不能完成精细的动作，下肢举步无力、僵硬，易跌，甚至肌肉萎缩与瘫痪。

3）评估患者是否有反射异常：肿瘤所在的平面由于神经根和脊髓受压，使反射弧中断而发生反射减弱或消失。在肿瘤所在节段以下深反射亢进、浅反射消失，并出现病理反射。

4）评估患者是否有自主神经功能障碍：

（1）膀胱和直肠功能障碍：表现为尿频、尿急、排尿困难甚至尿潴留、尿失禁、便秘、大便失禁。

（2）排汗异常：支配汗腺的脊髓的前神经元受到破坏，化学药物仍起作用，表现为少汗或无汗。

5）营养评估：评估患者的饮食喜好，有无贫血、消瘦、低蛋白血症，根据病情指导进食营养丰富、易消化食物。

6）安全评估：评估患者有无跌倒/坠床、压力性损伤等风险及危险因素。

7）心理－社会状况评估：评估患者的自我想象，对疾病的理解及对外科手术的期望，患者的家庭及社会支持系统对本病的了解程度及对患者的支持能力。

（二）术后评估

（1）对患者术中情况进行评估，通过阅读麻醉记录、手术记录，与医生交流等方式，了解术中麻醉方式，术中输血、用药情况，肿瘤是否完全切除，术中椎板切除范围，脊柱稳定情况，有无神经损伤，为术后可能发生的护理问题进行预见性护理提供依据。

（2）评估患者生命体征，是否有感觉功能障碍、运动障碍，伤口疼痛情况，引流液的色、量、性质，切口情况，有无并发症的发生征象，神经功能恢复情况，有无排便、排尿功能障碍。评估高颈段肿瘤患者呼吸情况、血氧饱和度情况。

（3）心理－社会状况：了解患者有无焦虑、抑郁、自暴自弃等负性情绪，康复训练和早期活动是否配合。

三、护理要点

（一）术前护理

1）心理护理：针对患者的心理状态，耐心向患者及家属介绍疾病的相关知识、手术前应注意的事项，列出患者术后可能遇到的情况及解决方式，如术后疼痛的应对、床上大小便的应对等，避免造成患者及家属的惊恐，树立患者战胜疾病的信心。

2）指导术前训练：

（1）咳嗽训练：指导患者做深呼吸，呼气时间长于吸气时间，要自然、缓慢；闭声门，胸部自下而上，缓缓用力咳嗽，避免用力过猛，使手术切口振动强度过大引起疼痛。有效咳嗽能增加肺通气量，预防术后坠积性肺炎的发生。

（2）排尿训练：让患者放松腹部及会阴部，用温热毛巾敷下腹部或听流水声，用温开水清洗会阴等，反复多次练习，直至能躺在床上自然排尿，避免术后发生尿潴留。

（3）翻身训练：教会患者轴式翻身的方法。让患者平卧，一位护士站于患者所需卧位一侧，俯身，一手放于患者颈下，另一手放于患者外侧肩部；另一位护士站在患者背后，双手分别托着患者臀部及大腿；两人一起缓慢沿脊柱轴线用力，将患者缓缓放于侧卧位。

3）健康宣教：以通俗易懂的语言向患者及家属讲解病因，术前有关检查项目及注意事项，麻醉知识，术后并发症的预防，此类疾病的主要特征包括神经根痛、感觉障碍、运动障碍、自主神经功能障碍等。

（二）术后护理

1）生命体征监测：密切观察患者生命体征，观察呼吸频率、节律及血氧饱和度的变化。保持呼吸道通畅，观察患者是否出现呼吸困难、烦躁不安等呼吸道梗阻症状。

2）体位护理：全麻清醒者给予去枕平卧位，以利于压迫止血。搬动患者时要保持脊柱水平位，尤其是高颈段手术者应予颈部制动，离床活动时用颈托固定，应注意颈部不能过伸过屈，以免加重脊髓损伤。硬脊膜打开修补者取俯卧位。腰椎手术者用平枕置于腰部，并检查患侧瘫痪肢体运动感觉恢复情况。护士以稳妥轻柔的动作按照术前训练方法，协助患者每1～2小时翻身1次，要注意保持患者头、颈、躯干及下肢在同一轴线位，不可强拖硬拉。

3）脊髓神经功能的观察：

（1）颈椎手术：注意呼吸情况，应特别注意观察伤口周围有无肿胀，有无胸闷气紧、呼吸困难，以防血肿压迫颈部而影响呼吸功能。麻醉清醒后严密观察四肢感觉、运动能力、肌力等，并与术前对比，以便及时发现并发症如颈交感神经节损伤症。

（2）胸椎手术：一般上肢不受影响。术后观察下肢活动情况，术后常出现腹胀者可加用通便润肠药物或行肛管排气。

（3）腰骶部手术：观察下肢肌力活动度及肛周皮肤感觉，若发现感觉障碍平面上升或四肢肌力下降，应考虑脊髓出血或水肿，立即通知医生采取紧急措施。

（4）骶尾手术：注意观察大小便情况，有无排尿、排便障碍。

4）伤口及引流管护理：

（1）注意观察伤口有无渗血、渗液，有无感染征象，保持伤口敷料干燥、清洁、固定（尤其是骶尾部敷料），污染衣裤及时更换。

（2）伤口感染常在术后3～7天出现，表现为局部搏动性疼痛，皮肤潮红、肿胀，压痛明显，并伴有体温升高，及时通知医生，检查伤口情况并及时处理。

（3）引流管护理按神经外科引流管护理常规进行，一般引流管在术后2～3天拔除。

5）饮食护理：术后第一天进食高蛋白、高营养、易消化的食物，以增强机体的抵抗力，建议每天进食蔬菜400～500 g、水果100 g、饮水1 500～2 000 mL，保持大便通畅。

6）疼痛的护理：评估患者疼痛的程度以及是否需要药物辅助止痛。另外可适当变换体位，让患者舒适以便缓解疼痛。咳嗽、打喷嚏、便秘常常可使腹压增加，诱发或加重疼痛，因此，应注意预防感冒及便秘。寒冷常使腰部以下肌肉收缩，加重疼痛，因此，注意腰部及下肢的保暖。

7）预防肺部感染：指导患者进行呼吸训练和有效咳嗽。随着切口愈合，疼痛逐渐减轻或消失，鼓励患者咳嗽，协助勤翻身和叩背，以利于肺的扩张和痰液引流，必要时行雾化吸入稀释痰液。病情允许时尽早离床活动，必要时佩戴护具。

8）排泄护理：患者术后出现尿潴留，需要行膀胱容量压力测定，根据测量结果为留置尿管的患者制订饮水计划以及夹闭尿管，进行膀胱训练。对于膀胱功能尚未恢复且留置尿管的患者，结合补液情况尽早拔除尿管，行间歇性导尿，指导患者按照饮水计划控制水分的规律摄入，及时调整间歇性导尿的间隔和次数。对于便秘的患者，指导患者饮食及饮水，并在餐后尝试排便，必要时行直肠指力刺激术，促进排便反射，建立排便规律。

9）截瘫患者皮肤护理：截瘫患者常伴有感觉缺失，皮肤神经调节功能不良，血液循环差，容易发生压力性损伤。护士每 1～2 小时协助翻身 1 次，并评估受压情况，及时处理。

10）心理护理：术后建议亲属陪护，鼓励、安慰患者，分担患者的痛苦，使之消除孤独感。

四、健康教育

（一）随访

告知患者定期返院复诊，自我监测病情变化，若出现脊柱局部疼痛、四肢感觉障碍、活动能力下降等不适，应及时就诊。

（二）康复治疗

（1）指导患者进行肢体功能锻炼，做到主动运动与被动运动相结合。患者起床前根据手术部位的不同先给予颈托、胸带、腰围保护，以免影响脊柱稳定性。

（2）保持大小便通畅，对于尿潴留的患者，及时评估其上肢功能或家属的学习、配合意愿，指导出院后自行间歇清洁导尿，预防尿路感染。对于便秘患者，指导家属学习饮食护理，必要时使用开塞露纳肛或口服轻泻药。

五、知识链接

最新护理干预

加速康复外科护理是指在围术期采用经循证医学证据证实有效的一系列优化措施，减轻患者的心理、生理应激反应，减少并发症。椎管内肿瘤手术难度较大、肿瘤解剖位置独特以及术后恢复较慢等，大量研究显示加速康复外科护理在椎管内肿瘤术后患者中成效显著。有护理学者提出术前心理疏导、肌肉放松，缩短术前禁食时间，实施疼痛超前管理及术后早期训练（包括手功能锻炼、肢体被动练习及主动运动），可减轻患者术后疼痛，促进肌力及躯体感觉恢复，降低并发症发生率。

（关玉仙　黄凤爱　欧丽珊）

【参考文献】

[1] 白雪萍. 加速康复外科护理在椎管内肿瘤切除合并脊柱内固定患者中的应用研究 [J]. 中国伤残医学，2021，29（16）：64 – 65.

[2] 李乐之，路潜. 外科护理学 [M]. 7 版. 北京：人民卫生出版社，2021.

[3] 刘洋，孙晓燕. 椎管内肿瘤患者围手术期的加速康复外科护理 [J]. 中国矫形外科杂志，2023，31（19）：1819 – 1821，1824.

[4] 赵艳燕，江彦飞，单荣梦，等. 加速康复外科护理在椎管内肿瘤切除术患者中的应用 [J]. 齐鲁护理杂志，2022，28（16）：11 – 13.

第二节　脊髓血管病变

一、概述

脊髓血管病变是脊髓内血管形态异常引起脊髓功能障碍的一组疾病，主要有三种类型：肿瘤型、动脉瘤型和动静脉型。肿瘤型分为血管网状细胞瘤和海绵状血管瘤，动静脉型分为动静脉瘘和动静脉畸形。脊髓血管病变发病平均年龄约 20 岁，50% 以上的患者在 16 岁前发病。脊髓血管畸形在脊髓任何节段均可发生，颈段和圆锥最为常见，研究显示，脊髓血管病最常见的发病部位是胸段，其次是颈段和腰骶段。最多见的表现是蛛网膜下隙出血或脊髓出血及其他神经系统症状，比如腰痛、根性疼痛、感觉运动障碍等，还常伴有括约肌功能障碍等。脊髓血管病变发病率较低，但致残率高，因为脊髓内结构紧密，所以较小的血管损害也可能导致严重的后果。脊髓血管病变发病急骤，且进展迅速，在急性发生背痛（性质上有时是根痛）几分钟后出现弛缓性截瘫或四肢瘫，体征主要为病变平面以下运动、感觉及自主神经功能障碍。此外，病变部位随时可能破裂出血，一年内再出血的概率较高，直接死于出血者的比例也较高。血管造影是确诊该病的主要手段，是脊髓病变分型的"金标准"，可行介入治疗或手术治疗。

二、护理评估

（一）术前评估

（1）询问患者一般情况，有无烟酒嗜好，有无二便异常，有无睡眠障碍，生活是否能自理。

（2）询问患者是否有脊髓脊柱外伤和病毒感染史。

（3）评估感觉功能：患者往往在病变区域周围有感觉过敏，出现轻触觉和位置觉的缺失。疼痛是最常见的症状，多为脊髓蛛网膜下隙出血所致，评估疼痛的性质、程度及部位。

（4）评估运动功能：评估患者肢体肌力、肌张力情况。颈段脊髓血管病变患者上肢不能高举，握物不稳，不能完成精细的动作；下肢举步无力、僵硬，易跌倒，可伴有肌肉萎缩，出现瘫痪。

（5）心理－社会状况评估：了解患者及家属有无焦虑、恐惧不安等情绪。了解患者文化程度或生活环境、宗教信仰、家庭成员的支持度、经济状况等。

（二）术后评估

（1）评估手术及麻醉方式、术中情况。

（2）评估患者生命体征、感觉功能、运动功能、二便功能，评估患者有无伤口疼痛，引流液的性状。评估高颈段脊髓血管病变患者的呼吸情况、血氧饱和度情况。

（3）心理－社会状况：了解患者有无焦虑、抑郁、自暴自弃等负性情绪，康复训练和早期活动是否配合。

三、护理要点

（一）术前护理

1）饮食指导：指导患者进食高蛋白、高热量、高维生素、易消化食物。

2）体位护理：急性期卧床休息，训练床上大小便。

3）心理护理：

（1）了解患者心理状况，积极主动关心患者，指导自我放松的方法，取得患者的信任，鼓励患者家属和朋友给予患者关心和支持，消除其焦虑、恐惧等不良情绪，保持情绪稳定。

（2）进行针对性心理护理，给患者介绍同种疾病恢复良好的案例，以增强患者与疾病斗争的信心。

（二）术后护理

1）保持呼吸道通畅：高颈段病变患者注意观察呼吸频率和幅度、血氧饱和度，若出现呼吸困难及时使用呼吸机辅助呼吸。

2）饮食护理：对术后麻醉清醒患者，可协助其进食流食，再逐渐恢复至普食，给予高热量、高维生素、粗纤维、易消化饮食。

3）疼痛护理：

（1）使用疼痛评估工具评估患者的疼痛情况。

（2）遵医嘱给予镇痛药物。使用患者自控镇痛（patient controlled analgesia，PCA）泵者，注意检查管道是否通畅，评价镇痛效果是否满意。

（3）提供安静舒适的环境。

（4）指导患者用想象分散注意力、放松或适当按摩疼痛部位等方法减轻疼痛。

4）伤口观察及护理：观察伤口敷料，如有渗血渗液及时更换。

5）引流管护理：

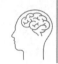

（1）保持引流管固定通畅，勿折叠、扭曲、压迫管道。

（2）观察记录引流液的性状、颜色、量。正常情况下手术当天引流液为暗红色，以后引流液逐渐变浅、变清。若术后 24 小时后仍有新鲜血液流出，应及时通知医生给予止血药物等，进行 CT 检查，必要时做好术前准备，再次手术止血。

（3）引流管的长度应适宜，使患者有适当的活动空间，进行翻身等护理操作时必须先将引流管安置妥当，避免意外发生。告知患者及陪住人员引流管的重要性，预防非计划拔管。若患者烦躁、不配合，可以适当约束上肢。

（4）搬动患者前，应夹闭引流管。注意无菌操作原则，保持引流管与伤口或黏膜接触部位的无菌，以防感染。

（5）尽早拔除尿管，关注患者自行排尿情况，必要时予间歇性导尿，促进排尿功能的恢复。

6）体位与功能锻炼：

（1）抬高床头 15°～30°，卧床及翻身时保持头颈和脊柱在同一轴线上。

（2）截瘫患者保持肢体功能位，预防关节畸形，协助肢体做被动运动，防止肌肉萎缩。

7）用药护理：遵医嘱给予止血、改善微循环、脱水的药物治疗，用药过程中注意观察患者电解质、肾功能情况。

四、健康教育

（一）随访

术后 3 个月复查脊髓血管造影，自我监测病情变化，若出现脊柱局部疼痛、四肢感觉障碍、肌力下降等不适及时就诊。

（二）康复治疗

评估患者肌力及平衡能力，指导患者及家属坐位训练、体位转移的技巧，使用轮椅、拐杖或助行器等移动工具的方法。患者下地时应有专人保护，清除地面障碍物，以防跌倒。

五、知识链接

雌激素对神经的保护作用

近年来发现雌激素缺乏是脊髓血管病变的一个独立危险因素，年轻女性患脊髓血管病变的预后优于同龄男性，老年女性的预后则不佳。这是因为雌激素作为一种类固醇激素，不仅具有促进生长、发育、生殖的作用，还具有保护神经细胞的作用。雌激素可通过与不同靶细胞内的雌激素受体结合，启动细胞内不同信号传导途径发挥神经保护作用，还可通过抗炎、抗氧化、增加局部血流量等途径来保护神经。流行病学研究显示，绝经前妇女脑卒中的发病率远低于同年龄段男性，疾病的严重程度也相对较轻，但绝经后女性脑卒中发病率则明显增高；雌激素可防止神经退行性疾病的发生，如阿尔茨海默病、帕金森病等。故女性患者在更年期后，具有神经保护作用的雌激素下降，导致老年女性更容易发生神经退行性疾病。

（关玉仙　许川徽　欧丽珊）

【参考文献】

[1] 陈茂君，段丽娟，李莉. 神经外科护理难点突破 [M]. 成都：四川大学出版社，2020.

[2] 李乐之，路潜. 外科护理学 [M]. 7 版. 北京：人民卫生出版社，2021.

[3] 李婷，张渺. 雌激素对神经保护的作用机制 [J]. 中国性科学，2014，(4)：33-35.

[4] 刘娜，徐加平，王引明，等. 脊髓血管病的临床特点及预后分析 [J]. 临床神经病学杂志，2021，34（3）：199-203.

[5] 刘兴，虞乐华. 雌激素神经保护作用及其机制的研究进展 [J]. 现代医药卫生，2016，32（11）：1679-1682.

第三节　急性创伤性脊髓损伤

一、概述

在现代社会中，脊髓损伤对患者而言是毁灭性的疾病。急性创伤性脊髓损伤以瘫痪、肢体麻木、膀胱或者肠道控制缺失为主要表现，美国的数据显示，其中不完全性四肢瘫痪是最常见的，约占47%。创伤性脊髓损伤主要发病于年轻成人，患者一生累计的医疗费用可达 500 000～2 000 000 美元，给患者家庭及社会造成巨大负担。据统计，全球范围的创伤性脊髓损伤发病率为（10.4～83）/100 万人，其中，我国创伤性脊髓损伤发病率为（23.7～60.6）/100 万人，欧洲发病率为（16～19.4）/100 万人。高空坠落和道路交通事故是创伤性脊髓损伤的主要原因，由跌倒引起的脊髓损伤、女性及儿童脊髓损伤的比例也在增加，心血管疾病、糖尿病和骨质疏松患者的脊髓损伤发病风险也呈现增加的态势。

二、护理评估

（一）非手术治疗/术前评估

（1）评估患者的生命体征、意识、肌力、呼吸、血压、脉搏、体温等情况。

（2）详细了解患者受伤的时间、原因和部位，受伤时的体位、症状和体征，搬运方式，急救情况，有无昏迷史和其他部位复合伤等。

（3）了解患者有无尿潴留或充盈性尿失禁，尿液颜色、量和比重变化，有无便秘或大便失禁，有无腹胀和麻痹性肠梗阻征象。

（4）评估患者受伤部位有无皮肤组织破损，肤色和皮肤温度改变情况，活动性出血及其他复合型损伤的迹象。

（5）神经系统功能：评估患者躯体痛、温、触及位置觉的丧失平面及程度，肢体运动、反射和括约肌功能损伤情况。依据美国脊髓损伤学会（American Spinal Injury Association，ASIA）分级（表4-1）进行神经功能检查，常规行肛门感觉及肛门括约肌检查。神经学检查应根据患者的情况个性化，但伤后前3天每天至少检查1次。

表4-1　ASIA 分级

级别	损伤程度	临床表现
A	完全损伤	损伤平面以下无任何感觉、运动功能
B	不完全损伤	损伤平面以下，包括腰骶段感觉存在，但无运动功能
C	不完全损伤	损伤平面以下有运动功能，一半以上关键肌肉肌力＜3级
D	不完全损伤	损伤平面以下有运动功能，一半以上关键肌肉肌力≥3级
E	正常	感觉和运动功能正常

（6）了解患者有无脊柱受伤或手术史，近期是否因其他疾病而服用激素类药物，以及应用的剂量、时间和疗程。

（二）术后评估

（1）了解患者手术和麻醉的方式与效果，病变组织修复情况，术中出血、补液、输血情况和术后诊断。

（2）评估患者生命体征是否平稳，意识是否清醒，各项生理功能恢复情况，疼痛情况，有无压力性损伤等并发症发生。

（3）评估患者躯体感觉、运动功能恢复情况，有无呼吸系统或排便、排尿功能障碍。

（4）心理-社会状况：了解患者有无焦虑、抑郁、自暴自弃等负性情绪，康复训练和早期活动是否配合。

三、护理要点

（一）非手术治疗护理/术前护理

1）病情观察：密切观察患者的生命体征，重点观察呼吸频率、节律、幅度和有无鼻翼扇动、胸闷和胸式呼吸消失等体征，监测血氧饱和度。脊髓损伤后易出现脊髓水肿反应，应密切观察躯体及肢体感觉和运动情况，当出现瘫痪平面上升、肢体麻木、肌力减弱或不能活动时，应立即通知医师处理。

2）配合治疗：对行颅骨牵引治疗的患者行牵引护理。对于行甲泼尼龙冲击治疗者，应遵医嘱按时给药，并观察用药反应。对拟行手术者做好术前准备。

3）心理护理：理解患者惊慌、恐惧、焦虑等情绪反应。向患者说明手术的重要性，指导术前、术后配合，耐心解答问题。介绍疾病相关知识，提高患者的自我护理能力，增强其战胜疾病的信心。家庭成员和医务人员应相信并认真倾听患者的诉说。可让患者和家属参与制订护理计划，帮助患者建立有效的社会支持系统。

4）血糖管理：择期手术术前空腹血糖控制在 7.9 mmol/L 以下，首选胰岛素静脉泵入，在控制高血糖的同时，须注意低血糖的发生；出现酮症时须尽快补液，恢复血容量，纠正水、电解质代谢紊乱和酸碱平衡失调。

5）血压管理：年龄小于或等于 60 岁合并高血压的脊髓损伤患者，血压控制在 140/90 mmHg 以下；年龄大于 60 岁合并高血压的脊髓损伤患者，血压控制在（150～160）/（90～100）mmHg。

6）VTE 管理：VTE 风险评级采用标准卡普里尼（Caprini）评分。对 VTE 的干预方式：低 VTE 风险（Caprini 评分 1～2 分）者采取机械预防；中 VTE 风险（Caprini 评分 3～4 分）者采取药物或机械预防；高 VTE 风险（Caprini 评分大于或等于 5 分）者采取药物联合机械预防，药物或机械预防使用至术后 7～14 天。

7）并发症的护理：脊髓损伤一般不直接危及生命，其并发症才是导致患者死亡的主要原因。

（1）呼吸衰竭和呼吸道感染：应注意观察患者的呼吸功能，监测血氧饱和度。给予氧气吸入，必要时协助医师行气管插管、气管切开或呼吸机辅助呼吸等，并做好相应护理。遵医嘱给药以减轻脊髓水肿，避免进一步抑制呼吸。做好呼吸道护理，指导和协助患者深呼吸、咳嗽咳痰、翻身叩背、雾化吸入和吸痰等，以促进肺膨胀和有效排痰。及时处理肠胀气、便秘；不要用沉棉被压盖胸腹，以免影响患者呼吸。对于已经发生肺部感染者应遵医嘱选用合适的抗生素。

（2）体温失调：颈髓损伤后，自主神经系统功能紊乱，受伤平面以下毛细血管网舒张而无法收缩，皮肤不能出汗，丧失了调节体温和适应气温变化的能力。当室温大于 32 ℃时，闭汗使患者容易出现高热（体温大于 40 ℃），且药物降温效果不佳。患者体温升高时，应以物理降温为主，如予冰敷、温水擦浴、冰盐水灌肠等。必要时给予输液和冬眠药物。夏季将患者安置在阴凉或设有空调的房间。

（3）泌尿生殖道感染和结石：排尿的脊髓反射中枢在腰椎 2—4 节，位于脊髓圆锥内。圆锥以上脊髓损伤者由于尿道外括约肌失去高级神经支配，不能自主放松，因而可出现尿潴留。圆锥损伤者则因尿道外括约肌放松出现尿失禁。由于患者须长期留置导尿管，容易发生泌尿系感染与结石，男性患者还可能发生附睾炎，主要护理措施包括：①留置导尿管：在脊髓休克期应留置导尿管，持续引流尿液并记录尿量，以防膀胱过度膨胀。2～3 周后改为定期开放尿管，以防膀胱萎缩。②排尿训练：根据脊髓损伤部位和程度的不同，部分患者排尿功能可逐渐恢复，但脊髓完全性损伤者则需要进行排尿功能训练。当膀胱充盈时，鼓励患者在膀胱区按摩加压将尿排尽，训练自主性膀胱排尿，争取早日拔除导尿管，此方法对马尾神经损伤者特别有效。③多饮水：鼓励患者每日饮水 2 500 mL 以上以稀释尿液，预防泌尿系结石。④定期监测：定期监测残余尿量、尿常规和中段尿培养结果，及时发现泌尿系统感染征象。⑤控制感染：发生感染时遵医嘱使用抗生素。⑥间歇性导尿或膀胱造瘘：须长期留置导尿管而又无法控制泌尿系统感染者，应教会患者遵循无菌操作原则进行间歇性导尿，也可作永久性耻骨上膀胱造瘘术。⑦建立人工神经反射弧：脊髓损伤 4～6 个月，截瘫平面稳定后，可以利用损伤平面以下的失用神经创建一个人工体神经 – 内脏神经反射弧，以控制排尿。根据所用神经节段的不同，大部分患者可于 1 年左右显著恢复膀胱功能，并能控制小便，部分患者尚可不同程度地恢复性功能。

（4）便秘：脊髓损伤后，骶髓的副交感神经中枢失去了高级中枢的控制，肠道神经功能和膀胱神经功能一样受到破坏，结肠蠕动减慢，使水分吸收较多，而活动减少和饮水减少也是便秘的原因。护士应指导患者多食新鲜水果和蔬菜等富含膳食纤维的食物，多饮水。在餐后 1 小时按顺时针方向做腹部按摩 15～30 分钟，以刺激肠蠕动。对顽固性便秘者可遵医嘱给予灌肠或轻泻药。部分患者通过持续的排便训练可逐渐建立起反射性排便，方法为尽量取坐位以增加腹压，每日定时用手指按压肛门周围或者扩张肛门，刺激括约肌，反射性地引起肠蠕动。

（5）压力性损伤：截瘫患者因长期卧床，皮肤知觉丧失，骨隆突部位的皮肤长时间受压于床褥与骨隆突之间而发生神经营养性改变从而出现压力性损伤。压力性损伤最常发生的部位为枕后、骶尾部、股骨大转子、髂嵴和足跟等处。截瘫患者出现压力性损伤后极难愈合，压力性损伤部位每日渗出大量体液，消耗蛋白质，容易感染，患者可因消耗衰竭或脓毒症死亡。主要护理措施包括：①床单位应清洁、平整、干燥和舒适，有条件时可使用减压敷料和气垫床；②定时翻身，避免在床上拖拽患者，以减少局部皮肤剪切力；③保持患者皮肤清洁干燥；④保证足够的营养摄入，提高机体抵抗力。

（二）术后护理

（1）病情观察：严密观察患者生命体征、意识、尿量、血氧饱和度、肢体感觉、运动和反射功能，以及伤口敷料和引流等情况。若患者出现胸闷、憋气，肢体麻木，疼痛加重，或感觉、运动、大小便异常等情况，均应及时报告医师并配合处理。

（2）饮食护理：术后麻醉清醒、拔除气管插管后评估患者无吞咽困难，则可协助其进食流食，再逐渐恢复至普食，给予高热量、高维生素、粗纤维、易消化饮食。颈椎手术后患者 2 天内可进温凉流食，以减轻喉头水肿，减少出血。

（3）体位与功能锻炼：睡硬板床，头颈和脊柱的轴线始终保持一致，每 2 小时行轴式翻身 1 次。保持各肢体关节处于功能位，防止关节屈曲、过伸或过展。可用矫正鞋或支足板固定足部，以防足下垂。每日应对瘫痪肢体做被动的全范围关节活动和肌肉按摩，以防止肌肉萎缩和关节僵硬，减少截瘫后并发症。上肢功能良好者可以通过举哑铃和拉拉力器等方法增强上肢力量，为今后的生活自理做准备，并增强信心和对生活的热爱。

（4）各管道观察及护理：输液管路保持通畅，妥善固定，注意观察穿刺部位皮肤。尿管护理按照尿管护理常规进行。

（5）伤口护理：保持伤口敷料清洁干燥，固定妥善。敷料若有渗血、渗液，及时通知医生更换。

四、健康教育

（一）随访

告知患者定期返院复诊，随时监测病情变化，若出现脊柱局部疼痛，四肢感觉、活动能力下降等不适，应及时就诊。

（二）康复治疗

病情允许时，指导患者练习床上坐起，学习使用轮椅、拐杖或助行器等移动工具，练习上下床和行走。患者下地时应有专人保护，清除地面障碍物，以防跌倒。术后 3 个月取坐位或下床时须佩戴脊柱支具或遵医嘱使用脊柱护具。

五、知识链接

糖皮质激素在急性创伤性脊髓损伤中的应用

药物干预在一定程度上可减轻急性创伤性脊髓损伤后的次级炎症反应，促进神经功能恢复。临床试验提示糖皮质激素能改善急性非穿透性、急性创伤性脊髓损伤患者神经系统治疗的结局，因为糖皮质激素能减轻水肿、防止细胞内钾的丢失以及促进神经系统的恢复；也有一些学者认为抑制脂质过氧化是糖皮质激素促进脊髓恢复的主要作用机制。但糖皮质激素可能会增加中至重度创伤性脑损伤患者的死亡率，所以对伴有中至重度的创伤性脑损伤的急性创伤性脊髓损伤者，不推荐使用糖皮质激素。

因为证据有限，糖皮质激素在急性创伤性脊髓损伤中的应用经历了推荐—不推荐—推荐的过程。特别是对有穿透伤、多系统创伤、中至重度创伤性脑损伤以及其他与糖皮质激素治疗并发症风险有关的共存疾病，不推荐使用糖皮质激素。但对于孤立性非穿透性急性创伤性脊髓损伤发生后 8 小时内就诊的其他患者，可以考虑甲泼尼龙静脉给药，标准剂量是先以 30 mg/kg 快速静脉给药，后以每小时 5.4 mg/kg 的剂量持续静脉输注 23 小时。

（关玉仙　许川徽　欧丽珊）

【参考文献】

［1］李乐之，路潜. 外科护理学［M］. 7 版. 北京：人民卫生出版社，2021.

［2］张姣姣. 中国创伤性脊髓损伤住院患者疾病负担及转归分析［D］. 北京：中国疾病预防控制中心，2021.

［3］中华预防医学会脊柱疾病预防与控制专业委员会脊柱脊髓损伤疾病预防与控制学组，

中国康复医学会脊柱脊髓专业委员会基础研究学组. 急性脊柱脊髓损伤围术期管理临床指南 [J]. 中华创伤杂志, 2019, 35 (7): 577 – 587.

[4] MAHANES D, MUEHLSCHLEGEL S, WARTENBERG K E, et al. Guidelines for neuro-prognostication in adults with traumatic spinal cord injury [J]. Neurocritical care, 2024, 40 (2): 415 – 437.

[5] PICETTI E, DEMETRIADES A K, CATENA F, et al. Early management of adult traumatic spinal cord injury in patients with polytrauma: a consensus and clinical recommendations jointly developed by the World Society of Emergency Surgery (WSES) & the European Association of Neurosurgical Societies (EANS) [J]. World journal of emergency surgery, 2024, 19 (1): 4.

第四节 椎间盘突出症

一、概述

椎间盘突出症是临床较为常见的脊柱退行性疾病之一，可发生于颈椎、腰椎、胸椎等各个脊柱节段中。椎间盘突出症主要是指椎间盘髓核、纤维环及软骨板等各个部分，尤其是髓核，发生不同程度的退行性改变后，在外力因素的作用下，纤维环发生破裂，髓核组织突出（或脱出）于后方椎管内，从而导致脊髓和脊神经根遭受刺激或压迫，引起颈、肩、腰、腿疼痛或麻木等相应神经症状的疾病。若压迫部位在颈椎节段，主要表现为颈肩部疼痛，上肢放射性疼痛、麻木等症状；若压迫部位在胸椎节段，主要表现为胸背部疼痛、下肢感觉障碍、下肢乏力等症状；若压迫部位在腰椎节段，主要表现为腰腿疼痛、坐骨神经（下肢重要神经）痛等症状。

颈椎间盘突出症的发病年龄多在 30 ~ 50 岁，男性多于女性。腰椎间盘突出症好发于年龄在 20 ~ 50 岁的患者，男女发病比例为 4:1 至 6:1。患者多有弯腰劳动史或长期坐位工作史，首次发病常在弯腰持重或突然扭腰过程中发生。腰椎间盘突出症以腰 4/5 节段、腰 5/骶 1 节段发病率最高，约占 95%。由于症状性胸椎间盘突出（胸椎间盘突出症）发病率极低，据报道为每年每 100 万人中约有 1 位，因此临床上的椎间盘突出症主要指颈椎间盘突出症和腰椎间盘突出症。

椎间盘突出症总的治疗原则是首先考虑保守治疗，保守治疗无效再考虑手术治疗。

二、护理评估

（一）术前评估

（1）一般资料：评估患者的职业、不良生活习惯、生活自理能力、压力性损伤及跌倒/坠床风险。

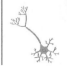

（2）症状与体征：评估患者四肢肌力、肌张力、感觉、运动和反射情况，行走的姿势、步态；评估疼痛的部位及性质，诱发及加重的因素，缓解疼痛的措施及效果等；评估本次疼痛发作后治疗的情况，如是否使用镇痛药、肌肉松弛药等药物；评估有无大小便障碍等。

（3）既往史：了解患者是否有先天性的椎间盘疾病，有无颈部、胸部、腰部外伤，慢性损伤史，是否做过手术。了解患者有无急性扭伤或损伤史。询问受伤时患者的体位，外来撞击的着力点，受伤后的症状和疼痛的特点和程度，导致疼痛加剧或减轻的相关因素，有无采取制动和治疗措施。

（二）术后评估

1）术中情况：了解手术方式、麻醉方式及术中情况。

2）病情评估。

（1）评估患者生命体征，颈部手术患者，尤其应注意呼吸情况、肢体活动情况、术口情况、吞咽功能情况、进食情况。

（2）评估患者有无排尿困难和尿潴留，四肢感觉、运动功能情况。

3）评估患者有无并发症发生的征象。

（1）评估颈前入路术后患者有无喉返神经或喉上神经受损、上呼吸道阻塞、吞咽困难、颈部血肿等并发症发生。

（2）评估颈后入路术后患者有无椎动脉损伤、植骨块脱落、颈部血肿、神经根损伤及反应性水肿等并发症发生。

（3）评估腰椎间盘突出术后患者有无坐骨神经痛、术后出血、神经损伤、脑脊液漏及椎间隙感染等。

（4）评估胸椎间盘突出术后患者有无并发症。

A. 评估有无神经系统并发症：由脊髓或神经根损伤导致的神经功能恶化、神经损伤所致疼痛等。

B. 评估有无脑脊液相关并发症：硬膜撕裂，进一步可发展成脑脊液漏、手术切口愈合不良、椎管内感染及感染向颅内扩散。

C. 评估有无切口相关并发症：术区感染、血肿。

三、护理要点

（一）非手术治疗的护理/术前护理

1）术前训练：

（1）呼吸功能训练：术前指导患者尤其是颈髓受压的患者练习深呼吸，可进行吹气泡或吹气球等训练，以增加肺的通气功能；术前2周戒烟。

（2）俯卧位训练：适用于颈后路手术患者，以适应术中长时间俯卧位并预防呼吸受阻。开始每次为30～40分钟，每日3次；以后逐渐增至每次3～4小时，每日1次。

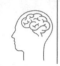

3）佩戴支具：胸围、腰围等支具能加强脊柱的稳定性，限制脊柱的屈伸活动，对脊柱起到保护和制动作用。病情允许下离床活动前可佩戴支具，在进食以及卧位休息时取下腰围放松。

4）保持有效牵引：牵引前，在牵引带压迫的器缘部位使用减压保护贴，预防压力性损伤。牵引期间观察患者体位、牵引线及重量是否正确，经常检查牵引带压迫部位的皮肤有无疼痛、红肿、破损、压力性损伤等。

5）疼痛护理：及时评估患者疼痛情况，遵医嘱使用止痛药及关注药物不良反应。

6）饮食指导：给予营养丰富、易消化的食物。对于存在营养不良、脱水、贫血、低蛋白血症等情况的患者，指导其进食高蛋白饮食。

（二）术后护理

1）病情观察：包括生命体征、伤口敷料、疼痛等方面。观察手术切口敷料有无渗液及其颜色、性状、量等，及时通知医师更换敷料，以防感染；观察患者术后有无疼痛，疼痛严重者予以镇痛剂或镇痛泵。

2）体位护理：术后平卧，2小时后可通过轴式翻身侧卧。颈部手术患者坐起时佩戴颈托，在颈托需要调整时，应避免扭转或移动头部，应使用双手支撑颈部。观察颈托周围的皮肤是否出现红肿、疼痛、感染或其他异常，将异常情况报告医生并及时处理。腰椎手术术后患者平卧硬板床，可起到压迫止血的作用；按摩受压部位，防止压力性损伤发生；翻身时行轴式翻身，术后72小时内不要自行强行翻身，避免腰部筋膜、肌肉、韧带受损。可在术后第2天佩戴腰围后下地活动，同时辅以腰背肌锻炼，以免造成腰肌失用性萎缩。

3）饮食护理：术后第一天进食高蛋白、高营养、易消化的食物，以增强机体的抵抗力，多食蔬菜及水果，多饮水，保持大便通畅。

4）伤口引流管护理：防止引流管脱出、折叠，观察并记录引流液颜色、性状和量；观察有无脑脊液漏，是否有活动性出血，有异常及时报告医师处理。

5）功能锻炼：

（1）颈部手术术后第一天，患者最好避免剧烈活动，保持卧床或平卧休息，以免出现术后并发症。术后第二天，可以进行颈部肌肉的简单活动，如仰卧姿势下缓慢地将头向前收、向后仰、向左右侧旋转，每个方向5～10次。此外，也可以适当进行手部等其他部位的运动。术后第三天继续进行颈部的练习，每个方向做10～15次。术后第四天起，可以逐渐增加运动幅度和强度，比如可以将头前倾、后仰、向两侧倾斜，每个方向做20～25次，并逐渐加大力度。此外，患者可以进行适当的牵引和放松运动，帮助缓解颈部疼痛和肌肉痉挛，加快恢复。手术一周后，可以根据个人情况选择有氧运动、理疗等康复方法，但不可过度活动，否则会对康复造成不良影响。

（2）腰椎手术术后一周可开始在床上采用燕式运动进行腰背部锻炼，增强腰背肌力，促进脊柱稳定，纠正腰部的不良姿势。但要遵循次数由少到多、循序渐进、长期坚持的锻炼原则。

（3）注意不宜从仰卧位直接起床，宜从侧卧位坐起。应先在床边坐至无头晕等不适时，再进行坐位和站立位平稳训练以及日常生活活动能力的训练。

6）并发症的护理：常见并发症为呼吸困难、伤口出血、神经根粘连和脑脊液漏，须予以积极预防。

（1）呼吸困难：颈椎前路手术最危急的并发症，多发生于术后 1～3 天。颈椎前路手术患者床旁应常规准备气管切开包；术后加强患者呼吸频率、节律的观察，一旦发生呼吸困难，立即通知医生，并做好气管切开及再次手术的准备。

（2）伤口出血：术后注意观察患者生命体征、伤口敷料及引流液，颈部手术者注意观察颈部情况，检查颈部软组织张力。检查是否有活动性出血。若引流量多且引流液呈淡红色，应考虑有脑脊液漏发生，及时报告医师处理。

（3）神经根粘连：术后及时评估患者脊髓神经功能情况，观察下肢感觉、运动情况，并与健侧和术前对比，评估患者术后疼痛情况有无缓解。

（4）脑脊液漏：适当抬高床尾，去枕平卧 7～10 天；监测及补充电解质；遵医嘱按时使用抗生素，预防颅内感染发生；必要时探查伤口，缝合裂口或修补硬脊膜。

四、健康教育

（一）纠正不良姿势

颈椎间盘突出症患者在日常生活、工作、休息时应注意纠正不良姿势，最佳的伏案工作姿势是保持颈部正直，微微前倾，不要扭转、倾斜；长时间工作时，应定时休息几分钟，做颈部运动或按摩，以缓解颈部肌肉的慢性劳损；不宜长时间低头，避免将头靠在床头或沙发扶手上看书或看电视。胸椎间盘突出症患者在日常生活中应尽量减少负重，搬运重物时采用正确的姿势；坐位时尽量采用有靠背垫的椅子。腰椎间盘突出症患者坐位时选择高度合适、有扶手、有腰垫和坐垫、符合人体工学要求的靠背椅，保持身体与桌子距离适当，保持膝与髋处于同一水平，身体靠向椅背，维持正确坐姿；站立时尽量使腰部平坦伸直，收腰、提臀；行走时抬头、挺胸、收腹，利用腹肌收缩支持腰部。

（二）体育锻炼

在康复医学专业人员的指导下，合理进行中等强度的体育锻炼，有利于增强肌力，增加脊柱稳定性。参加剧烈运动时，运动前应有预备活动，运动后有恢复活动，切忌活动突起突止，应循序渐进。急性疼痛的锻炼应以柔韧性牵伸及方向特异性训练为主，亚急性和慢性疼痛以有氧训练和认知行为干预为主。

五、知识链接

运动疗法在腰椎间盘突出症的应用

运动疗法是腰椎间盘突出症非手术治疗的重要部分。研究表明在急性发作期（7 天内）采用运动疗法可能会导致疼痛症状加重，而在恢复期或慢性期采取运动疗法会使腰

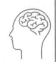

腿疼痛症状减轻，在康复期内疗效更佳。

运动疗法大概分为三类：静态运动、有氧运动和中医传统运动。

（1）静态运动：通过增加肌肉张力对抗固定阻力，激发肌肉协调性和运动敏感性，适用于康复期和慢性期。运动形式有屈髋屈膝运动、燕式运动、桥式运动、仰卧起坐运动、四点支撑运动、腰背肌仰卧蹬车、投篮、仰泳等。

（2）有氧运动：适用于慢性期和稳定康复期。运动类型有普拉提、蛙泳、瑜伽等。有氧活动持续时间：第一周期5～10分钟（或更少），后循序渐进到20～30分钟；无禁忌证的情况下，每周150～300分钟。

（3）中医传统运动：适用于康复期和慢性期。常见运动形式有太极拳、易筋经、八段锦等，能够加强背部肌群的肌力以及提高脊柱的稳定性。

（关玉仙　许川徽　欧丽珊）

【参考文献】

［1］崔学军，梁倩倩. 腰椎间盘突出症中西医结合诊疗专家共识［J］. 世界中医药，2023，18（7）：945－952.

［2］葛龙，李镜，尚文茹，等. 非手术疗法治疗腰椎间盘突出症的循证实践指南［J］. 中国循证医学杂志，2024，24（2）：125－148.

［3］李乐之，路潜. 外科护理学［M］. 7版. 北京：人民卫生出版社，2021.

［4］秦晓宽，孙凯，徐卫国，等. 腰椎间盘突出症中医循证实践指南［J］. 西部中医药，2024，37（5）：1－15.

［5］孙传睿，冯天笑，王晓阳，等. 运动疗法治疗腰椎间盘突出症的研究进展［J］. 世界中医药，2023，18（21）：3031－3036.

［6］POJSKIC M, BISSON E, OERTEL J, et al. Lumbar disc herniation：epidemiology, clinical and radiologic diagnosis WFNS spine committee recommendations［J］. World neurosurgery：X, 2024, 22：100279.

第五章　功能神经外科疾病护理精要

第一节　三叉神经痛

一、概述

三叉神经是支配颌面部的感觉与运动功能的主要脑神经之一。三叉神经痛是指在三叉神经分布区域内出现的阵发性电击样剧烈疼痛，历时数秒或数分钟，间歇期无症状。病程呈周期性发作，疼痛可自发，也可因刺激扳机点引起。原发性三叉神经痛无论病程长短，神经系统检查均无阳性体征。

一般中老年多发，发病高峰年龄为50～70岁，青少年罕见。女性多于男性，男女患病比例约为1:1.4。右侧多于左侧，左右侧发病比例约为1:1.2。疼痛常累及单侧面部三叉神经第2支和第3支分布区，单纯一支痛者少见，双侧发病罕见。

三叉神经痛的治疗方法主要包括：①药物治疗，依然是目前的首选方法，其中卡马西平是治疗三叉神经痛的一线药物。②外科治疗，包括显微血管减压术、立体定向放射外科治疗、三叉神经半月节射频消融、球囊压迫等。③物理治疗，包括针灸或理疗，可减轻症状，但不能根治。

二、护理评估

（一）术前评估

（1）询问患者的一般情况，包括患者年龄、职业、民族，饮食营养是否合理，有无烟酒嗜好，有无尿便异常，睡眠是否正常，生活是否能自理，有无接受知识的能力。评估患者既往有无癫痫发作史、家庭史、健康史、过敏史、用药史。

（2）询问患者疼痛的部位、性质及频率：仔细询问患者疼痛的部位是在一侧还是在两侧；痛点位于哪里；是否有特别敏感的区域，如口角、鼻翼、颊部和舌部为敏感区；是否在平常的活动中即可诱发疼痛，严重者洗脸、刷牙、说话、咀嚼、打哈欠等都可诱发；疼痛的感觉如何，如电击样、针刺样、刀割样或撕裂样的剧烈疼痛；持续时间多久；是否有面肌抽搐现象。目前尚没有专门针对三叉神经痛的评价量表，可使用疼痛评价量表进行评估。

（3）了解起病形式及病程特点：询问患者疼痛是呈持续性发作还是呈间歇性周期发

作；了解患者发病时局部有无伴随症状，如伴有面部发红、皮肤温度升高、结膜充血和流泪等；了解患者的病程长短，一般病程越长，发作越频繁，疼痛程度越重。

（4）评估患者的精神、心理状态。三叉神经痛疼痛严重时可昼夜发作，使患者夜不能眠或睡后痛醒；同时，很多动作可以诱发疼痛发作，导致患者面色憔悴，甚至精神抑郁或情绪低落。了解患者及家庭成员对疾病的认识和期望值。了解患者的个性特点，进行针对性的心理指导和护理支持。

（二）术后评估

（1）评估手术方式、麻醉方式及术中情况。

（2）评估患者生命体征、意识、瞳孔、肢体活动、术口敷料、心理状态、饮食、电解质变化情况，观察用药反应以及评估患者对相关术后知识掌握情况。

（3）询问患者术后疼痛情况并与术前对比，有无脸部麻木感，有无头痛、恶心、呕吐及颅内高压症状，观察患者的进食情况以及口腔卫生情况。

三、护理要点

（一）术前护理

（1）心理护理：了解患者的需求，收集必要的信息以做出决策。进行有效沟通，给予患者及家属心理支持。

（2）饮食指导：给予营养丰富、易消化的食物。指导患者在疼痛间歇期进食。对于因疼痛无法进食者，存在营养不良、脱水、贫血、低蛋白血症等情况的患者，遵医嘱适当输液，增加高蛋白摄入，保证机体营养充足。

（3）呼吸道准备：有烟酒嗜好的患者术前2周戒烟酒，以减少对呼吸道的刺激。

（4）术区皮肤准备：行三叉神经微球囊压迫术的患者术前一天进行术区备皮。行显微血管减压术的患者术前局部剃发，检查头部皮肤有无损伤，术前3天每天使用氯己定清洗头部皮肤。

（5）血压高者术晨须服用降压药物。

（二）术后护理

1）三叉神经微球囊压迫术后患者的护理。

（1）术后予吸氧、心电监测生命体征4～6小时，注意患者心率、血压变化。

（2）术后卧位：全麻术后返回病房平卧6小时，6小时后根据身体情况进行床上活动。

（3）术后禁食禁水6小时，按照医嘱对患者进行吞咽功能障碍评定后再进食。

（4）观察患者脸部穿刺口敷料情况，局部有无渗血渗液，红肿情况，观察口腔黏膜情况，发现异常及时通知医生处理。

（5）询问患者术侧疼痛情况及麻木感，如有异常及时告知医生。

2）显微血管减压术后患者的护理。

（1）术后病情观察：监测患者的意识、瞳孔、生命体征变化并记录。

（2）疼痛护理：了解患者术后疼痛部位、性质和程度，可使用疼痛评估工具进行评估，并与术前疼痛进行对比。遵医嘱给予镇痛、脱水药物或非药物治疗，为患者提供安静舒适的环境。

（3）术后并发症的观察和护理。

A. 术后感染：预防性使用抗生素。加强术后术口护理，严格执行无菌操作。

B. 术口并发症：保持患者口腔清洁，选择易于咀嚼及吞咽的食物，应注意观察术口情况，避免触碰伤口，保持术口敷料清洁干燥，如有异常，及时通知医生。

C. 低颅内压：重视患者主诉的头晕、头痛等症状，予平卧位，遵医嘱予对症处理。

（4）与主管医生沟通下床时机，鼓励患者尽早离床活动。

四、健康教育

饮食规律，进食清淡、易消化、营养丰富的食物。根据体力适当运动，遵医嘱服药，养成良好的生活习惯，防止感染，避免过度劳累，保持心情舒畅，避免情绪激动、大声说话或猛烈咀嚼。定期复查，术后每 3 个月复查 1 次，半年后每半年复查 1 次，至少复查 2 年。

五、知识链接

最新护理干预

哈尔滨医科大学附属第四医院护理学者以"结构—过程—结果"质量评价模型为理论框架，基于文献回顾制订专家函询问卷，通过德尔菲法确立指标体系，采用层次分析法确定指标权重，最终形成了包含 3 项一级指标 14 项二级指标 54 项三级指标的介入治疗三叉神经痛护理敏感质量指标体系，为三叉神经痛介入治疗护理质量评价和管理提供了参考依据。四川大学华西医院护理学者在三叉神经痛术后患者中实施结构式心理护理干预，有效降低了患者对于疼痛的敏感程度，舒缓了患者不良心理状态，降低了患者术后并发症发生率，对于患者的快速康复具有积极意义。

（张美丽　张丹芬　颜红波）

【参考文献】

［1］段欢，王征，万丹丹，等. 介入治疗三叉神经痛护理敏感质量指标体系的构建［J］. 中华现代护理杂志，2024，30（4）：481 – 486.

［2］何茜，樊朝凤. 结构式心理护理干预在三叉神经痛术后患者护理中的应用［J］. 海军医学杂志，2023，44（2）：186 – 190.

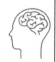

［3］侯锐，翟新利，方剑乔，等. 原发性三叉神经痛中西医非手术诊疗方法的专家共识
［J］. 实用口腔医学杂志，2022，38（2）：149 - 161.

［4］任玉娥，刘小会，程志祥，等. 经皮球囊压迫术治疗三叉神经痛中国专家共识
（2022 版）［J］. 中华疼痛学杂志，2022，18（4）：437 - 448.

［5］中华医学会神经外科学分会功能神经外科学组，中国医师协会神经外科医师分会功
能神经外科专家委员会，等. 三叉神经痛诊疗中国专家共识［J］. 中华外科杂志，
2015，53（9）：657 - 664.

［6］BENDTSEN L, ZAKRZEWSKA J M, ABBOTT J, et al. European Academy of Neurology
guideline on trigeminal neuralgia［J］. European journal of neurology，2019，26（6）：
831 - 849.

［7］DONNET A, SIMON E, CUNY E, et al. French guidelines for diagnosis and treatment of
classical trigeminal neuralgia（French Headache Society and French Neurosurgical Society）
［J］. Revue neurologique（Paris），2017，173（3）：131 - 151.

第二节　面肌痉挛

一、概述

面肌痉挛（facial spasm, FS），又称面肌抽搐，表现为一侧面部不自主抽搐。抽搐呈阵发性且不规则，程度不等，可因疲倦、精神紧张及自主运动等而加重。起病多从眼轮匝肌开始，然后涉及整个面部。本病多在中年后发生，常见于女性。

近年来，面肌痉挛性疾病的发病率呈现逐年升高的趋势，对于该病的研究也在不断深入。目前面肌痉挛的主要治疗方法包括：①药物治疗：病情轻度者可以服用解痉类药物，如卡马西平。②注射肉毒碱治疗：适用于病情严重的患者，可以达到缓解症状的作用。③手术减压治疗：病情难以控制或反复发作者，可进行微创减压手术，以达到根治性效果，术后适当服用营养神经类药物，以辅助治疗，加速患者神经功能的恢复。

二、护理评估

（一）术前评估

（1）询问患者抽搐的部位、性质及频率：仔细询问患者抽搐的部位是在一侧还是在两侧，起病部位在哪里；是否在平常的活动中即可诱发抽搐，持续时间多久。

（2）了解起病形式及病程特点：询问患者是否呈持续性发作或间歇性周期发作；了解患者的病程长短，一般病程越长，间歇期越短，抽搐越重。

（3）了解患者神经系统有无阳性体征。

（二）术后评估

（1）评估手术方式、麻醉方式及术中情况。

（2）评估患者生命体征、意识、瞳孔、肢体活动、术口敷料、心理状态、饮食、电解质变化情况，观察用药反应以及评估患者相关术后知识掌握情况。

（3）评估患者面肌痉挛症状是否消失，如仍有发作，评估症状发生的部位、强度、频次、时间及其伴随症状，并与术前对比。

三、护理要点

（一）术前护理

（1）心理护理：以医生为主导，协助家属了解患者的需求，收集必要的信息以做出决策。与患者及家属进行有效沟通，给予心理支持。

（2）饮食指导：清淡饮食，进食易消化、低脂、富含维生素及优质蛋白的饮食。

（3）呼吸道准备：有烟酒嗜好的患者术前 2 周戒烟酒，以减少对呼吸道的刺激。

（4）术前皮肤准备：术前局部剃发，检查术区皮肤有无损伤，术前 3 天每天使用氯己定清洗术区皮肤。

（5）血压高者术晨须服用降压药物。

（二）术后护理

1）体位：全麻未清醒的患者去枕平卧 4～6 小时。术后无并发症者可与医生协商，在患者能耐受的情况下行坐位及站位三级平衡评估后，鼓励患者早期离床活动。

2）术后病情观察：

（1）定时监测并记录患者的意识、瞳孔、血压、脉搏、呼吸，必要时监测中心静脉压和颅内压。

（2）监测体温的变化，及时纠正发热或低温。高热患者应注意水、维生素的补充，维持水、电解质代谢平衡和酸碱平衡。

（3）及时评估患者有无面肌痉挛，评估其发生的频率、强度及持续时间，与术前情况进行对比。

3）疼痛护理：若患者诉疼痛，应了解疼痛部位、性质和程度，遵医嘱给予镇痛、脱水药物或非药物治疗，为患者提供安静舒适的环境。

4）饮食与营养：进食前行吞咽功能评估，吞咽功能 1～2 级的患者，可遵医嘱开始进食流食，以后从半流食逐渐过渡到普食，建议进食高蛋白、易消化食物。

5）术口护理：术后应密切观察术口渗血、渗液情况，保持术口外敷料清洁干燥，发现潮湿污染时及时通知医生更换。

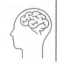

四、健康宣教

（一）随访

术后 3 个月、半年定期复查，若有面部无痛性抽搐或不适及时就诊。

（二）自我管理

避免过度劳累，注意劳逸结合，保持心情舒畅。术后 1 个月内注意保暖，避免受凉，避免发生面神经炎。避免过度饮酒，因醉酒后抵抗力下降，容易发生面神经炎，导致面瘫。注意术口情况，如有红肿、疼痛、渗液等情况，及时到医院就诊。

五、知识链接

（一）最新护理干预

2021 年，南京大学医学院附属鼓楼医院护理学者总结了 9 例面肌痉挛行显微血管减压术并发远隔部位出血患者的护理经验，提出护理要点，包括警惕远隔部位出血的高危人群，早期识别术后远隔部位出血的先兆，紧急处置不同类型的远隔部位出血患者，实施医护一体化的目标血压管理，做好硬膜下引流管的护理，落实个性化心理护理。患者经过积极处理，神经功能均逐渐恢复，最终好转出院。翌年，该护理团队总结了 17 例无空间椎动脉压迫性面肌痉挛行短架桥式显微血管减压术患者的护理经验，提出护理要点：完善术前评估与准备，术后警惕顽固性眩晕和颅内出血的发生，做好听力下降患者的护理，开展基于多学科合作的面瘫康复训练指导，做好吞咽障碍患者的管理。最终 17 例患者病情稳定，恢复功能，顺利出院。

（二）延续性护理

四川省人民医院护理学者对面肌痉挛术后患者实施基于奥马哈系统的延续性护理干预，提高了面肌痉挛术后患者的生活质量及主观幸福感，降低了其负性情绪。

（刘嘉韵　张丹芬　颜红波）

【参考文献】

［1］蒋晓华，李俊蕾，张怡. 基于奥马哈系统的延续性护理干预对面肌痉挛术后患者生活质量的影响［J］. 临床医药文献电子杂志，2018，5（61）：6 - 8.

［2］邱春兰，郭丽亚，王恒. 三叉神经痛及面肌痉挛患者围术期护理进展［J］. 齐鲁护理杂志，2021，27（2）：146 - 147.

［3］上海交通大学颅神经疾病诊治中心. 面肌痉挛诊疗中国专家共识［J］. 中国微侵袭

神经外科杂志，2014（11）：528 – 532.

［4］王芳，陈璐，沈雁蓉，等. 面肌痉挛行微血管减压术并发远隔部位出血患者的护理
　　　［J］. 护理学杂志，2021，36（14）：46 – 47，54.

［5］邹欣，王芳. 无空间椎动脉压迫性面肌痉挛患者行短架桥式微血管减压术的围手术
　　　期护理［J］. 护理与康复，2022，21（5）：68 – 70.

第三节　帕金森病

一、概述

帕金森病（Parkinson's disease，PD）是一种常见的慢性、退行性、神经系统变性疾病，以运动迟缓、肌强直、静止性震颤及姿势步态异常为主要表现，同时伴有抑郁、认知功能下降、嗅觉减退、疲劳、淡漠等非运动症状，严重影响着患者的日常生活能力及生活质量。

流行病学显示，帕金森病患病率为（15 ～ 328）/10 万人，65 岁以上人群的患病率约为 1%，发病率随着年龄的增加而增高，患者的症状随年龄增加而缓慢进展，青年型极少。帕金森病的首选治疗方法是药物治疗，在药物治疗无效或疗效减退后，可考虑手术治疗。手术治疗首选脑深部电刺激术（deep brain stimulation，DBS），有创口小、安全、有效的优势。

二、护理评估

（一）术前评估

1. 健康史

（1）了解患者既往是否有脑炎、中毒、脑血管病、颅脑外伤和药物所致的继发性帕金森病及神经变性病所致的症状性帕金森病病史。询问患者是否服药，了解患者是否接受过正规、系统的药物治疗，是否坚持用药，有无明显的不良反应。询问患者的职业与工作环境，了解其是否有长期毒物接触史。了解患者的饮食习惯，询问有无烟酒和槟榔嗜好等。

（2）了解患者有无家族史，询问患者家族近亲中有无类似症状患者，尤其是兄弟姐妹。

（3）了解患者休息与睡眠是否充足、规律，询问患者的每日睡眠情况，了解患者情绪是否稳定，是否因为睡眠不足的因素而导致情绪低落、亢奋、易激惹而致病情反复，症状加重。

2. 身体状况

（1）询问患者有无呼吸异常、心悸不适等症状，观察患者的生命体征。

（2）详细询问患者起病时间与起病形式，询问患者从哪一侧开始发病，发展速度如何。

（3）了解首发症状，观察患者有无明显的肢体颤动、精细动作不能完成等表现，检查患者姿势、平衡及全身协调情况，了解其有无特殊体态。询问患者震颤症状在什么时候最严重，有什么表现，是否影响日常生活。

（4）询问患者日常进食情况，了解其有无饮水呛咳，吞咽困难，言语不清，构音障碍，语音单调、低沉、重复等现象。

（5）观察患者面部有无皮脂腺分泌亢进所致"脂颜"；询问患者有无汗腺分泌亢进所致的多汗、流涎；询问患者几日排一次便，有无膀胱充盈现象；询问患者自坐位或卧位站起后有无头晕不适现象，了解患者坐位、卧位及站位时的血压情况。

（二）术后评估

（1）评估手术方式、麻醉方式及术中情况。

（2）评估患者生命体征、意识、瞳孔、肢体活动、吞咽功能、大小便功能、心理状态、饮食、电解质变化等情况。

（3）评估患者震颤、颈强直、运动减少和体位不稳的程度、步态和步行距离等。

三、护理要点

（一）术前护理

1）基础护理：加强基础护理，防止并发症的发生；认真细致地做好晨晚间护理，特别是对行动不便、生活不能自理、吞咽困难、痴呆、流涎等的患者，要防止其呼吸道、口腔及尿路等感染。

2）生活护理：对于多汗、皮脂腺分泌亢进的患者，给予柔软、宽松的棉质衣服。注意患者身体的清洁，定时协助卧床患者翻身、叩背，预防压力性损伤的发生，必要时使用气垫床。外出活动以及沐浴时应有专人陪护，防止摔伤。

3）饮食护理：给予高热量、高维生素、适量的优质蛋白、低盐、低脂、易消化饮食。进食时应提供隐蔽环境，忌过冷、过热食物，进食或饮水时尽量保持坐位，对于吞咽困难、饮食呛咳的晚期患者，给予鼻饲并少量多餐。

4）药物护理：告知患者按时按量服药，不能擅自增减药量或停药，严密观察药物疗效及不良反应。

5）症状护理：

（1）肌僵直：了解患者进食情况，咀嚼困难者应减慢进食速度，尽量给予流食或半流食；此类患者的身体消瘦，加上皮肤缺乏脂肪保护，肌肉僵直，须注意皮肤的保护，积极采取措施预防压力性损伤的发生。

（2）静止性震颤：保护肢体，防止其与硬物发生碰撞，床旁勿放置热水瓶，以防烫伤；避免患者独自使用锐器，如水果刀等，以防发生意外；嘱患者保持情绪稳定，鼓励患者做力所能及的事情。

（二）术后护理

（1）切口护理：注意保护手术切口，局部会有瘙痒感，避免反复揉擦、按压或抓挠手术切口；手术切口局部有红肿、发热、疼痛或切口附近有开裂或破溃，应及时报告医生，对症处理。

（2）体位指导：全麻醉未醒者术后予去枕平卧，头偏向一侧；麻醉清醒后血压平稳者可适当摇高床头30°左右，指导患者进行床上活动，避免剧烈运动，如手臂突然上举超过颈部、突然剧烈地伸展或重复扭转颈部等。术后第一天可坐起，通过坐位及站位三级平衡评估后，无头晕等不适症状者可在家属搀扶下离床活动。

（3）药物指导：继续规范服用抗帕金森药物，不能擅自增减药物或停药，严密观察药物疗效及不良反应。长期服药过程中可能会突然出现某些症状加重或疗效减退，应熟悉"开－关现象"和"异动症"的表现形式及应对方法。

（4）老年精神症状包括认知障碍、幻觉和躁动，这些症状只是暂时的，一般持续1～2周之后可自行缓解。嘱咐家属或专人24小时陪护，严格交接班，做好安全护理，采取防自伤/伤人、防跌倒/坠床的护理措施。

（5）特殊指导：由于刺激器存在磁性，嘱患者及家属术后避免强磁扫描，如行电除颤或植入心脏起搏器，禁止做透热治疗；根据刺激器电池寿命，按时到医院更换电池。应用中应密切观察患者各种症状发作时间及间歇时间，据此调节参数，只要一出现难以控制的症状，立即复诊，切忌自行调节参数。告知患者及家属，患者应避免剧烈运动，以减少皮下组织与刺激器的摩擦，防止感染。术后1个月内不要扭转或弯曲身体，确保电极的安全、可靠。

四、健康宣教

（一）随访

脑深部电刺激术后患者按医生指示时间返院开机。每3个月或半年进行一次程控，定期随访。在患者出现症状波动的情况下，要重新进行一次程控，若有不适及时就诊。

（二）自我管理

指导患者进食高热量、低蛋白、制作精细的小块食物，或黏稠、糊状、不易返流的食物。遵医嘱按时按量服药，避免擅自停药或减量服药。在患者身上放识别卡，写上姓名、年龄、家庭住址、电话，以防走失，嘱家属勿让患者单独外出。加强肢体功能锻炼，以促进肢体的血液循环。脑深部电刺激术后患者要远离高磁场环境，如磁共振环境等。如果脑深部电刺激器与大型磁场性物品接触，可能会被强行开启或关闭，所以在进行磁共振检

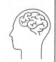

查、钻牙治疗、心电图检查时需要关机；在机场或高铁安检时，需要出示植入卡。一般的家用电器、电子设备、医疗设备（如 CT、B 超、X 线设备等）不会影响脑起搏器的正常使用。

五、知识链接

（一）最新护理干预

近年来，众多护理工作者和学者在帕金森病护理领域做了许多有益的探索和研究，发表了许多高质量文献。多位护理学者对帕金森病相关护理进行最佳证据总结，包括睡眠障碍评估与护理干预、跌倒预防、失眠管理、伴发抑郁非药物管理、早中期帕金森病患者运动管理、轻中度帕金森病患者居家运动管理、直立性低血压非药物干预等方面，为帕金森病护理提供了参考依据。也有学者将基于循证的虚拟现实技术应用到帕金森病患者康复中，取得了满意的效果。

（二）延续性护理

护理学者们在帕金森病延续性护理方面也做出了许多有益的探索和研究，将适宜的护理学说或干预模式应用其中。首都医科大学附属北京天坛医院护理学者对帕金森病脑深部电刺激术后患者采取基于 Siebens 领域管理模式的延续性护理，改善了患者术后睡眠质量和生活质量，降低了患者的非预期程控次数。南昌大学医学部学者建立医护一体化延续性护理方案，并探讨该方案对帕金森病患者自我健康管理能力及生活质量的影响，为帕金森病患者实施延续性护理提供了新的思路。

（刘嘉韵　张丹芬　颜红波）

【参考文献】

［1］富晶，夏小童，刘德峰，等. 基于 Siebens 领域管理模式的延续性护理在帕金森病脑深部电刺激术后患者中的应用［J］. 中华现代护理杂志，2024，30（8）：1084 – 1089.

［2］贺新源，邢红霞，贾杰. 老年帕金森病功能障碍全周期康复专家共识［J］. 中国医刊，2023，58（2）：134 – 140.

［3］黄馨睿，端烨，叶梦华，等. 帕金森病患者跌倒预防的最佳证据总结［J］. 中华护理杂志，2022，57（19）：2414 – 2421.

［4］李润泽. 基于循证的虚拟现实技术在帕金森病患者康复中的应用研究［D］. 青岛：青岛大学，2021.

［5］李月，侯朝铭，高静，等. 帕金森患者失眠管理的最佳证据总结［J］. 中华护理教育，2023，20（10）：1223 – 1228.

［6］林晓红，郭红梅，王会，等. 阶段式延续性护理对帕金森病 DBS 术后患者生活质量

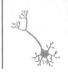

的影响［J］. 国际护理学杂志，2023，42（2）：372－375.

［7］ 刘晓玉，张超，凌颜，等. 帕金森病患者伴发抑郁非药物管理的最佳证据总结［J］. 中华现代护理杂志，2024，30（1）：70－76.

［8］ 上海中西医结合学会慢性神经系统疾病专业委员会. 帕金森病运动处方专家共识［J］. 同济大学学报（医学版），2021，42（6）：729－735.

［9］ 汪春霞. 医护一体化延续性护理对帕金森病患者自我健康管理及生活质量的影响［D］. 南昌：南昌大学，2021.

［10］ 王巧红，乔彩虹，杨二明，等. 轻中度帕金森病患者居家运动管理的最佳证据总结［J］. 中华现代护理杂志，2024，30（1）：36－44.

［11］ 王雅娟，郭艳霞. 延续性护理对帕金森病患者出院后生活质量的影响［J］. 中国医科大学学报，2018，47（7）：663－665.

［12］ 谢美红，柯炜，马惠清，等. 帕金森病患者直立性低血压非药物干预的最佳证据总结［J］. 中华现代护理杂志，2023，29（23）：3143－3149.

［13］ 杨琰，董泗芹，赵宝生，等. 早中期帕金森病患者运动管理的最佳证据总结［J］. 护理学报，2023，30（9）：37－42.

［14］ 中华医学会，中华医学会杂志社，中华医学会全科医学分会，等. 帕金森病基层诊疗指南（2019年）［J］. 中华全科医师杂志，2020，19（1）：5－17.

［15］ 中华医学会神经病学分会帕金森病及运动障碍学组，中国医师协会神经内科医师分会帕金森病及运动障碍学组. 早发型帕金森病的诊断与治疗中国专家共识［J］. 中华神经医学杂志，2021，20（2）：109－116.

［16］ 中华医学会神经病学分会帕金森病及运动障碍学组，中国医师协会神经内科医师分会帕金森病及运动障碍学组. 中国帕金森病睡眠障碍管理专家共识［J］. 中华神经科杂志，2022，55（5）：441－451.

［17］ 中华医学会神经病学分会帕金森病及运动障碍学组，中国医师协会神经内科医师分会帕金森病及运动障碍学组. 中国帕金森病消化道症状管理专家共识［J］. 中华神经科杂志，2022，55（11）：1225－1235.

［18］ 中华医学会神经病学分会帕金森病及运动障碍学组，中国医师协会神经内科医师分会帕金森病及运动障碍学组. 中国帕金森病治疗指南（第四版）［J］. 中华神经科杂志，2020，53（12）：973－986.

［19］ 周兰兰，徐群利，沈蓝君，等. 帕金森病患者睡眠障碍评估与护理干预的最佳证据总结［J］. 中华护理杂志，2023，58（15）：1885－1891.

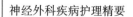

第四节 癫　　痫

一、概述

癫痫是大脑神经元过度同步化异常放电引起的阵发性神经功能障碍，具有一过性、反复性、刻板性的特点，伴脑电图痫样放电。癫痫发作的临床表现具有异质性，取决于受累脑区，包括肌强直、肌阵挛等运动症状以及感觉障碍、自主神经功能障碍、认知功能障碍、情绪障碍等非运动症状，可伴意识障碍，发作后可出现癫痫后状态，即癫痫发作停止至恢复为发病前水平的异常状态。

我国大规模人群调查的资料显示，我国癫痫的发病率，农村为25/（10万人·年），城市为35/（10万人·年），处于国际的平均水平。癫痫始发年龄呈两极化，70%～74%发生于20岁以前。

癫痫有明确病因者应首先行病因治疗，无明确病因或虽有明确病因但不能根除病因者，需考虑药物治疗控制发作。如果单药治疗不能控制发作，可考虑联合使用两种或两种以上的抗癫痫药物治疗。常用药物有卡马西平、丙戊酸、托吡酯、氯硝西泮等。手术治疗是对结构性病因患者的根本治疗方式，通过手术达到切除致痫灶的目的，主要包括以下5种治疗方式：

（1）切除性手术：通过切除与癫痫发作直接相关的脑组织，达到控制发作的目的。

（2）立体定向放射治疗：通过放射线的能量，立体定向照射毁损致痫灶。如目前临床应用已较成熟的单侧颞叶癫痫立体定向射频海马杏仁核毁损术。

（3）脑深部电刺激术：将可在体外调控刺激电压等参数的刺激电极和脉冲发生器，埋置于脑深部特定部位，通过体外调控刺激参数，从而调节整个大脑皮层的兴奋性，达到控制癫痫发作的目的。

（4）迷走神经刺激术：在患者的前胸皮下植入一个可发射脉冲刺激的微型脉冲器，然后将脉冲器电极连接至患者迷走神经，通过脉冲刺激对迷走神经进行调控，达到控制癫痫发作的作用，从而改善患者的生活质量。

（5）重复经颅磁刺激术：通过对大脑皮层发射脉冲磁场，从而对大脑的生物电活动、脑代谢及血流、脑功能状态进行调节，一般可用于癫痫的辅助治疗。

二、护理评估

（一）术前评估

（1）病史采集：询问患者起病年龄、治疗经过以及服药情况。了解患者有无产伤，中枢神经系统感染史、外伤史、中毒史及家族史。详细询问患者癫痫发作的状态：是否受到刺激，有无前驱症状，发作的持续时间、频率、规律、时间及地点，癫痫发作过程中的意识状态，有无头眼偏转及其方向，有无肢体抽搐及其对称情况，有无因发作伴发的舌咬伤及尿失禁，发作中症状出现的顺序，有无发作后偏侧肢体无力和失语。询问患者的既往史、用药史、药物过敏史。

（2）体格检查：对患者进行体格检查，应特别注意患者的皮肤、生长发育、认知能力、语言能力和利手等情况的检查。神经系统专科查体，尤其须注意有皮质定侧、定位意义的体征，例如视野、两点辨别觉、双侧肢体肌力、肌张力以及手指交替活动。

（3）神经心理学检查：了解患者认知领域检查结果，包括知觉、记忆、注意力、执行功能、语言、运动及视觉运动功能等。

（4）脑电图：了解患者脑电图等检查结果。

（二）术后评估

（1）评估手术方式、麻醉方式及术中情况。

（2）评估患者生命体征、意识、瞳孔、肢体活动、伤口敷料、引流管、心理状态、饮食、电解质变化等情况，观察用药反应以及评估患者相关术后知识掌握情况。

（3）评估患者有无头痛、恶心、呕吐及颅内高压症状。评估患者认知能力，语言能力，视野，两点辨别觉，双侧肢体肌力、肌张力以及手指交替活动等。

（4）评估患者有无性格、行为改变，有无焦虑、抑郁等情绪。

（5）癫痫发作的观察：观察患者有无癫痫大发作或小发作。小发作表现为面肌、嘴角、四肢抽搐，眼球转动等。

三、护理要点

（一）术前护理

（1）术前严密观察病情变化，观察生命体征及意识状态的改变，床边备吸氧装置。

（2）先兆癫痫的护理：保持环境安静，温湿度适宜，光线柔和，避免冷热、声、光等外界刺激，保证充足休息。发热患者给予物理降温。保持大便通畅，维持出入量平衡，纠正水、电解质代谢紊乱。遵医嘱按时按量给予抗癫痫药物，维持患者内环境稳定，减少诱发癫痫的因素。

（3）癫痫发作时的护理：立即取平卧位，头偏向一侧，解开衣领，清除口鼻腔分泌物，保持呼吸道通畅。给予吸氧，观察患者口唇有无发绀，必要时行气管插管。抽搐时不可强行按压患者肢体，以免造成肌肉拉伤、骨折、关节脱臼。遵医嘱使用药物。

（4）癫痫发作后的护理：监测生命体征，观察病情变化。记录癫痫发作的形式、部位、持续时间，药物名称、剂量，用药时间、方法。仔细检查患者有无受伤情况，加强基础护理，做好口腔清洁卫生。保持床单位清洁，做好皮肤护理。同时提供安静舒适的环境给患者休息，减少外界刺激，防止复发。

（5）用药护理：常用药物有丙戊酸钠、安定、苯巴比妥钠等。因安定可抑制呼吸，

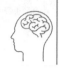

如需静脉推注，推注速度不可过快，同时注意观察患者呼吸和意识变化。鼻饲患者用药须碾碎，但碾碎丙戊酸钠缓释片会影响药效，应与医生沟通，改用其他药物，注意观察药物不良反应。指导患者遵医嘱服药，分次、餐后服用，避免胃肠道反应；不可随意增减药量，不能随意停药或换药。

（二）术后护理

1）体位：全麻未清醒的患者去枕平卧4～6小时，抬高床头15°～30°，预防脑脊液逆行导致颅内感染。术后无并发症者可与医生协商，在患者能耐受的情况下行坐位及站位三级平衡评估后，鼓励患者早期离床活动。

2）饮食与营养：全麻手术当天需禁饮食，待医生停止禁食后，行吞咽功能评估，吞咽功能1～2级的患者，可遵医嘱开始进食流食，以后从半流食逐渐过渡到普食，建议进食高蛋白、易消化食物。对于术后昏迷、吞咽困难、进食呛咳的患者，遵医嘱给予鼻饲饮食或肠内营养，待吞咽功能恢复后逐渐练习经口进食。

3）术后病情观察：

（1）密切观察病情变化，定时监测患者的意识、瞳孔、血压、脉搏、呼吸并记录，必要时监测中心静脉压和颅内压。若患者出现由清醒转入昏迷、双侧瞳孔大小不等、对侧肢体瘫痪、血压升高、脉搏和呼吸减慢等，提示有发生颅内血肿或水肿的危险，应立即通知医生，并做好抢救准备。

（2）监测体温的变化，及时纠正发热或低温。高热患者应注意水、维生素的补充，维持水、电解质代谢平衡和酸碱平衡。如术后3～5天出现体温升高，应注意术口、肺部及泌尿系统有无感染，予对症处理。

4）疼痛护理：术后患者若主诉头痛，应了解和分析头痛的原因、性质和程度，遵医嘱给予镇痛、脱水药物或非药物治疗，为患者提供安静舒适的环境。

5）呼吸道护理：保持患者呼吸道通畅，及时清除呼吸道分泌物。观察患者是否有呼吸困难、烦躁不安等呼吸道梗阻的情况，定时协助患者翻身、叩背，必要时按医嘱给予雾化吸入，协助患者呕吐时头转向健侧以免误吸。

6）术口护理：术后应密切观察术口有无渗血、渗液情况，保持术口外敷料清洁干燥，发现潮湿污染时及时通知医生更换。

7）术后并发症的观察和护理：

（1）颅内出血：颅内出血是颅脑手术后最危险的并发症，多发生在术后24～48小时内。患者往往有意识的改变，表现为清醒后又逐渐嗜睡或烦躁、反应迟钝，甚至昏迷。术后应密切观察患者的意识、瞳孔、生命体征、肢体活动的变化，如有异常及时通知医生，做好急诊CT检查及手术的准备。

（2）脑水肿：一般在术后5小时出现，48～72小时达到高峰，维持5～7天后逐渐消退，20～30天可恢复正常。也可能进行性加重，继发脑疝，危及生命。术后患者可出现头痛、呕吐等颅内高压症状，以及不同程度的意识改变。术后清醒1～2天后出现意识状态进行性下降，如烦躁、淡漠、迟钝、嗜睡，甚至昏迷以及发生术后癫痫等。若出现上述临床表现，应根据不同病因，积极给予相应处理。如按医嘱给予甘露醇、呋塞米、白蛋白等脱水药物治疗，或按医嘱采取脑脊液外引流、去骨瓣减压等手术治疗。术后应密切观察患者病情变化，避免增高颅内压的因素。抬高患者头部30°～45°，保持颅内静脉通畅和良好的脑部血供，保持呼吸道通畅。

（3）术后癫痫：术后应观察患者有无癫痫发生，若有发作同术前护理。

（4）术后感染：预防性使用抗生素。加强术口护理，严格执行无菌操作，注意观察患者术口情况，保持术口敷料清洁干燥，如有异常，及时通知医生。

（5）术后精神症状：为患者创造安静、舒适、光线适宜的治疗环境，为烦躁不安者给予保护性约束。遵医嘱给予镇静药物治疗，注意观察药物疗效及不良反应。

四、健康教育

（一）用药与随访

术后1～2年须遵照医生指导继续服用抗癫痫药，不能随意停药或减药；在癫痫发作消除和脑电图好转的情况下，长期服药的患者应定期测定丙戊酸血药浓度，以便及时调整抗癫痫药物剂量。在前期建议每个月复查1次，病情控制稳定者，一般建议每3～6个月进行1次复查，以评估疗效和调整治疗方案。

（二）活动与安全

应避免重体力劳动或用脑过度，避免高空作业和驾驶车辆，外出活动时要避免刺激，保持情绪稳定，以免引起癫痫发作并造成受伤。癫痫发作较频繁的患者活动时最好有家人陪伴，家属有癫痫处理发作的应急能力，并随身携带抗癫痫药物，以保障患者安全。

五、知识链接

（一）最新护理干预

首都医科大学宣武医院护理学者检索、汇总了评价成人癫痫持续状态的医疗及护理证据，形成《成人癫痫持续状态护理专家共识》，推动了护士规范、安全地对成人癫痫持续状态患者进行急救、监护与支持，对并发症进行有效防控，尽快控制癫痫发作。华中科技大学同济医学院附属武汉儿童医院护理学者设立儿童癫痫护理专业组，让患儿接受儿童癫痫专业组的管理，有效提升了儿童癫痫发作期的护理质量，确保了护理安全，改善了照顾结局。

（二）延续性护理

随着移动互联网技术的发展，微信平台在卫生保健领域得到广泛应用，这为延续性护理的开展提供了便利，许多护理学者纷纷运用互联网技术开展癫痫延续性护理。

（刘嘉韵　张丹芬　颜红波）

【参考文献】

[1] 刘碧红, 陈晓春, 徐红贞. 丙酸血症合并癫痫持续状态患儿的护理 [J]. 中华急危重症护理杂志, 2023, 4 (1): 43-45.

[2] 刘芳, 王晓英, 陈卫碧, 等. 成人癫痫持续状态护理专家共识 [J]. 中华现代护理杂志, 2023, 29 (6): 701-709.

[3] 王海勤, 代莉, 喻筱倩, 等. 儿童癫痫护理专业组的建立与实践 [J]. 护理学杂志, 2023, 38 (3): 5-8.

[4] 王彦利, 徐艳, 孙娟, 等. 以奥马哈系统理论为指导的延续性护理在癫痫患儿管理中的效果观察 [J]. 护理实践与研究, 2021, 18 (15): 2289-2292.

[5] 熊玲, 黄彐彐, 曹芳芳. 基于微信平台延续性护理对难治性癫痫患儿的影响 [J]. 护理实践与研究, 2023, 20 (18): 2806-2811.

[6] 中国抗癫痫协会, 中华医学会神经外科学分会神经生理学组, 中华医学会神经病学分会癫痫与脑电图学组, 等. 癫痫外科术前评估中国专家共识 (2022 版) [J]. 中华神经外科杂志, 2022, 38 (10): 973-979.

[7] 中国抗癫痫协会药物治疗专业委员会. 终止癫痫持续状态发作的专家共识 [J]. 解放军医学杂志, 2022, 47 (7): 639-646.

[8] 中华医学会神经病学分会, 中华医学会神经病学分会脑电图与癫痫学组. 抗癫痫发作药物联合使用中国专家共识 [J]. 中华神经科杂志, 2024, 57 (2): 108-117.

[9] 中华医学会神经病学分会脑电图与癫痫学组. 中国老年癫痫患者管理专家共识 [J]. 中华老年医学杂志, 2022, 41 (8): 885-892.

[10] 朱蕊, 武洁, 韩静, 等. 3 例超难治性癫痫持续状态患儿的护理经验 [J]. 广西医学, 2023, 45 (16): 2040-2044.

[11] GONZALEZ-VIANA E, SEN A, BONNON A, et al. Epilepsies in children, young people, and adults: summary of updated NICE guidance [J]. BMJ, 2022, 378: o1446.

[12] JEHI L, JETTE N, KWON C S, et al. Timing of referral to evaluate for epilepsy surgery: expert consensus recommendations from the Surgical Therapies Commission of the International League Against Epilepsy [J]. Epilepsia, 2022, 63 (10): 2491-2506.

第五节　脑积水

一、概述

脑积水是一种因脑脊液在脑室系统内过度积聚, 导致脑室系统扩张的病症 (图 5-1、图 5-2)。脑积水不是一种单一的疾病改变, 而是诸多病理原因引起的脑脊液循环障碍。常见病因有脑脊液循环通道阻塞、脑脊液吸收障碍、脑脊液分泌过多、脑实质萎缩等。临床中最常见的是梗阻性病因, 如脑室系统不同部位 (室间孔、中脑导水管、第四脑室正中孔）的阻塞，脑室系统的占位性病变压迫相邻部位和中枢神经系统先天畸形等。

临床表现：①婴幼儿时期可有头颅异常增大，与身体比例失调，前囟扩大、隆起且张力增高，颅缝增宽，落日征（眼球下旋，巩膜上部露出）较为典型，同时可伴有发育迟缓、智力低下、呕吐、抽搐等症状。②成人时期主要表现为头痛，多在晨起时较重，可伴有恶心、呕吐、视觉障碍（如视力下降、视物模糊、复视等），部分患者会出现共济失调，表现为步态不稳、肢体协调性变差，还可能有尿失禁等症状。严重时可导致患者意识障碍甚至昏迷。

目前，针对脑积水尤其是继发性脑积水的流行病学研究较少，现有文献报道的脑积水患病率差异较大，为（49.4～239.8）/（万人·年）。

脑积水的治疗方法包括：

（1）药物治疗：主要作用是减少脑脊液分泌和增加机体水分排出，常用药物有呋塞米、甘露醇等。

（2）手术治疗：①脑脊液分流术，包括脑室－腹腔分流术、脑室－心房分流术；②第三脑室造瘘术；③解除梗阻；④减少脑脊液的形成，包括脉络丛切除或烧灼术。

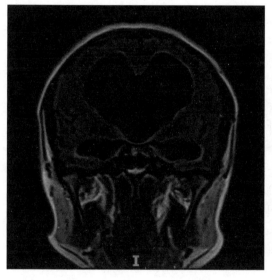

图5-1 脑积水 MRI T_1 加权像

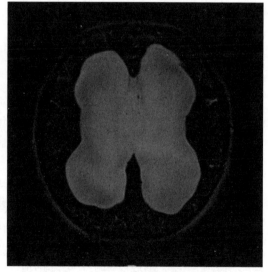

图5-2 脑积水 MRI T_2 加权像

二、护理评估

（一）术前评估

（1）评估患者的意识、瞳孔及肢体活动情况。

（2）评估患者有无头痛、恶心、呕吐及颅内高压症状。

（3）评估患者既往是否患有蛛网膜下腔出血、脑肿瘤或外伤等导致脑积水的疾病，小儿患者是否为早产儿。

（4）评估患者有无眼球运动障碍、锥体束征、肌张力改变以及脑膜刺激征。

（5）评估患者有无步态障碍、认知功能障碍、尿失禁等。

（6）评估婴幼儿患者头围大小，有无头皮静脉怒张、落日目、眼球震颤等。

（7）评估患者有无癫痫发作，如面肌、嘴角、四肢抽搐等。

（8）心理 – 社会状况评估：了解患者及家属有无焦虑、恐惧不安等情绪；评估患者及家属对手术治疗有无思想准备，对手术治疗方法、目的和预后有无充分了解。

（二）术后评估

（1）评估手术方式、麻醉方式及术中情况。

（2）评估患者生命体征、意识、瞳孔、肢体活动情况，以及伤口敷料渗血情况、引流管情况、心理状态等。

（3）评估患者有无头痛、恶心、呕吐及颅内高压症状。

（4）评估患者有无眼球运动障碍、锥体束征、肌张力改变以及脑膜刺激征。

（5）评估患者有无步态障碍、认知功能障碍、尿失禁等。

三、护理要点

（一）术前护理

（1）饮食指导：均衡饮食，加强营养，多食水果、蔬菜，多食肉、蛋、奶，多饮水，以保证大便通畅，增强机体的抵抗力，以保证手术顺利进行。

（2）体位指导：给予半坐卧位或坐位以减轻头痛，遵医嘱用药。呕吐者头偏向一侧，并及时清理呕吐物，保持呼吸道通畅。

（3）安全的护理：肢体无力或偏瘫者须加强生活照料，防止跌倒/坠床；防止因颅内压增高引起头晕、复视、意识模糊、一过性黑矇、神志淡漠或躁动、癫痫发作等。对于视觉障碍及共济失调的患者，要注意加强病房内各个设施的检查，各物品保持有序放置，保持地面干燥、清洁，并对患者做好安全防护措施，以防止意外伤害的发生。有认知功能障碍者须专人陪住，做好防走失与安全护理。

（4）病情观察：观察患者有无生命体征及意识状态的改变，有无颅内高压的症状、神经功能障碍及内分泌功能紊乱的症状等。及时处理患者咳嗽、便秘症状，防止患者剧烈咳嗽、用力排便，引起颅内压增高。

（5）皮肤准备：备皮的范围包括头部、颈部、胸部及腹部。术前遵医嘱剃头，保持头部清洁，术日晨继续清洁头部皮肤，继续剃头，检查头部皮肤有无损伤。

（6）术前准备：术日晨与手术室人员进行患者、药物核对后，送入手术室。

（二）术后护理

1）体位：全麻未清醒的患者去枕平卧 4 ～ 6 小时。无特殊禁忌证患者术后可抬高床头 15° ～ 30°，以利于颅内静脉回流，降低颅内压。

2）饮食指导：术后进食半流食，鼓励患者进食高蛋白、高维生素、易消化食物，避免辛辣、刺激性食物。

3）病情观察：

（1）密切观察病情变化，定时监测患者的意识、瞳孔、血压、脉搏、呼吸、GCS 并记录。

（2）监测患者体温的变化，及时纠正发热或低温。高热患者应注意水、维生素的补充，维持水、电解质代谢平衡和酸碱平衡。若术后 3～5 天出现体温升高，应注意术口、肺部及泌尿系统有无感染，遵医嘱对症处理。

（3）脑室－腹腔分流术后关注患者肛门排气情况，观察有无腹痛、腹胀、反跳痛、腹肌紧张等腹膜刺激征，若有异常及时报告医生进行处理。

4）伤口护理：保持切口敷料清洁干燥，如有渗血、渗液，应及时更换切口敷料，更换时注意检查局部有无感染的征兆。

5）引流管护理：术后患者可留置 Ommaya 囊引流管或脑室外引流管，应严格执行无菌操作，保持管道的通畅，防止外源性感染的发生，保持头部术口或穿刺点敷料干燥，若发现敷料潮湿，应通知医生及时更换。严格保持整个引流装置的清洁和无菌，各接头处应使用无菌敷料包裹。头部导管须妥善固定，防止脱落、折叠、扭曲和受压，使活动不受限。每日准确记录引流液的颜色、性质、量，同时防拔管。

6）分流装置的阻塞：术后早期定时按压分流泵储液囊，了解其弹性，以促进脑脊液引流通畅，了解分流装置功能是否完好。术后避免头部剧烈活动，防止头部向两侧扭转运动时对分流管产生的牵拉作用，导致腹腔端自连接处脱离或断裂，出现皮下积液。患者应经常变更体位，使分流管随肠蠕动自由伸直，防止扭曲、折叠等现象。密切观察患者是否有颅内压增高的临床表现，发现分流管堵塞时，告知医生。

7）术后并发症的观察和护理。

（1）颅内出血：颅内出血是颅脑手术后最危险的并发症，多发生在术后 24～48 小时内。患者往往有意识的改变，表现为清醒后又逐渐嗜睡或烦躁、反应迟钝，甚至昏迷。如有异常及时通知医生，做好急诊 CT 检查及手术的准备。

（2）术后癫痫：术后应观察患者有无癫痫发生，避免各种诱发癫痫的刺激。注意患者的安全，按医嘱定时给予抗癫痫药物。

（3）术后感染：预防性使用抗生素。加强术口护理，严格执行无菌操作，尤其是留置外引流管的患者，尽量避免术后脑脊液漏的发生。予保护性约束，防止引流管脱出，防止感染。

四、健康宣教

（一）随访

（1）脑积水患者术后 1 个月应返院复查，检查引流管引流情况，判断是否需要调节相关的压力。

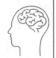

（2）一旦患者出现呕吐、头痛等症状，脑室－腹腔分流者出现导管外露、脱出，术口愈合不良等情况，应立即就诊。

（二）自我管理

（1）教会脑室－腹腔分流术后患者及家属按压阀门的方法，以保持引流通畅。

（2）注意保护术口，身体活动时不可用力过猛，6个月内不能做过重的体力劳动，防止分流管断裂。

（3）注意清淡饮食，可适量多吃水果、蔬菜、肉、蛋、奶等食物，为身体补充维生素、蛋白质，提高机体免疫力。

五、知识链接

（一）最新护理干预

浙江大学医学院附属第一医院护理学者在行脑室－腹腔分流术治疗脑积水的患者中实施基于行为转变理论的健康教育，对患者从动机、能力、机会等方面进行重建和塑造，提高患者健康行为的动机，结合九大干预功能，建立了适合患者的健康教育模式，通过"限制""环境重建""实现"三大干预功能，增加了患者获取分流管相关知识及寻求帮助的机会，培养了患者及家属独立处理一般分流管问题的能力，进而使患者更快地回归社会，改善了患者的自我效能及生存质量。郑州大学护理学者通过系统检索基于信息－动机－行为技巧（information-motivation-behavioral skills，IMB）模型的文献并进行分析，结合行脑室－腹腔分流术治疗脑积水患者的照顾者过渡期护理的定性研究、文献回顾，制订了过渡期护理干预方案初稿，通过专家咨询和预试验，修订后形成过渡期护理干预方案并予以应用。研究结果显示，该方案可改善照顾者对患者的照护管理水平，减轻照顾者的照顾负担。

（二）延续性护理

河南中医药大学人民医院护理学者总结了延续护理对因治疗颅内动脉瘤致蛛网膜下腔出血行介入填塞术后脑积水患者预后的影响，从脑积水康复和并发症角度探索延续护理方法。

（刘嘉韵　张丹芬　颜红波）

【参考文献】

［1］刘笑宇，常健博，张笑，等. 继发性脑积水发病机制研究进展［J］. 中国现代神经疾病杂志，2023，23（6）：490－495.

［2］王佳南. 脑积水分流患者照顾者过渡期护理方案的构建及应用［D］. 郑州：郑州大学，2023.

［3］王萍，高兵兵，胡燕莹. 基于行为转变理论的健康教育在脑积水脑室腹腔分流术患

者中的应用［J］. 护理研究，2023，37（13）：2445－2450.

［4］王屹，王贺，宋科，等. 延续护理对颅内动脉瘤致蛛网膜下腔出血介入填塞术后脑积水预后的影响［J］. 中国实用神经疾病杂志，2021，24（17）：1546－1552.

［5］中国微循环学会神经变性病专业委员会脑积水学组，中华医学会老年医学分会，北京神经变性病学会. 特发性正常压力脑积水临床管理中国指南（2022）［J］. 中华老年医学杂志，2022，41（2）：123－134.

［6］中华医学会神经外科学分会脑血管病学组，中国医师协会神经外科医师分会脑血管病专委会. 脑血管病相关性正常颅内压脑积水中国专家共识［J］. 中华医学杂志，2020，100（39）：3049－3057.

［7］HALPERIN J J，KURLAN R，SCHWALB J M，et al. Practice guideline：idiopathic normal pressure hydrocephalus：response to shunting and predictors of response：report of the guideline development，dissemination，and implementation subcommittee of the American Academy of Neurology［J］. Neurology，2015，85（23）：2063－2071.

［8］IACCARINO C，CHIBBARO S，SAUVIGNY T，et al. Consensus-based recommendations for diagnosis and surgical management of cranioplasty and post-traumatic hydrocephalus from a European panel［J］. Brain spine，2024，4：102761.

［9］PU J，ZHAO Y L，GU Y X，et al. Chinese expert consensus on the management of aneurysmal subarachnoid hemorrhage-related hydrocephalus［J］. Chinese neurosurgical journal，2023，9（1）：7.

第六章　头皮和颅骨疾病护理精要

第一节　头皮肿瘤

一、概述

　　头皮肿瘤可来源于头皮的各层组织，有些肿瘤为头皮所特有的，有些与身体其他部位的皮肤肿瘤相同。由于皮肤暴露在外，头皮肿瘤容易早发现早治疗。头皮肿瘤分为头皮良性肿瘤和头皮恶性肿瘤。

　　头皮良性肿瘤包括血管瘤、神经纤维瘤等。血管瘤起源于血管，是由胚胎残余血管组织发育异常形成的良性肿瘤，可发生于全身皮肤及皮下组织。一般分为毛细血管瘤、海绵状血管瘤和蔓状血管瘤。神经纤维瘤常为单发，为实质性，圆形或梭形，有传导性的疼痛，患者常有家族史。

　　头皮恶性肿瘤有黑色素瘤、基底细胞癌、鳞状细胞癌、肉瘤。黑色素瘤常发生于周身皮肤或皮肤黏膜交界处，表现为高出或不高出皮肤的有色素斑块。结节型黑色素瘤早期可发生转移，5 年生存率仅为 50% ～ 60%。基底细胞癌是一种常见的低度恶性皮肤肿瘤，好发于头面部外露部位，多见于户外工作者和老年人，其特点是发展缓慢，呈浸润性生长，但少有血行或淋巴转移。鳞状细胞癌起源于表皮或其附件如皮脂腺导管、毛囊，多见于老年男性。肉瘤是间叶组织来源肿瘤的统称，间叶组织主要包括血管、神经、骨骼和肌肉，其中，毛细血管和神经末梢位于皮肤部位，因此这两种组织来源的肿瘤可发生在皮肤内。头皮恶性肿瘤以手术治疗为主，必要时行放化疗，预后欠佳。

二、护理评估

（一）术前评估

　　（1）评估患者的意识、瞳孔、GCS 及肢体活动情况。

　　（2）评估患者有无神经功能受损：一般未侵犯颅内组织的头皮肿瘤无神经功能受损表现。

　　（3）评估患者有无疼痛，有无头皮溃疡等。

　　（4）心理－社会状况评估：了解患者及家属有无焦虑、恐惧不安等情绪。评估患者及家属对手术治疗有无思想准备，对手术治疗方法、目的和预后是否充分了解。

（二）术后评估

（1）评估手术方式、麻醉方式及术中情况。

（2）评估患者生命体征、意识、瞳孔、肢体活动、伤口敷料、心理状态等情况，观察用药反应以及评估患者相关术后知识掌握情况。

（3）评估患者有无头痛、恶心、呕吐等颅内高压症状。

（4）观察并评估患者有无术后并发症发生，如出血、感染等。

三、护理要点

（一）术前护理

（1）饮食指导：给予患者营养丰富、易消化的食物。

（2）体位指导：取自由卧位。

（3）病情观察：观察患者有无生命体征及意识状态的改变，有无颅内高压的症状、神经功能障碍及内分泌功能紊乱的症状等。

（二）术后护理

（1）体位：全麻未清醒时取平卧位，头偏向一侧；清醒后血压平稳者可抬高床头15°～30°，以利于静脉回流；意识不清或伴有呼吸不畅、呕吐、咳嗽、吞咽障碍者，取侧卧位，利于咽喉及口腔分泌物的引流，防止误吸及窒息。

（2）饮食指导：全麻手术当天需禁食，解除禁食后，行吞咽功能评估，吞咽功能1～2级的患者，可遵医嘱开始进食流食，以后从半流食逐渐过渡到普食，建议进食高蛋白、易消化食物。对于术后昏迷、吞咽困难、进食呛咳的患者，遵医嘱给予鼻饲饮食或肠内营养，待吞咽功能恢复后逐渐练习经口进食。

（3）病情观察：密切观察病情变化，定时监测患者的意识、瞳孔、血压、脉搏、呼吸、GCS并记录，必要时监测中心静脉压和颅内压。

（4）疼痛护理：应了解和分析患者头痛的原因、性质和程度，伤口疼痛时常伴有呕吐，遵医嘱给予镇痛处理。

（5）伤口护理：观察患者伤口敷料情况，伤口敷料渗血提示有活动性出血，伴意识、瞳孔、生命体征异常，常见于侵及颅骨的头皮肿瘤切除术后，提示脑水肿或硬膜外血肿，应立即报告医生处理。

（6）头皮恶性肿瘤化疗护理：化疗期间应鼓励患者进食清淡、营养丰富、易于消化的食物，食物的温度最好是偏凉或接近室温，合理安排饮食比例和时间。餐前30分钟避免进行口腔护理及治疗，用药前可遵医嘱使用止吐药物。化疗期间密切观察口腔黏膜情况，保持口腔清洁，加强口腔护理，可用含氯己定的漱口液漱口。

四、健康教育

（一）随访

出现原有症状或者手术部位红、肿、热、痛、积液、积脓应及时就诊，术后 3～6 个月行门诊复查。

（二）心理指导

积极与患者沟通交流，了解患者的心理状态，鼓励患者树立战胜疾病的信心，增强患者生活的勇气。

五、知识链接

头皮巨大肿瘤术后缺损修复

头皮肿瘤向深部浸润可能累及颅骨、硬脑膜甚至脑组织，手术切除病变组织是首选治疗方案，但肿瘤切除后形成缺损的修复一直是整形外科面临的难题。有学者提出运用一蒂双岛的游离股前外侧皮瓣，拼接形成 Kiss 皮瓣。通过分叶皮瓣的重新组合，不仅修复了受区缺损，还能直接拉拢缝合供区，无须游离植皮修复。

股前外侧皮瓣是最常见的大面积皮瓣供区，具有皮瓣面积大、主干血管口径较粗、支血管位置相对恒定、供区较隐蔽等特点。此外，股前外侧皮瓣还可携带阔筋膜一并移位。阔筋膜是修复硬脑膜的理想替代材料。因此可将股前外侧皮瓣作为伴硬脑膜缺损的头皮缺损修复的优选材料。

（陈绮丽　许川徽　颜红波）

【参考文献】

[1] 陈茂君，蒋艳，游潮. 神经外科护理手册［M］. 2 版. 北京：科学出版社，2015.

[2] 陈茂君，段丽娟，李莉. 神经外科护理难点突破［M］. 成都：四川大学出版社，2020.

[3] 丁淑贞，于桂花. 神经外科临床护理［M］. 北京：中国协和医科大学出版社，2016.

[4] 左良，蔡旭，高水超，等. 游离股前外侧 Kiss 皮瓣修复巨大头皮恶性肿瘤术后缺损［J］. 中国修复重建外科杂志，2018，32（3）：4.

[5] LIN J, WEI P, XU Y, et al. Use of the O－Z flap to repair scalp defects after cancer tumor resection［J］. The journal of craniofacial surgery，2022，33（3）：892－894.

第二节　颅骨肿瘤

一、概述

颅骨肿瘤以良性多见，常见于颅盖部，多数起源于外板，向外生长，亦有少数起源于板障与内板者，而出现颅内压增高与脑的局灶症状。常见的颅骨良性肿瘤有：骨瘤、血管瘤和淋巴瘤、胚胎性颅骨肿瘤、软骨瘤、骨巨细胞瘤、动脉瘤性骨囊肿、脂肪瘤等。

骨瘤最常见，占所有原发骨肿瘤的 20% ～ 30%，因为骨瘤不被人重视，其实际发病率可能会更高。发生骨瘤的女性和男性之比大约为 3:1。血管瘤和淋巴管瘤占所有骨肿瘤的 0.7%，最常见于脊柱，大约占颅骨肿瘤的 10%，为第二、第三常见原发颅骨肿瘤。胚胎性颅骨肿瘤，男性较女性更常见，症状出现于 20 ～50 岁。软骨瘤在颅内肿瘤中占 0.5%，颅面部软骨瘤常见于 20 ～ 50 岁的女性。骨巨细胞瘤在骨肿瘤中约占 5%，约 90% 累及长骨，2% 在头颈部，常见于 30 ～40 岁人群。动脉瘤性骨囊肿常见于 20 岁左右的年轻患者，男女发病率相当。

骨瘤可用骨凿切除，累及颅内的骨瘤行骨瓣切除，再行颅骨修补。对于血管瘤和淋巴瘤、胚胎性颅骨肿瘤、软骨瘤，手术是最有效的治疗方法。骨巨细胞瘤容易复发，手术难以全切除，残余的骨巨细胞瘤可以行放射治疗。动脉瘤性骨囊肿者行次全切或刮除术后复发率高达 50%。

颅骨恶性肿瘤仅占骨肿瘤的 0.8% ～ 1.8%，预后差，大多可引起头颈部肿块，临床多见于多发性骨髓瘤、成骨细胞瘤、网织细胞肉瘤，纤维肉瘤和转移瘤。除多发性骨髓瘤外，均好发于青壮年，其中，成骨细胞瘤较常见。

多发性骨髓瘤，好发部位除颅骨外，还有肋骨、胸骨、锁骨、椎体、骨盆和长骨两端；伴间歇性或持续性、自发性疼痛，高球蛋白血症是本病的主要表现。颅骨成骨细胞瘤好发于青少年，生长迅速，血运丰富。颅骨网织细胞肉瘤来源于骨髓造血组织，生长缓慢，一般多向颅外生长。颅骨纤维肉瘤起源于骨膜或颅骨板障，早期表现为疼痛性肿块，生长迅速，侵入颅内时引起颅内压增高。颅骨转移瘤以癌为主，原发灶为肺癌、膀胱癌、乳腺癌等，多数为血行转移。

颅骨恶性肿瘤以手术治疗为主，化疗为辅助治疗手段。

二、护理评估

（一）术后评估

（1）评估患者的意识、瞳孔、GCS 及肢体活动情况。

（2）评估患者有无头痛、恶心、呕吐及颅内高压症状。

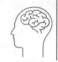

（3）若肿瘤位于蝶骨及鞍区附近，评估患者有无神经功能受损，是否出现视力障碍、视野缺损。

（4）若肿瘤位于颅中窝，评估患者有无眼球运动障碍、面部感觉减退等。

（5）若肿瘤位于颅后窝，评估患者有无咳嗽、吞咽障碍等后组脑神经受损的表现。

（6）心理－社会状况评估：了解患者及家属有无焦虑、恐惧不安等情绪；评估患者及家属对手术治疗有无思想准备，对手术治疗方法、目的和预后有无充分了解。

（二）术后评估

（1）评估患者生命体征、意识、瞳孔、肢体活动、伤口敷料、引流管、心理状态、饮食、电解质变化情况，观察用药反应以及评估患者对相关术后知识掌握情况。

（2）评估患者有无头痛、恶心、呕吐及颅内高压症状。

（3）评估患者有无神经功能受损的表现。

（4）观察并评估患者有无并发症发生的迹象，如颅内压增高、脑疝、颅内出血、感染等。

三、护理要点

（一）术前护理

（1）饮食指导：给予营养丰富、易消化的食物。对于不能进食或因后组脑神经受损有呛咳者，应遵医嘱予以鼻饲饮食、输液。纠正水、电解质代谢紊乱，改善全身营养状况，加强口腔护理，防止口腔感染。

（2）体位指导：颅内压增高的患者，应抬高床头 15°～30°，以利于静脉回流，降低颅内压。避免导致颅内压增高的因素，如咳嗽、用力排便、情绪激动等。

（3）安全的护理：视力下降、视野缺损可影响患者的日常生活自理能力，在护理上注意开导患者，加强巡视，及时提供帮助，热情耐心地照顾患者，消除患者的无助感。除去房间、通道上的障碍物，避免地面湿滑，防止患者摔倒。患者日常用物放在患者视力好的一侧或视野健侧；热水壶妥善放置，防止烫伤。家属须陪伴在侧，尤其是晚上去厕所时，要防止摔倒。

（4）头痛、呕吐的护理：密切观察患者意识、瞳孔、生命体征以及头痛的性质、部位，呕吐是否呈喷射性，及时发现脑危象。不能耐受的头痛，遵医嘱予止痛药物。呕吐频繁者予甲氧氯普胺 10 mg 肌内注射，必要时予 20% 甘露醇静脉滴注，脱水降低颅内压。观察患者用药后头痛、呕吐是否缓解，必要时配合 CT 检查，以排除颅内血肿形成。

（5）咳嗽、吞咽功能受损的护理：做好心理指导，消除患者紧张情绪，鼓励患者咳嗽排痰，排痰不畅时辅以叩背、体位引流、雾化吸入等方法，必要时行负压吸痰，及时清除呕吐物及呼吸道分泌物。有吞咽功能障碍的患者，予留置胃管；保持口腔护理，每天 2～3 次，防止口腔感染。

（二）术后护理

（1）体位：全麻未清醒的患者去枕平卧，头偏向一侧以利于呕吐物及呼吸道分泌物排出；麻醉清醒后可抬高床头 15°～30°，以利于静脉回流和减少脑水肿及颜面部水肿。

（2）饮食指导：行吞咽功能评估，吞咽功能 1～2 级的患者，可遵医嘱开始进食流食，以后从半流食逐渐过渡到普食，建议进食高蛋白、易消化食物。颅后窝巨大软骨瘤侵犯后组脑神经会导致吞咽困难，必要时留置胃管，予鼻饲饮食，防止患者发生呛咳、窒息，待吞咽功能恢复后逐渐练习经口进食。

（3）病情观察：密切观察患者病情变化，定时监测其意识、瞳孔、血压、脉搏、呼吸、GCS 并记录，必要时监测中心静脉压和颅内压。若患者出现意识由清醒转入昏迷，双侧瞳孔大小不等，对侧肢体瘫痪，血压升高，脉搏和呼吸减慢等，提示有发生颅内血肿或水肿的危险，应立即通知医生，并做好抢救准备。

（4）伤口护理：术后应密切观察切口渗血、渗液情况，保持伤口外敷料清洁干燥，发现潮湿污染时及时通知医生更换。

（5）头痛、呕吐的护理：密切观察患者意识，瞳孔，生命体征，头痛的性质、部位，呕吐是否喷射性，以及时发现脑危象。抬高床头 15°～30°，以利于颅内静脉回流。不能耐受的头痛，遵医嘱予镇痛药物；频繁呕吐者，予止吐药物；必要时加以脱水药降低颅内压，配合 CT 检查，排除颅内血肿。

（6）咳嗽、吞咽能力受损的护理：由于颅后窝巨大软骨瘤对邻近组织的压迫，术后患者可能出现后组颅神经受损，应做好心理指导，消除患者紧张情绪。鼓励患者咳嗽咳痰，排痰不畅时辅以叩背、体位引流、雾化吸入等方式，必要时行负压吸痰，及时清除呕吐物及呼吸道分泌物，防止窒息。

（7）视力下降、视野缺损的护理：在护理上注意开导患者，加强巡视，及时提供帮助，热情耐心地照顾患者，消除患者的无助感。除去房间、通道上的障碍物，避免地面湿滑，防止患者摔倒。患者日常用物放在患者视力好的一侧或视野健侧，热水壶妥善放置，防止烫伤。家属须陪伴在侧，尤其是晚上去厕所时，要防止摔倒。

（8）贫血护理：多发性骨髓瘤和成骨细胞瘤患者常伴有贫血，观察患者皮肤、黏膜是否有出血点，加强饮食指导，必要时遵医嘱予输血治疗。

四、健康教育

（一）随访

出现原有症状或者手术部位红、肿、热、痛、积液、积脓应及时就诊，术后 3 个月行门诊复查。

（二）活动指导

劳逸结合，加强体育锻炼，增强体质。

（三）安全指导

有视觉障碍者应防止烫伤及摔伤。

五、知识链接

3D 打印技术辅助手术

3D 打印技术的出现，为制造业带来巨大变革，该技术发展迅猛，并广泛应用于医疗、生物组织工程、工业、军事、航空航天等多个领域。近年来，3D 打印技术在神经外科掀起一股热潮，先后应用于脑血管疾病、颅底肿瘤、脊柱脊髓疾病等多个领域，辅助术前手术计划制订、医患沟通、临床教学、技术培训等。颅底肿瘤位置深、解剖复杂、功能重要，对术者的解剖知识及手术技巧要求极高。将 3D 打印技术应用到模拟手术开发中，能更准确地反映手术过程，并且模型可与相应的神经影像实时配对，提供更加直观的模拟体验，是 3D 打印技术的重要优势之一。有学者利用 3D 打印技术进行术前虚拟手术路径，精确地进行手术定位，使患者的皮瓣及骨瓣暴露更合理、创口更小，实现了颅骨血管瘤的个体化手术治疗，从而减少手术的副损伤和不必要的暴露。

（陈绮丽　许川徽　颜红波）

【参考文献】

［1］陈茂君，蒋艳，游潮. 神经外科护理手册［M］. 2 版. 北京：科学出版社，2015.

［2］丁淑贞，于桂花. 神经外科临床护理［M］. 北京：中国协和医科大学出版社，2016.

［3］吕东，黄文强，朱盛，等. 3D 打印技术辅助精准手术治疗隐匿型颅骨血管瘤 1 例［J］. 局解手术学杂志，2019，28（7）：590-592.

［4］徐国政，马廉亭，秦尚振，等. 多发性颅骨内血管瘤一例报告并文献复习［J］. 中华神经外科杂志，2004，20（3）：3.

［5］赵元立，王亮，赵雅慧，等. 3D 打印技术在神经外科应用及发展前景［J］. 中国微侵袭神经外科杂志，2020（3）：4.

第三节　颅骨缺损

一、概述

颅骨缺损是指患者由于先天性或后天性因素形成大的颅骨封闭不全或缺损。颅骨缺损大都是开放性颅脑损伤或火器性穿透伤所致，部分患者是因为手术减压或病变颅骨切除而残留骨缺损。

颅骨缺损范围小而硬脑膜完整者，很少出现症状；较大的颅骨缺损可能产生颅骨缺损综合征，表现为头痛、头晕，体位变动时缺损部位的不适感（低头时隆起，立位时凹陷）加重，往往给患者造成恐惧等严重的精神负担。

一般颅骨缺损直径大于 3 cm 者，可做修补术。但是前额部的颅骨缺损影响美观，即便直径不到 3 cm，也可以进行修补。颞肌下颅骨缺损者，因为有较厚的肌肉保护，可不做手术。

二、护理评估

（一）术前评估

（1）评估患者的意识、瞳孔、GCS 及肢体活动情况。

（2）评估患者有无头痛、恶心、呕吐及颅内高压症状。

（3）评估颅骨缺损的大小、部位以及有无脑组织膨出，缺损局部有无感染。

（4）评估患者有无癫痫病史，有无精神症状，如性格改变、淡漠、言语及活动减少、注意力不集中、记忆力减退等。

（5）评估患者是否存在神经功能缺损，如偏瘫、失语等。

（6）心理－社会状况评估：了解患者及家属有无焦虑、恐惧不安等情绪；评估患者及家属对手术治疗有无思想准备，对手术治疗方法、目的和预后有无充分了解。

（二）术后评估

（1）评估患者生命体征、意识、瞳孔、肢体活动、伤口敷料、引流管的情况。

（2）评估患者有无神经功能受损的表现。

（3）观察患者有无并发症发生的迹象，如颅内压增高、脑疝、颅内出血、感染、皮下积液、头皮感染等。

三、护理要点

（一）术前护理

（1）心理护理：因脑组织可随颅内压及体位的改变而膨出或凹陷，患者往往感到恐惧。向患者详细解释缺损部位的不适感发生的原因是颅内压的改变，理解患者的感受，指导患者避免抓挠缺损区域，防止脑组织损伤。

（2）饮食指导：给予营养丰富、易消化的食物，对于不能进食者应遵医嘱予以鼻饲饮食、输液。

（3）体位：行健侧卧位，避免患侧卧位，防止脑组织受压，改变体位时勿过于剧烈，避免劳累。

(4) 病情观察：观察患者颅骨缺损区情况，如脑组织膨出时的大小、硬度等，若触摸感觉张力高，结合意识、瞳孔变化，及时报告医生处理。观察有无头痛、呕吐等颅内压增高的表现，遵医嘱予脱水药。

(5) 皮肤准备：颅骨缺损形成的凹陷和手术后的瘢痕组织容易积存污垢，术前应剃发并使用氯己定清洗头部皮肤，检查术区皮肤情况。

(二) 术后护理

1) 体位：全麻未清醒的患者去枕平卧，头偏向一侧以利于呕吐物及呼吸道分泌物排出；麻醉清醒后可抬高床头15°～30°，以利于静脉回流和减少脑水肿及颜面部水肿。

2) 饮食指导：麻醉清醒后，无吞咽障碍者可进食少量流质饮食，后逐渐过渡到高热量、高蛋白、富营养、易消化饮食。

3) 病情观察：密切观察病情变化，定时监测患者的意识、瞳孔、血压、脉搏、呼吸、GCS并记录。

4) 伤口护理：术后应密切观察患者切口渗血、渗液情况，保持伤口敷料清洁干燥，发现潮湿污染时及时通知医生更换。

5) 引流管护理：术后患者可留置残腔引流管，应严格执行无菌操作，保持管道的通畅，防止外源性感染的发生，保持头部创口或穿刺点敷料干燥，如发现敷料潮湿，应通知医生及时更换。严格保持整个引流装置的清洁和无菌，各接头处应用无菌敷料包裹。头部导管须妥善固定，防止脱落、折叠、扭曲、受压，使活动不受限。每日准确记录引流液的颜色、性质、量，同时防拔管。

6) 癫痫的护理：观察患者有无出现肢体的突然抽动或全身抽搐伴意识障碍，癫痫发作时，注意保护患者，避免用力按压患者，防止患者碰伤、肌肉撕裂、骨折等；立即帮患者解开衣扣，头偏向一侧，清除呼吸道分泌物，保持呼吸道通畅，予氧气吸入，防止患者咬伤舌部及颊部，同时避免舌后坠影响呼吸，发生窒息。观察患者意识、瞳孔及生命体征的变化。

7) 呕吐的护理：观察并记录患者呕吐的次数、性质及伴随症状，呕吐物的性状、颜色及量。颅内压增高引起的呕吐予脱水、降颅内压，中枢性呕吐予止吐药物。协助患者侧卧，头偏向一侧，及时清理呕吐物，保持呼吸道通畅，及时更换污染的床单被服，清洁口腔及周围皮肤，使患者舒适。呕吐缓解后，及时补充水分及营养。正确记录24小时出入量，定时检测电解质，为补液提供依据。

8) 术后并发症的观察和护理：

(1) 皮下积液：嘱患者勿抓摸头部，保持敷料干燥清洁，防止伤口感染。若发现敷料松脱、渗出，告知医生及时更换。观察伤口有无红肿以及有无头皮波动感。

(2) 头皮感染：预防性使用抗生素。加强手术切口护理，严格执行无菌操作，观察有无感染的迹象。

(3) 硬膜外血肿：术后应密切观察患者的意识、瞳孔、GCS、生命体征、肢体活动的变化，如有异常及时通知医生，做好行急诊CT检查及手术的准备。

四、健康教育

（一）康复治疗

康复治疗可有效改善患者的功能和生存质量，以个体化方案的综合治疗为主，包括物理治疗、作业治疗、言语治疗、认知障碍治疗、抗痉挛治疗、康复护理、营养支持、娱乐治疗、镇痛、心理治疗和中医学治疗，并可配合相关的药物治疗。

（二）健康指导

注意保护骨窗局部，外出戴防护帽，尽量少去公共场所，伤口拆线后一个月方可洗头，避免抓伤口，以免头皮破损造成感染。

五、知识链接

颅骨修补材料的选择

颅骨缺损修补术（cranioplasty）又被称为颅骨重建术或颅骨成形术，是指用各种修复材料对因颅脑外伤、颅内肿瘤、脑血管意外等导致颅内压升高而行去骨瓣减压术的患者采取的最常规手术，通过对缺损的颅骨进行填充、修补达到多重治疗的目的。目前应用于颅骨修补的材料主要有：

（1）自体骨。主要是去骨瓣减压术后保存的自体颅骨，这类自体骨无异物刺激，反应小，术后愈合过程良好。由于自体骨难以保存（感染、颅骨吸收），较难用于颅骨修补。

（2）非金属材料。常用的有聚甲基丙烯酸甲酯（即有机玻璃），其坚韧度较强，不易破碎，化学性能稳定，不易腐蚀，无毒性，较易塑形，冷却后准确保持塑制性状，为电热的不良导体，可透过 X 线，便于术后检查，塑制手续简单，取材方便，在选用时不受缺损大小、形状的限制，术后组织反应轻。不过在更优异的钛网材料和聚醚醚酮材料出现后，这种材料也退出了历史的舞台。

（3）钛网材料。钛网材料是常用的金属材料钛合金板。钛网材料塑形方便、组织反应轻、外观佳、性价比高，是颅骨修补的较佳材料；通过电脑三维塑形后吻合度更高，效果更佳，是目前首选的修补材料之一。

（4）聚醚醚酮（polyetheretherketone，PEEK）材料。数年前欧美国家就已经开始使用这种材料了，迄今为止，已有 10 余年的临床经验总结，能够很好地避免钛网材料修补颅骨存在的种种问题。采用 PEEK 作为颅骨修补植入材料，可以有效避免传统钛金属导致的过敏排异等问题。另外，PEEK 材料用于颅骨修补整形术，采用嵌入式修补，衔接平滑，舒适度高，可有效避免磨损皮肤、材料外露等问题。PEEK 材料可以根据患者头颅进行三维成形、3D 打印，达到更好的外形复位。另外，这种材料的弹性、硬度、稳定性、隔热性等各项性能都与自体颅骨相当，是十分合适的颅骨替代材料，可以有效保证术后外形的整体美观。

（李嘉欣　许川徽　颜红波）

【参考文献】

［1］陈茂君，蒋艳，游潮. 神经外科护理手册［M］. 2版. 北京：科学出版社，2015.

［2］丁淑贞，于桂花. 神经外科临床护理［M］. 北京：中国协和医科大学出版社，2016.

［3］胡均贤，赵德英，王雷，等. 3D打印数字化塑形聚醚醚酮和钛网颅骨修补后并发症异同和应用改进［J］. 中国组织工程研究，2022，26（21）：5.

［4］薛冶，李媛，邓振华，等. 基于CT影像学的颅骨缺损虚拟三维修复方法的研究进展［J］. 中国法医学杂志，2023（6）：642－647.

［5］张文才，卞红喜，范文喆，等. 颅骨修补材料的选择及临床应用进展［J］. 医学诊断，2023，13（3）：355－359.

［6］EBEL F, SCHÖN S, SHARMA N, et al. Clinical and patient-reported outcome after patient-specific 3D printer-assisted cranioplasty［J］. Neurosurgical review, 2023, 46 (1): 93.

第七章　颅内感染性疾病护理精要

第一节　脑膜炎

一、概述

脑膜炎是指脑膜或脑脊膜被细菌或病毒等感染所致的疾病，通常伴有细菌或病毒感染身体其他部分的并发症，比如耳部、鼻窦或上呼吸道感染。细菌性脑膜炎是一种严重的疾病，如果治疗不及时，可能会造成永久性的脑损伤甚至导致患者在数小时内死亡。虽然病毒性脑膜炎病情严重，但大多数人能完全恢复，少数有后遗症。

化脓性脑膜炎是由各种化脓性细菌引起的脑膜炎症，是细菌性脑膜炎中的一大类，为颅内的严重感染之一，常与化脓性脑炎、脑脓肿并存。结核性脑膜炎是由结核分枝杆菌引起的非化脓性脑膜炎，约占全身性结核病的 6%，是最常见的中枢神经系统结核病，不仅是结核病中最严重的病型，也是结核病患儿死亡的最主要原因。病毒性脑膜炎系多种病毒引起的中枢神经系统的感染，能引起脑膜炎的病毒有虫媒病毒、肠道病毒、埃可病毒、脊髓灰质炎病毒、柯萨奇病毒 A 和 B 等。隐球菌性脑膜炎可由真菌引起。

根据不同病因，脑膜炎的治疗手段不甚相同，对症支持治疗是关键。比如，细菌性脑膜炎以抗菌药物治疗为主，隐球菌性脑膜炎应选用抗真菌药物治疗，结核分枝杆菌所致脑膜炎以抗结核药物治疗为主，病毒性脑膜炎则以抗病毒药物治疗为主。

二、护理评估

（1）评估患者的意识、瞳孔、GCS 及肢体活动情况。

（2）评估患者有无头痛、恶心、呕吐及颅内高压症状。

（3）评估患者有无全身感染症状，如畏寒、发热、头痛、全身乏力、脑膜刺激征。

（4）评估患者有无癫痫病史，有无精神症状如性格改变、淡漠、言语及活动减少、注意力不集中、记忆力减退等。

三、护理要点

（1）心理护理：以医生为主导，协助监护人了解患者的需求，收集必要的信息以做出决策。进行有效沟通，给予患者及家属心理支持。

（2）饮食指导：指导患者进食高热量、高蛋白、营养丰富的食物，以补充高热所导致的热量消耗，增强机体抵抗力。高热患者注意水、维生素的补充，维持水、电解质代谢平衡和酸碱平衡，改善全身营养状况。

（3）体位：颅内压增高的患者，应抬高床头 15°～30°，以利于静脉回流，降低颅内压。

（4）高热症状的护理：遵医嘱使用抗生素。使用脱水药，可降低颅内压；使用激素，可减轻脑水肿；及时处理高热，采用冰敷或降温毯降低体温的方式，减少脑耗氧量。

（5）癫痫的预防：观察患者有无出现肢体的突然抽动或全身抽搐伴意识障碍，癫痫发作时，注意保护患者，避免用力按压患者，防止患者碰伤、肌肉撕裂、骨折等；立即帮患者解开衣扣，头偏向一侧，清除呼吸道分泌物，保持呼吸道通畅，予氧气吸入，防止患者咬伤舌部及颊部，同时避免舌后坠影响呼吸，发生窒息。观察患者意识、瞳孔及生命体征的变化。注意观察患者癫痫发作的先兆、类型、持续时间，遵医嘱按时给予抗癫痫药物。

四、健康教育

（一）随访

出现原有症状或者病情加重时应及时就诊。

（二）活动指导

劳逸结合，加强体育锻炼，增强体质。

（三）其他

嘱患者多进食高蛋白、高热量饮食，以增强抵抗力，改善全身状况。及时治疗身体其他感染，规律用药。

五、知识链接

化脓性脑膜炎患儿的延续性护理

化脓性脑膜炎即由化脓性细菌感染导致的脑膜炎，患者群以学龄前儿童为主，该疾病具有起病急、并发症多且在治疗后极易发生并发症等特点，若未能进行有效治疗以及护理干预，可严重影响患儿的生长发育，并导致后遗症的发生，从而影响患儿治疗后的学习及日常生活。延续性护理即通过在患儿出院后，使医院与患者保持良好的信息交流，进而使患者在出院后仍能够得到有效护理干预的护理模式。该模式通过提高患儿家长疾病知识掌握度，促进患儿症状的改善。

延续性护理包括出院指导，通过微信及 QQ 等通信方式远程指导，提高患儿家长护理技能以及对患儿护理需求的认知水平。创建公众号，护理人员按时对公众号内容进行更新，确保内容充实。电话及上门随访，召开化脓性脑膜炎患儿家长座谈会，现场为患儿家长解释延续性护理的意义、主要措施及注意事项，以进一步提高患儿家长对疾病、治疗及护理的认知水平。

（李嘉欣　许川徽　颜红波）

【参考文献】

[1] 崔丹丹. 延续性护理模式对化脓性脑膜炎患儿生活质量及家长疾病知识掌握度的影响［J］. 国际护理学杂志，2021，40（17）：4.

[2] 丁淑贞，于桂花. 神经外科临床护理［M］. 北京：中国协和医科大学出版社，2016.

[3] 刘梦迪，徐发林，段稳丽，等. 新生儿细菌性脑膜炎预后不良的危险因素分析［J］. 中国当代儿科杂志，2019，21（11）：5.

[4] 吴小云，段建颖. 护理干预在病毒性脑膜炎合并症状性癫痫患者中的应用效果分析［J］. 国际病毒学杂志，2015，22（Z1）：197-199.

第二节　脑脓肿

一、概述

脑脓肿是化脓性细菌侵入脑内所形成的脓腔，属于脑实质内感染性占位病变。引起脑脓肿常见的致病菌为葡萄球菌、链球菌、肺炎克雷伯菌等。感染途径包括邻近感染病灶的直接扩散、血行感染、开放性颅脑损伤、隐源性脑脓肿。

脑脓肿的发病率为 0.4～1.3/（10 万人·年），相当于欧洲每年有 6 700 例脑脓肿患者。同时脑脓肿仍然是一种具有挑战性的疾病，以神经外科引流和大剂量抗菌药作为治疗基础。脑脓肿的死亡风险很高，30 天、90 天和 1 年的死亡率分别为 7%、13% 和 20%。大约 70% 的幸存者会出现后遗症，主要表现为神经功能缺损和癫痫。

当脑脓肿未形成脓腔时，一般采用抗生素及降低颅内压的药物治疗。脑脓肿已形成后以手术治疗为主，包括穿刺术、引流术及脓肿切除术。

二、护理评估

（一）非手术治疗/术前评估

（1）了解患者的一般情况，既往饮食、睡眠、排便情况，患者及其亲友对疾病的了

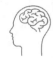

解程度，家庭经济状况。

（2）评估患者有无急性全身感染及中毒症状，发热，以及颈强直等脑膜刺激征。

（3）观察患者有无脑局灶性症状，有无出现视野缺损、失语、面瘫等表现。

（4）评估患者有无化脓性中耳炎及脑外伤史。

（二）术后评估

（1）评估手术方式、麻醉方式及术中情况。

（2）评估患者生命体征、意识、瞳孔、肢体活动、伤口敷料、引流管情况。

（3）评估患者有无头痛、恶心、呕吐及颅内高压症状。

（4）评估患者有无全身感染症状，发热、颈强直等脑膜刺激征等。

（5）观察患者有无并发症发生的迹象如颅内压增高、脑疝、颅内感染等。

三、护理要点

（一）术前护理

（1）心理护理：患者因病程长、病情反复、治疗费用高，易产生无助、悲哀，甚至绝望的心理，向患者进行疾病相关知识宣教，给予患者心理支持。协助患者做好各项检查，以及早确定诊断，及时治疗。

（2）饮食指导：指导患者进食高热量、高蛋白、营养丰富的食物，以补充高热所导致的热能消耗，增强机体抵抗力。意识障碍患者予鼻饲饮食，注意水、维生素的补充，维持水、电解质代谢平衡和酸碱平衡，改善全身营养状况。

（3）体位：颅内压增高的患者，应抬高床头15°～30°，以利于静脉回流，降低颅内压。

（4）颅内压增高患者的护理：防止剧烈咳嗽、用力打喷嚏和排便，便秘患者遵医嘱予轻泻药，避免颅内压进一步增高。密切观察患者病情变化，若出现头痛剧烈、呕吐频繁、意识恶化，提示病情加重，积极做好急诊手术准备。

（5）高热的护理：遵医嘱使用抗生素，观察药物疗效及副作用；及时处理高热，可冰敷或使用降温毯降温，减少脑耗氧量。

（二）术后护理

1）体位：全麻未清醒的患者去枕平卧，头偏向一侧以利于呕吐物及呼吸道分泌物排出，麻醉清醒后可抬高床头15°～30°，以利于静脉回流和减少脑水肿及颜面部水肿。

2）饮食指导：患者麻醉清醒，恶心、呕吐反应消失后，先喝少许温开水，若无呛咳，可给予流食。以后根据病情改为半流食，如面条、水饺，后逐渐过渡到普食。应鼓励并指导患者摄取高蛋白、高热量和高维生素饮食，如鸡蛋、瘦肉、鸡汤等。

3）病情观察：密切观察患者病情变化，定时监测患者的意识、瞳孔、血压、脉搏、呼吸、GCS并记录。若患者出现意识由清醒转入昏迷、双侧瞳孔大小不等、肢体瘫痪、血压升高、脉搏和呼吸减慢等，提示有发生脑出血或脑水肿的危险，应立即通知医生，并做好抢救准备。

4）呼吸道护理：保持患者呼吸道通畅，及时清除患者呼吸道分泌物。观察患者是否有呼吸困难、烦躁不安等呼吸道梗阻的症状，定时协助患者翻身、叩背，必要时按医嘱给予雾化吸入，呕吐时将头转向健侧以免误吸。

5）伤口护理：术后应密切观察患者切口渗血、渗液情况，保持伤口敷料清洁干燥，发现潮湿污染时及时通知医生更换。

6）引流管护理：术后患者可能留置引流管，应严格执行无菌操作，保持管道通畅，防止外源性感染的发生，保持头部伤口或穿刺点敷料清洁干燥，如发现敷料潮湿，应通知医生及时更换。严格保持整个引流装置的清洁和无菌，各接头处使用无菌敷料包裹。头部导管须妥善固定，防止脱落、折叠、扭曲或受压，使活动不受限。每日准确记录引流液的颜色、性质、量，同时防拔管。手术24小时后，可进行脓腔冲洗，以适当浓度的生理盐水加敏感抗生素为冲洗液，缓慢注入腔内，再轻轻抽出，反复多次，最后注入敏感抗生素，夹闭引流管2～4小时后开放引流。

7）高热的护理：遵医嘱使用抗生素；使用脱水药，降低颅内压；使用激素，减轻脑水肿；及时处理高热，冰敷或使用降温毯降低体温，减少脑耗氧量。术后使用抗生素不应少于3周，行体温、血常规、脑脊液常规、脑脊液生化检查，连续复测3次结果正常后可停用抗生素。注意营养和维生素的补充，同时注意水、电解质代谢平衡和酸碱平衡，必要时输全血、血浆、蛋白制剂等，以改善全身状况，增强抵抗力。

8）术后并发症的观察和护理：

（1）颅内感染：观察引流液情况，控制引流液量，观察管道有无堵塞，伤口周围有无渗液，患者有无头痛加重或发热，若有异常及时告知医生采取有效措施。

（2）伤口并发症：应注意观察伤口情况，保持伤口敷料清洁干燥，若有异常，及时通知医生。

四、健康教育

（一）随访

出现原有症状或者病情加重时应及时就诊，术后3～6个月到门诊复查CT或MRI。

（二）活动指导

劳逸结合，加强体育锻炼，增强体质。

（三）其他

及时治疗身体其他感染，发现异常，及时就诊，因故不能住院继续治疗者，应继续予抗生素治疗，总疗程不少于4周。

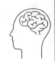

五、知识链接

最新护理干预

首都医科大学附属复兴医院护理学者针对一例伴多种基础疾病的脑脓肿患者进行全方位的护理管理，包括健康宣教、心理疏导、密切观察病情、对症护理管理、强化患者和家属的自我管理以及康复指导等，最终患者安全出院，对护理工作满意度较高。复旦大学附属华山医院护理学者探究耳源性脑脓肿全切术后并发脑疝患者的护理效果，通过动态判定患者的 GCS，早期发现病情变化，给予脱水急救，做好病情观察、合理给药、降温和导管护理。最终患者抢救成功，病情平稳，顺利出院。

（李嘉欣　许川徽　颜红波）

【参考文献】

［1］陈茂君，段丽娟，李莉. 神经外科护理难点突破［M］. 成都：四川大学出版社，2020.

［2］陈茂君，蒋艳，游潮. 神经外科护理手册［M］. 2 版. 北京：科学出版社，2015.

［3］丁淑贞，于桂花. 神经外科临床护理［M］. 北京：中国协和医科大学出版社，2016.

［4］韩华. 一例伴有复杂疾病的脑脓肿患者护理案例经验总结［J］. 基础医学与临床，2020，40（6）：835 - 837.

［5］周衡，张星虎. 脑脓肿诊断及治疗新进展［J］. 中国神经免疫学和神经病学杂志，2022，29（2）：161 - 164.

［6］BODILSEN J，D'ALESSANDRIS Q G，HUMPHREYS H，et al. European Society of Clinical Microbiology and Infectious Diseases guidelines on diagnosis and treatment of brain abscess in children and adults［J］. Clinical microbiology and infection，2024，30（1）：66 - 89.

第三节　脑寄生虫病

一、概述

脑寄生虫病是由寄生虫虫体、幼虫或虫卵侵入人体脑组织，通过移行、寄居造成脑组织机械性损伤或免疫病理反应，从而引起过敏、炎症、肉芽肿形成、脑血液或脑脊液循环障碍的疾病。临床表现可为急性脑膜脑炎，或为继发性癫痫发作或伴有定位体征的颅内高压症，亦可有智力衰退或精神障碍。常见的脑寄生虫病有脑囊虫病（又称脑囊尾蚴病）、

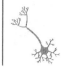

脑肺吸虫病、脑血吸虫病、脑弓形虫病等，以脑囊虫病最为多见。

脑囊虫病是中枢神经系统最常见的寄生虫疾病，在我国以东北、西北、华北和华东北部地区多见。脑肺吸虫病是肺吸虫脑内异位寄生所致，在我国流行于东北、华北、秦岭以南山地和江浙一带。脑血吸虫病是血吸虫卵经血液循环沉积于脑组织引起，主要见于长江中下游地区，在我国流行的为日本血吸虫病。脑弓形虫病是由刚地弓形虫引起的，全世界有 25% ～ 50% 的人口受感染，中国阳性感染率为 5% ～ 20%，部分地区高达 30%。

在内科治疗上，脑囊虫病采用阿苯达唑，其余脑寄生虫病均采用口服吡喹酮，并联合应用小剂量糖皮质激素治疗 1 ～ 2 周。对于经内科治疗后仍存在癫痫频繁发作情况的患者可能需外科手术治疗。对影像学表现不典型的脑寄生虫病例需依靠血清免疫学检查等结果来增加临床诊断的可信性。

二、护理评估

（1）评估患者的意识、瞳孔、GCS 及肢体活动情况。

（2）评估患者有无头痛、恶心、呕吐及颅内高压症状。

（3）评估患者有无全身感染症状，如畏寒、发热、头痛、全身乏力、脑膜刺激征。

（4）评估患者有无癫痫病史，有无精神症状，如性格改变、淡漠、言语及活动减少、注意力不集中、记忆力减退等。

（5）评估患者有无寄生虫感染史，如居住史、饮食习惯等。

（6）心理 - 社会状况评估：了解患者及家属有无焦虑、恐惧不安等情绪。评估患者及家属对手术治疗有无思想准备，对手术治疗方法、目的和预后有无充分了解。

三、护理要点

（1）体位：颅内压增高的患者，应抬高床头 15°～ 30°，以利于静脉回流，降低颅内压。

（2）饮食指导：指导患者进食高热量、高蛋白、营养丰富的食物，以补充高热所导致的热能消耗，增强机体抵抗力。

（3）颅内压增高症状的护理：密切观察患者的病情变化，定时监测患者的意识、瞳孔、血压、脉搏、呼吸。防止剧烈咳嗽、用力打喷嚏和排便。对于便秘的患者，遵医嘱予轻泻药，避免颅内压进一步增高。患者出现头痛剧烈、呕吐频繁，意识发生恶化时，提示病情加重，需积极做好急诊手术准备。

（4）高热症状的护理：遵医嘱选用有效的抗生素；使用脱水药，降低颅内压；使用激素，减轻脑水肿；及时处理高热，冰敷或使用降温毯降低体温，减少脑耗氧量。

（5）癫痫的预防：观察患者有无出现肢体的突然抽动或全身抽搐伴意识障碍，癫痫发作时，注意保护患者，避免用力按压患者，防止患者碰伤、肌肉撕裂、骨折等；立即帮患者解开衣扣，头偏向一侧，清除呼吸道分泌物，保持呼吸道通畅，予氧气吸入，防止患者咬伤舌部及颊部，同时避免舌后坠影响呼吸，发生窒息。观察患者意识、瞳孔及生命体征的变

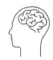

化。注意观察患者癫痫发作的先兆、类型、持续时间，遵医嘱按时给予抗癫痫药物。

（6）心理护理：了解患者的需求，收集必要的信息以做出决策。进行有效沟通，给予患者及家属心理支持。

四、健康教育

（一）随访

出现原有症状或者病情加重时应及时就诊。

（二）活动指导

劳逸结合，加强体育锻炼，增强体质。

（三）饮食宣教

少吃刺身等生食，食物尽量煮熟后再吃。

五、知识链接

脑囊虫病

脑囊虫病是由链状带绦虫（又称猪带绦虫）的幼虫囊虫（又称囊尾蚴）寄生于脑部引起的中枢神经系统感染，为常见的人畜共患病，被 WHO 列为被忽视的热带疾病。根据虫体寄生部位，脑囊虫病可发生在脑实质、脑室、蛛网膜下腔及脊髓。脑囊虫病患者可无临床症状，但重症者可发生死亡。脑囊虫病临床表现复杂多样，以癫痫、颅内高压、脑膜炎、精神障碍为主。目前，脑囊虫病常规检查首选 CT，费用较低且操作方便，也易于观察囊虫数目、结构、大小、形状、位置及受累部位的炎症性改变。皮肤型囊虫病患者因亦有潜在的脑囊虫病之可能，治疗中亦可能出现较剧烈的不良反应或脑部症状，严重者可发生脑疝，故应住院治疗。眼囊虫病禁止杀虫治疗，因活虫被杀死后引起的炎症反应会加重视觉障碍，甚至导致失明，必须手术治疗。

（李嘉欣　许川徽　颜红波）

【参考文献】

[1] 丁淑贞，于桂花. 神经外科临床护理 [M]. 北京：中国协和医科大学出版社，2016.

[2] 李东旭，邱晓维，徐祖才. 脑寄生虫病与癫痫的相关性研究进展 [J]. 中国神经免疫学和神经病学杂志，2019，26（4）：4.

[3] 赵晨宇，吴悠，陈琦伟. 脑囊尾蚴病诊疗技术研究进展 [J]. 中国病原生物学杂志，2022（7）：17.

第八章　神经外科常用护理评估工具

第一节　格拉斯哥昏迷评分

昏迷评分是医学上用于评估患者昏迷程度的指标，现今用得最广的是格拉斯哥昏迷评分（Glasgow coma scale，GCS），此评分由格拉斯哥大学的两位神经外科教授 Graham Teasdale 与 Bryan J. Jennett 在 1974 年发表。GCS 的评估有睁眼反应、语言反应和运动反应三个方面，三个方面的评分总和即昏迷评分，得分值越高，提示意识状态越好。GCS 简便易行，应用广泛，对预后评定有重要价值，但对植物状态和死亡的评估缺乏特异性。

昏迷程度判定：GCS 最高分为 15 分，表示意识清；13 ～ 14 分表示轻度意识障碍；9 ～12 分表示中度意识障碍；8 分以下表示昏迷，分数越低（最低为 3 分）则意识障碍越重。（表 8 - 1）

表 8 - 1　格拉斯哥昏迷评分

项目	内容	评分/分
睁眼反应	自动睁眼	4
	呼唤睁眼	3
	刺痛睁眼	2
	不能睁眼	1
语言反应	回答正确	5
	回答错误	4
	吐字不清	3
	有音无语	2
	不能发音	1

神经外科疾病护理精要

续表8-1

项目	内容	评分/分
运动反应	按吩咐动作	6
	刺痛时能定位[①]	5
	刺痛时回缩[①]	4
	刺痛时屈曲[①]	3
	刺痛时过伸[①]	2
	无动作[①]	1

①痛刺激时肢体运动反应。

（资料来源：李乐之，路潜. 外科护理学［M］. 6版. 北京：人民卫生出版社，2017.）

（颜红波　欧丽珊　许川徽）

第二节　全面无反应评分

全面无反应评分（full outline of unresponsiveness score，FOUR）于2005年由美国神经重症医师Wijdicks等设计，它可以替代GCS来评估监护病房里严重脑损伤患者的意识水平。FOUR有4个主要评估项目：睁眼反应（E）、运动反应（M）、脑干反射（B）和呼吸（R），每项0～4分，总分可为0～16分。（表8-2）整个评估在数分钟内即可完成，分数越低，表示意识障碍程度越深，若总分为0分，应考虑进行脑死亡评估。FOUR常作为意识障碍急性期的候选量表，用于因气管切开或呼吸机辅助呼吸无法进行言语能力评估的患者，可以弥补GCS的不足。

表8-2　全面无反应评分

项目	内容	评分/分
睁眼反应（E）	在主动/被动睁眼的状况下，可以遵医嘱进行视线追踪/眨眼	4
	主动睁眼，但无视线追踪	3
	响声下睁眼	2
	疼痛刺激下睁眼	1
	疼痛刺激下也不睁眼	0

续表 8-2

项目	内容	评分/分
运动反应（M）	可遵医嘱做出竖大拇指、握拳或和平手势	4
	疼痛定位	3
	疼痛屈曲反应	2
	疼痛过伸反应	1
	疼痛无反应/肌阵挛性癫痫持续状态	0
脑干反射（B）	瞳孔大小正常，角膜反射存在	4
	一侧瞳孔散大固定	3
	双侧瞳孔散大/双侧角膜反射消失	2
	双侧瞳孔散大和双侧角膜反射消失	1
	双侧瞳孔散大和双侧角膜反射消失，咳嗽反射消失	0
呼吸（R）	无人工气道，呼吸节律规律	4
	无人工气道，潮式呼吸	3
	无人工气道，不规则呼吸	2
	机械通气，呼吸频率 > 呼吸机设定频率	1
	机械通气，呼吸频率 = 呼吸机设定频率	0

（资料来源：张建宁，王任直，胡锦. 神经外科重症监护手册［M］. 北京：人民卫生出版社，2016.）

（颜红波 欧丽珊 许川徽）

第三节 Fugl-Meyer 平衡量表

Fugl-Meyer 平衡量表主要适用于偏瘫患者的平衡功能评定。评定项目包括 7 个检查动作，每个检查动作都分为 0 分、1 分、2 分等 3 个级别进行记分，最高分为 14 分，最低分为 0 分。少于 14 分，说明平衡功能有障碍；评分越低，表示平衡功能障碍越严重。（表 8-3）

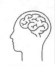

表 8 – 3　Fugl-Meyer 平衡量表

项目	评分标准	评分/分
无支撑坐位①	不能保持坐位	0
	能坐但少于 5 分钟	1
	能坚持坐位 5 分钟以上	2
健侧"展翅"反应②	肩部无外展，肘关节无伸展	0
	健肢反应减弱	1
	健肢有正常反应	2
患侧"展翅"反应	肩部无外展，肘关节无伸展	0
	患肢反应减弱	1
	患肢有正常反应	2
支撑站立	不能站立	0
	他人完全支撑时可站立	1
	1 个人稍给支撑能站立 1 分钟	2
无支撑站立	不能站立	0
	不能站立 1 分钟或身体摇晃	1
	能平衡站 1 分钟以上	2
健侧站立	不能维持 1～2 秒	0
	平衡站稳达 3～9 秒	1
	平衡站立超过 9 秒	2
患侧站立	不能维持 1～2 秒	0
	平衡站稳达 3～9 秒	1
	平衡站立超过 9 秒	2

①无支撑坐位时双足应着地。

②检查健侧"展翅"反应时，检查者从患侧向健侧轻推患者至接近失衡点，观察患者有无外展健侧上肢 90°以伸手扶持支撑面的"展翅"反应。

（资料来源：张玉梅，宋鲁平. 康复评定常用量表［M］. 北京：科学技术文献出版社，2018.）

（颜红波　欧丽珊　许川徽）

第四节　肌力的分级

　　肌力即肌肉运动时最大收缩力。检查方法：检查时令患者做肢体伸缩动作，检查者从相反方向给予阻力，测试患者对阻力的克服力量，并注意两侧比较。一般采用0～5级的六级分级法对肌力进行分级。（表8-4）

　　瘫痪按肌力减退的程度可以分为完全瘫痪和不完全瘫痪（轻瘫）。不同部位或不同组合的瘫痪可分别命名为：①单瘫：单一肢体瘫痪，多见于脊髓灰质炎。②偏瘫：一侧肢体（上、下肢）瘫痪，常伴有一侧颅神经损害，多见于颅内损害或脑卒中。③交叉性偏瘫：一侧肢体瘫痪及对侧颅神经损害，多见于脑干病变。④截瘫：双下肢瘫痪，是脊髓横贯性损伤的结果，多见于脊髓外伤、炎症。

表8-4　肌力的分级

级别	内容
0 级	完全瘫痪，测不到肌肉收缩
1 级	仅见肌肉收缩，但无肢体动作
2 级	肢体能在床上平行移动，但不能抵抗自身重力，即不能抬离床面
3 级	肢体可以克服地心引力，能抬离床面，但不能抵抗阻力
4 级	肢体能做对抗外界阻力的运动，但较不完全
5 级	正常肌力

（资料来源：孙玉梅，张立力. 健康评估［M］. 北京：人民卫生出版社，2017.）

（颜红波　欧丽珊　许川徽）

第五节　改良阿什沃思量表

　　1964 年，阿什沃思（Ashworth）制定了阿什沃思量表（Ashworth scale），分为0级至Ⅳ级共6个分级。后经改良，形成改良阿什沃思量表（modified Ashworth scale）量表，用于评价患者肌张力有无增高及增高的程度。评定时还需要考虑阻力出现的角度，并要求将被动运动的速度控制在1秒内通过全关节活动范围。评定标准详见表8-5。

表 8 –5　改良阿什沃思量表

级别	评级标准
0 级	没有肌张力的增加
Ⅰ级	肌张力轻度增加，受累部分被动屈伸时，在活动范围之内出现最小阻力或出现突然的卡住和放松
Ⅰ＋级	肌张力轻度增加，在关节活动范围的 50% 之内出现突然的卡住，然后在关节活动范围的 50% 后均呈最小阻力
Ⅱ级	肌张力明显增加，关节活动范围的大部分肌张力均明显增加，但受累部分仍能较容易地行被动运动
Ⅲ级	肌张力严重增高，被动运动困难
Ⅳ级	挛缩，受累及部分被动屈伸时呈挛缩状态而不能动

（资料来源：陈晓春，潘晓东. 神经科查体及常用量表速查手册 ［M］. 北京：化学工业出版社，2013.）

（颜红波　欧丽珊　许川徽）

第六节　日常生活能力评定量表

　　巴塞尔指数（Barthel index）评定量表于 1965 年由 Mahoney 和 Barthel 编制，用于评定患者的日常生活活动能力，包括进食、转移、修饰、上厕所、洗澡、行走（平地 45 m）、上下楼梯、穿脱衣服、大便控制、小便控制 10 项内容。评分根据患者是否需要帮助及其程度划分为 0 分、5 分、10 分、15 分，总分 100 分。得分越高，表示自理能力越好，依赖性越小。（表 8 –6）

表 8 –6　巴塞尔指数^①评定量表

项目	内容	评分/分
进食	自己在合理的时间内（约 10 秒吃一口）可用筷子取食眼前的食物，若需要辅具时，应会自行穿脱	10
	需要部分帮助（切面包、抹黄油、夹菜、盛饭等）	5
	依赖	0

续表 8 - 6

项目	内容	评分/分
转移	自理	15
	需要少量帮助（1 人）或语言指导	10
	需要 2 人或 1 个强壮、动作娴熟的人帮助	5
	完全依赖他人帮助	0
修饰	可独立完成洗脸、洗手、刷牙及梳头	5
	需要他人帮忙	0
上厕所	可自行进出厕所，并能穿好衣服，使用便盆者可自行清理便盆	10
	需要他人帮忙保持姿势的平衡、整理衣物或使用卫生纸。使用便盆者，可自行取放便盆，但须依赖他人清理	5
	需要他人帮忙	0
洗澡	可独立完成（不论是盆浴或淋浴）	5
	需要他人帮忙	0
行走（平地 45 m）	使用或不使用辅具皆可独立行走 45 m 以上	15
	需要稍微扶持或口头指导方可行走 45 m 以上	10
	虽无法行走，但可独立操作轮椅，并可推行轮椅 45 m 以上	5
	需要他人帮忙	0
上下楼梯	可自行上下楼梯（允许抓扶手、用拐杖）	10
	需要稍微帮忙或口头指导	5
	无法上下楼梯	0
穿脱衣服	可自行穿脱衣服、鞋子及辅具	10
	在他人帮助下可自行完成一半以上的动作	5
	需要他人帮忙	0
大便控制	能控制	10
	偶尔失禁（每周少于 1 次）	5
	失禁或昏迷	0
小便控制	能控制	10
	偶尔失禁（每周少于 1 次）或尿急[②]或需要他人帮忙处理	5
	失禁、昏迷或需要他人导尿	0

①巴塞尔指数及自理能力分级：总分≤40 分，重度依赖，完全需要依赖他人照护；总分 41～60 分，中度依赖，大部分需他人照护；总分 61～99 分，轻度依赖，少部分需他人照护；总分 100 分，无依赖，无须他人照护。

②尿急：无法等待便盆或无法即时赶到厕所。

（资料来源：张玉梅，宋鲁平. 康复评定常用量表［M］. 北京：科学技术文献出版社，2018.）

（颜红波　欧丽珊　许川徽）

第七节　疼痛评估工具

疼痛是一种不愉快的感受和情绪体验，伴有组织损伤或潜在的组织损伤。疼痛是多种疾病的症状，也是临床诊断、治疗效果评价的重要指标。疼痛评估的目的包括 4 个方面：①辅助诊断，对疼痛的准确评估有利于确定诊断和选择适当的措施；②可监测治疗过程中疼痛的波动情况，免去患者做回顾性比较，减少结果的偏差；③评价治疗效果，区分治疗的特异性作用；④动态观察患者的疼痛状况，确定疼痛控制因素。下面为国内较常用的疼痛评估工具。

一、语言分级评分法

语言分级评分法（verbal rating scale，VRS）评估疼痛：0 分代表最轻度疼痛，以后每个级别的疼痛都增加 1 分。每个级别的疼痛程度都有相对应的描述，0 分为无痛；1 分为轻度疼痛，可以忍受，能保证正常睡眠；2 分为中度疼痛，将影响睡眠质量，需要口服止痛药方可止痛；3 分为中度疼痛，已经影响到睡眠，需要使用麻醉类止痛药方可止痛；4 分为剧烈疼痛，较严重地影响睡眠，并伴有其他症状；5 分为无法忍受的疼痛，严重影响睡眠，并伴有其他症状。该量表简单易懂，但精确度不够，有时难以通过患者的描述找到相匹配的疼痛分级。（表 8 - 7）

表 8 - 7　语言分级评分法

评分	0 分	1 分	2 分	3 分	4 分	5 分
内容	无痛	轻度疼痛	中度疼痛	重度疼痛	剧烈疼痛	无法忍受的疼痛

（资料来源：王欣，葛萍，韩艳. 康复护理专科护士培训手册 ［M］. 北京：科学技术文献出版社，2019.）

二、Wong-Baker 面部表情疼痛评分法

Wong-Baker 面部表情疼痛评分法是用 6 种面部表情（从微笑、悲伤至哭泣）来表达疼痛程度，此法适合任何年龄人群，没有特定的文化背景或性别要求，易于掌握，不需要任何附加设备，特别适用于老人、小儿，急性疼痛、表达能力丧失者。（图 8 - 1）

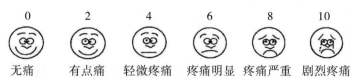

图 8 -1　Wong-Baker 面部表情疼痛评分法

（资料来源：王欣，葛萍，韩艳. 康复护理专科护士培训手册 ［M］. 北京：科学技术文献出版社，2019.）

三、视觉模拟评分法

视觉模拟评分法（visual analogue scale，VAS）又称视觉模拟量表、视觉类比表。运用 VAS 评估疼痛，广泛采用的方法是使用一条长约 10 厘米的游动标尺，一面标有 10 个刻度，两端分别为 "0" 分端和 "10" 分端，"0" 分表示无痛，"10" 分代表难以忍受的最剧烈的疼痛。（图 8 -2）临床使用时将有刻度的一面背向患者，让患者在直尺上标出能代表自己疼痛程度的相应位置，医生根据患者标出的位置为其评出分数，临床评定以 0 ～ 2 分为优，3 ～ 5 分为良，6 ～ 8 分为可，大于 8 分为差。临床治疗前后使用同样的方法即可较为客观地做出评分，并对疼痛治疗的效果进行较为客观的评价。

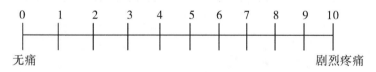

图 8 -2　视觉模拟评分法

四、数字分级评分法

数字分级评分法（numerical rating scale，NRS）又称数字类比表、11 点数字评分法（the 11-point numeric rating scale，NRS-11）、11 点疼痛数字等级量表（pain intensity numerical rating scale，PI-NRS）。此法要求患者用 0 至 10 这 11 个数字描述疼痛强度，0 为无痛，0 ～ 3 为轻度疼痛，3 ～ 7 为中度疼痛，＞7 为重度疼痛，10 为剧烈疼痛。（图 8 -3）NRS 是 VAS 与数字结合的表达方法，NRS 优点是较 VAS 方法更为直观，患者被要求用数字（0 ～ 10）表达出感受疼痛的强度，易于理解和表达，方便记录，明显减轻了医务人员的负担，是一种简单有效和最为常用的评估方法；不足之处是患者容易受到数字和描述词的干扰，降低了 NRS 的灵敏性和准确性。

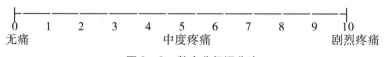

图 8 -3　数字分级评分法

（颜红波　欧丽珊　许川徽）

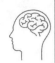

第八节　镇静和镇痛状态评估工具

目前临床上使用的镇静评估工具有拉姆齐镇静评分（Ramsay sedation scale）、Riker 镇静 - 躁动评分（sedation-agitation scale，SAS）、肌肉活动评分法（motor activity assessment scale，MAAS）等。

一、拉姆齐镇静评分

拉姆齐镇静评分是临床上使用最为广泛的镇静评分标准，分为 6 级，分别反映 3 个层次的清醒状态和 3 个层次的睡眠状态。（表 8 - 8）拉姆齐镇静评分被认为是可靠的镇静评分标准，但缺乏特征性的指标来区分不同的镇静水平。

表 8 - 8　拉姆齐镇静评分

描述	分级/级
清醒：患者焦虑、躁动不安	1
清醒：患者合作、定向力良好或安静	2
清醒：患者仅对命令有反应	3
睡眠：患者对轻叩眉间或强声刺激反应敏捷	4
睡眠：患者对轻叩眉间或强声刺激反应迟钝	5
睡眠：患者对轻叩眉间或强声刺激无任何反应	6

（资料来源：陈晓春，潘晓东. 神经科查体及常用量表速查手册 ［M］. 北京：化学工业出版社，2013.）

二、Riker 镇静 - 躁动评分

Riker 镇静 - 躁动评分根据患者 7 项不同的行为对其意识和躁动程度进行评分。（表 8 - 9）

表 8 - 9　Riker 镇静 - 躁动评分

描述	分类	评分/分
对恶性刺激[①]无或仅有轻微反应，不能交流及服从指令	不能唤醒	1
对躯体刺激有反应，不能交流及服从指令，有自主运动	非常镇静	2
嗜睡，语言刺激或轻轻摇动可唤醒并能服从简单指令，但又迅速入睡	镇静	3

续表 8-9

描述	分类	评分/分
安静，容易唤醒，服从指令	安静合作	4
焦虑或身体躁动，经言语提示、劝阻可安静	躁动	5
咬气管插管，需要保护性束缚并反复语言提示、劝阻	非常躁动	6
拉拽气管内插管，试图拔除各种导管，翻越床栏，攻击医护人员，在床上辗转挣扎	危险躁动	7

①恶性刺激指吸痰或用力按压眼眶、胸骨或甲床5秒。

（资料来源：陈晓春，潘晓东. 神经科查体及常用量表速查手册［M］. 北京：化学工业出版社，2013.）

三、肌肉活动评分法

肌肉活动评分法自SAS演化而来，通过7项指标来描述患者对刺激的行为反应，对危重患者也有很好的可靠性和安全性。（表8-10）

表8-10 肌肉活动评分法

描述	分类	分值/分
恶性刺激时无运动	无反应	1
可睁眼、抬眉、向刺激方向转头，受恶性刺激时有肢体运动	仅对恶性刺激有反应	2
可睁眼、抬眉、向刺激方向转头，触摸或大声叫名字时有肢体运动	对触摸、叫姓名有反应	3
无外界刺激就有活动，有目的地整理床单或衣服，能服从指令	安静、配合	4
无外界刺激就有活动，摆弄床单或插管，不能盖好被子，能服从指令	烦躁但能配合	5
无外界刺激就有活动，试图坐起或将肢体伸出床沿。不能始终服从指令（如能按指令坐下，但很快又坐起或将肢体伸出床沿）	躁动	6
无外界刺激就有活动，不配合，拉扯气管插管及各种导管，在床上翻来覆去，攻击医务人员，试图翻越床栏，不能按要求安静下来	危险躁动	7

（资料来源：陈晓春，潘晓东. 神经科查体及常用量表速查手册［M］. 北京：化学工业出版社，2013.）

（颜红波 欧丽珊 许川徽）

第九节 营养状况评估工具

一、营养风险筛查 2002

营养风险筛查 2002（nutritional risk screening 2002，NRS 2002）是欧洲肠外肠内营养学会（European Society of Parenteral Enteral Nutrition，ESPEN）推荐使用的住院患者营养风险筛查方法。NRS 2002 总评分为三个部分的总和，即营养状态评分 + 疾病严重程度评分 + 年龄评分（若 70 岁以上加 1 分）。（表 8 - 11）

1. NRS 2002 对于营养状态的评分及其定义

（1）0 分：正常营养状态。

（2）1 分（轻度）：3 个月内体重丢失 5% 以上或食物摄入量为正常需要量的 50% ~ 75%。

（3）2 分（中度）：2 个月内体重丢失 5% 以上或前一周食物摄入量为正常需要量的 25% ~ 50%。

（4）3 分（重度）：1 个月内体重丢失 5% 以上（3 个月内体重下降 15% 以上）或 BMI < 18.5 kg/m^2 或前一周食物摄入量为正常需要量的 0 ~ 25%。

（注：符合任一项就按其分值，符合多项则以高分值为准。）

2. NRS 2002 对于疾病严重程度的评分及其定义

（1）1 分：慢性疾病患者因出现并发症而住院治疗。患者虚弱但不需要卧床。蛋白质需要量略有增加，但可以通过口服补充剂来弥补。

（2）2 分：患者需要卧床，如腹部大手术后，蛋白质需要量相应增加，但大多数人仍可以通过肠外或肠内营养支持得到恢复。

（3）3 分：患者在加强监护病房中靠机械通气支持，蛋白质需要量增加而且不能被肠外或肠内营养支持所弥补，但是通过肠外或肠内营养支持可使蛋白质分解和氮丢失明显减少。

3. 评分结果与营养风险的关系

（1）总评分 ≥3 分（或胸腔积液、腹腔积液、水肿且血清白蛋白 < 35 g/L 者）表明患者营养不良或有营养风险，即应该使用营养支持。

（2）总评分 < 3 分：每周复查 NRS 2002。以后复查的结果如果 ≥3 分，即进入营养支持程序。

（3）如患者计划进行腹部大手术，就在首次评定时按照新的分值（2 分）评分，并最终按新总评分决定是否需要营养支持（≥3 分）。

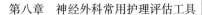

表8-11　住院患者 NRS 2002 评估表

患者资料			
姓名		住院号	
性别		病区	
年龄		床号	
身高/m		体重/kg	
BMI/（kg/m²）		蛋白质/（g/L）	
临床诊断			

疾病严重程度	
骨盆骨折或者慢性病患者合并有以下情况：肝硬化、慢性阻塞性肺病、长期血液透析、糖尿病、肿瘤	1分
腹部重大手术、中风、重症肺炎、血液系统肿瘤	2分
颅脑损伤、骨髓抑制、加护病患（APACHE[①] >10分）	3分
总分	

营养状态（单选）	
正常营养状态	0分
3个月内体重减轻5%以上或前一周进食量（与需要量相比）减少20%～50%	1分
2个月内体重减轻5%以上或 BMI 18.5～20.5 kg/m² 或前一周进食量（与需要量相比）减少50%～75%	2分
1个月内体重减轻5%以上（或3个月内减轻15%以上）或 BMI <18.5 kg/m²（或血清白蛋白 <35 g/L）或前一周进食量（与需要量相比）减少75%～100%	3分
总分	

年龄	
年龄 <70 岁	0分
年龄 ≥70 岁	1分

营养风险筛查评估结果		
营养风险筛查总分		
处理	总分≥3.0：患者有营养不良的风险，须营养支持治疗	
	总分 <3.0：若患者将接受重大手术，则每周重新评估其营养状况	
执行者		时间

①APACHE，acute physiology and chronic health evaluation，急性生理学和慢性健康状况评价。

（资料来源：张建宁，王任直，胡锦. 神经外科重症监护手册 [M]. 北京：人民卫生出版社，2016.）

二、主观全面评定表

主观全面评定（subjective global assessment，SGA）表是 Detsky 在 1987 年提出的营养评价方法。（表 8-12）其理论基础是：如果身体组成发生改变，一方面会发生进食与消化吸收的变化，同时也消耗肌肉，使身体功能发生改变。

表 8-12　主观全面评定表

指标[①]	A 级（营养良好）	B 级（轻中度营养不良）	C 级（严重营养不良）
近期体重改变[②]	无/升高	减少了 5% 以下	减少了 5% 以上
饮食改变	无	减少	不进食/低能量流食
胃肠道症状[③]	无/食欲减退	轻微恶心、呕吐	严重恶心、呕吐
能力改变	无/减退	能下床走动	卧床
应激反应[④]	无/低度	中度	高度
肌肉消耗[⑤]	无	轻度	重度
肱三头肌皮褶厚度/mm	正常（>8 mm）	轻度减少（6.5～8 mm）	重度减少（<6.5 mm）
踝部水肿	无	轻度	重度

①上述 8 项中，至少 5 项属于 C 或者 B 级者，可分别被评定为重或中度营养不良。

②考虑过去 6 个月或近 2 周的体重变化，若过去 5 个月变化显著，但近 1 个月无丢失或增加，或近 2 周经治疗后体重稳定，则体重丢失一项不予考虑。

③胃肠道症状至少持续 2 周，偶尔一两次不予考虑。

④应激参照：大面积烧伤、高烧或大量出血属高应激，长期发烧、慢性腹泻属中应激，长期低烧或恶性肿瘤属低应激。

⑤肌肉消耗注意这些部位：颞肌、锁骨、肩部、肩胛部、骨间肌、膝盖、股四头肌、腓肠肌。

（资料来源：陈晓春，潘晓东. 神经科查体及常用量表速查手册 [M]. 北京：化学工业出版社，2013.）

评价结果：

当 8 项评判中有 5 项及以上 C 级评判时，总评即为 C 级（严重营养不良）。

当 8 项评判中有 5 项及以上 B 级评判时，或有 C 级但 C 级不足 5 项时，总评级为 B 级（轻中营度养不良）。

当 8 项评判中 B 级和 C 级不足 5 项时，总评即为 A 级（营养良好）。

（颜红波　欧丽珊　许川徽）

第十节　压力性损伤风险评估工具

压力性损伤风险评估工具用于预测患者发生压力性损伤的可能性，并根据评估结果采取预防措施。目前临床上应用最广泛的评估方法是 Braden 压力性损伤风险评估量表。

该量表是由美国的 Braden 博士和 Bergstrom 博士于 1984 年制定，在 1987 年由美国健康保健政策研究机构（Agency for Health Care Policy and Research，AHCPR）推荐使用的一种预测压力性损伤风险的工具，现已经被翻译成多国语言，并被广泛应用于世界各个国家的医疗机构，是较理想的压力性损伤风险估量表。此量表包含了6 部分内容，分别为：感知、潮湿、活动能力、移动能力（或运动能力）、营养、摩擦力和剪切力。其中，摩擦力和剪切力这一因素为 3 个分数等级，其他因素分为 4 个分数等级，总分为 6 部分内容分数相加，评分总范围为 0 ～ 23 分。每个部分的评分按照评分标准进行，目前认为：总分19 ～23 分为无危险；15 ～ 18 分为低危；13 ～ 14 分为中危；10 ～ 12 分为高危；9 分及以下为极高危。若遇到高危或极高危患者，须上报。总分分值越低，说明病情越重，发生压力性损伤的危险性越高。Braden 压力性损伤风险评估量表主要适用于老年人、瘫痪患者、昏迷患者、癌症晚期患者、长期卧床患者等。由于此量表的评估内容与老年人压力性损伤形成因素相符，因此特别适用于老年及内外科的患者，是使用较为广泛的量表。（表8 –13）

表 8 –13　Braden 压力性损伤风险评估量表

评分内容	评分依据			
	1 分	2 分	3 分	4 分
感知	完全受限	非常受限	轻度受限	没有改变
潮湿	持久潮湿	非常潮湿	偶尔潮湿	很少潮湿
活动能力	卧床不起	局限于轮椅	偶尔步行	经常步行
移动能力	完全受限	严重受限	轻度受限	不受限
营养	重度营养摄入不足	可能营养摄入不足	营养摄入适当	营养摄入良好
摩擦力和剪切力	有此问题	有潜在问题	无明显问题	—

（资料来源：王欣，葛萍，韩艳. 康复护理专科护士培训手册［M］. 北京：科学技术文献出版社，2019.）

（颜红波　欧丽珊　许川徽）

第十一节 跌倒风险评估工具

跌倒风险评估工具主要用于评估个人跌倒的风险，帮助采取预防措施。

Morse 跌倒风险评估量表（Morse fall scale，MFS）是由美国宾夕法尼亚大学 Morse 等人于 1989 年制定，并在多个国家及地区医院使用。Morse 跌倒风险评估量表是专门用于预测跌倒可能性的量表，该量表的使用有助于临床辨别跌倒高风险患者，启动防跌倒干预措施，为护士防跌倒工作提供依据。Morse 跌倒风险评估量表由 6 个条目组成，包括近 3 个月有无跌倒、多于一个疾病诊断、使用行走辅助工具、静脉输液、步态、认知状态。总分为各项目得分之和，最高得分为 125 分，评分大于或等于 45 分为跌倒高风险，25 ～ 44 分为低风险，25 分以下为无风险，得分越高表示跌倒风险越大。（表 8 – 14）临床应用中还要考量高龄，这也是跌倒的风险因素之一。

表 8 – 14　Morse 跌倒风险评估量表

变量	评分标准	分值/分
近 3 个月有无跌倒	无	0
	有	25
多于一个疾病诊断	无	0
	有	15
使用行走辅助用具	不需要/卧床休息/护士辅助	0
	使用拐杖、助行器、手杖	15
	扶家具行走	30
静脉输液	否	0
	是	20
步态	正常/卧床休息/护士辅助	0
	虚弱无力	10
	功能障碍	20
认知状态	量力而行	0
	高估自己能力/忘记自己受限制	15
评估结果及干预措施		
总分	风险级别	干预措施
0 ～ 24 分	无风险	基础护理
25 ～ 44 分	低风险	跌倒标准预防性干预

续表 8 - 14

评估结果及干预措施		
总分	风险级别	干预措施
45 分及以上	高风险	跌倒高风险预防性干预

（资料来源：王欣，葛萍，韩艳. 康复护理专科护士培训手册 [M]. 北京：科学技术文献出版社，2019.）

（颜红波　欧丽珊　许川徽）

第十二节　吞咽功能障碍评估工具

一、洼田饮水试验

洼田饮水试验是由日本学者洼田俊夫在 1982 年提出的用于评估患者吞咽能力并明确有无吞咽康复治疗适应证的工具，但是要求患者意识清楚并能够按照指令完成试验，有一定局限性，且主要根据患者主观感觉，往往与临床和实验室检查结果不一致。

洼田饮水试验的方法是让患者喝下 30 mL 温水，注意观察患者饮水的呛咳情况，并记录所用时间，试验结果一般分为 5 种（表 8 - 15）。

表 8 - 15　洼田饮水试验

级别	内容	结果	疗效判定
1 级（优）	能顺利地 1 次将水咽下	正常：1 级，5 秒之内	治愈：吞咽障碍消失，饮水试验 1 级
2 级（良）	分 2 次以上，不呛咳地咽下	可疑：1 级，5 秒以上或 2 级	有效：吞咽障碍明显改善，饮水试验 2 级
3 级（中）	能 1 次咽下，但有呛咳	异常：3 ～ 5 级	无效：吞咽障碍改善不显著，饮水试验 3 级以上
4 级（可）	分 2 次以上咽下，且有呛咳		
5 级（差）	频繁呛咳，不能全部咽下		

（资料来源：张玉梅，宋鲁平. 康复评定常用量表 [M]. 北京：科学技术文献出版社，2018.）

二、洼田吞咽功能障碍评价量表

洼田吞咽功能障碍评价量表是由日本学者洼田俊夫提出的注重于吞咽肌的临床评定的工具，此量表以肌力减弱的程度分为 4 级（表 8 - 16）。

表 8-16　洼田吞咽功能障碍评价量表

部位	分级			
	1 级	2 级	3 级	4 级
舌肌	可紧抵上腭及左右牙龈	可紧抵上腭但不能抵左右牙龈	可上抬但不能达上腭	不能上抬
咀嚼肌及颊肌	可左右充分偏口角，鼓气叩颊不漏气，上下牙齿咬合有力	鼓气叩颊漏气，上下牙齿咬合一侧有力，一侧力弱	鼓气叩不紧，有咬合动作，但力弱	鼓气完全不能，咬合动作不能
咽喉肌	双软腭上举有力	一侧软腭上举有力	软腭上举无力	软腭不能上举
疗效评判	完全恢复：吞咽功能达到 1 级。 基本恢复：由 3 级或 4 级提高到 2 级。 有效：由 4 级提高到 3 级			

（资料来源：张玉梅，宋鲁平. 康复评定常用量表［M］. 北京：科学技术文献出版社，2018.）

三、才藤吞咽功能分级

才藤吞咽功能分级是由日本学者才藤结合康复锻炼方法制定的标准（表 8-17）。

该标准将症状和康复治疗的手段相结合，对临床指导价值较大，不需要复杂的检查手段，在一定程度上简化了评价方法。

表 8-17　才藤吞咽功能分级

分级	内容
1 级	唾液误咽：连唾液都产生误咽，有必要进行持续的静脉营养，由于误咽难以保证患者的生命稳定性，并发症的发生率很高，不能试行直接训练
2 级	食物误咽：有误咽，改变食物的形态没有效果，水和营养基本上由静脉供给，长期管理应积极进行胃造瘘，因单纯的静脉营养就可以保证患者的生命稳定性，这种情况下间接训练不管什么时间都可以进行，但是直接训练要在专门设施下进行
3 级	水的误咽：有水的误咽，使用误咽防止法也不能控制，改变食物形态有一定的效果，吃饭只能吃能咽下的食物，摄取的能量不充分。多数情况下需要静脉营养，全身长期的营养管理需要考虑胃造瘘，如果能采取适当的摄食、吞咽方法，同样可以保证水分和营养的供应，还有可能进行直接咽下训练

续表 8 - 17

分级	内容
4 级	机会误咽：用一般的方法摄食、吞咽有误咽，但经过调整姿势、每口摄食量以及咽下代偿后可充分防止误咽，包括咽下造影没有误咽，仅有多量的咽部残留，水和营养主要经口摄取，有时吃饭需要选择调整食物，有时需要间歇性补给静脉营养，如果用这种方法可以保持患者的营养供给就需要积极地进行咽下训练
5 级	口腔问题：主要是吞咽口腔期的中度或重度障碍，需要改善咀嚼的形态，吃饭的时间延长，口腔内残留食物增多，摄食、吞咽时需要他人的提示或者监视，没有误咽。这种程度是吞咽训练的适应证
6 级	轻度问题：摄食、吞咽有轻度问题，摄食时有必要改变食物的形态，如因咀嚼不充分需要吃软食，但是口腔残留的很少，不误咽
7 级	正常范围：摄食、咽下没有困难，没有康复医学治疗的必要

（资料来源：张玉梅，宋鲁平. 康复评定常用量表 [M]. 北京：科学技术文献出版社，2018.）

（颜红波　欧丽珊　许川徽）

第十三节　谵妄评估工具

谵妄的诊断主要依据临床检查及病史。目前推荐使用 ICU 谵妄诊断的意识状态评估法（the confusion assessment method for the diagnosis of delirium in the ICU，CAM-ICU），主要包含 4 个方面（表 8 - 18）。

表 8 - 18　ICU 谵妄诊断的意识状态评估法

临床特征[①]	评价指标
1. 精神状态突然改变或起伏不定	患者是否出现精神状态的突然改变： 过去 24 小时是否有反常行为，如时有时无或时而加重，时而减轻？ 过去 24 小时镇静评分（SAS 或 MAAS）或昏迷评分（GCS）是否有波动
2. 注意力散漫	患者是否有注意力集中困难的症状
	患者是否有保持或转移注意力的能力下降的症状
	患者注意力筛查（ASE）得分多少？ （备注：如 ASE 的视觉测试是检测患者对 10 个画面的检测准确度，一连串随机字母读音中出现 "A" 时点头或捏手示意）

续表 8 – 18

临床特征①	评价指标
3. 思维无序	若患者已经脱机拔管，需要判断患者是否存在思维无序或不连贯，常表现为对话散漫离题、思维逻辑不清或主题变化无常。 若患者在带呼吸机状态下，检查患者能否正确回答以下问题： ①石头会浮在水面上吗？ ②海里有鱼吗？ ③一吨比两吨重吗？ ④你能用锤子砸烂一颗钉子吗？ 在整个评估过程中，患者能否跟得上回答问题和执行指令： ①你是否有一些不太清楚的想法？ ②举这几个手指头（检查者在患者面前举两个手指头）。 ③现在换只手做同样的动作（检查者不用再重复动作）
4. 意识程度变化（指清醒以外的任何意识状态，如警醒、嗜睡、昏睡或昏迷）	清醒：正常、自主地感知周围环境，反应适度。 警醒：过于兴奋。 嗜睡：嗜睡但易于唤醒，对某些事物没有意识，不能自主、适当地交谈，给予轻微刺激就能完全觉醒并应答适当。 昏睡：难以唤醒，对外界部分或完全无感知，对交谈无自主、适当的应答，当给予强烈的刺激时，有不完全清醒和不适当的应答，强刺激一旦停止，又重新进入无反应状态。 昏迷：不可唤醒，对外界完全无意识，给予强烈刺激也无法进行交流

①若患者有特征 1 和 2，或特征 3，或特征 4，即可诊断为谵妄。

（资料来源：陈晓春，潘晓东. 神经科查体及常用量表速查手册［M］. 北京：化学工业出版社，2013.）

（颜红波　欧丽珊　许川徽）

第十四节　面神经功能分级

面神经功能分级方法是由 House 于 1983 年提出的一种主观综合分级法，后经 Brackmann 的修改，于 1985 年正式发表了 House-Brackmann 面神经功能分级法。该分级法在第五届国际面神经外科专题研讨会上被推荐，亦被美国耳鼻咽喉头颈外科学会面神经疾病委员会采纳为分级标准，得到了国际上多数人的认同。

House-Brackmann 面神经功能分级法分为 Ⅰ 至 Ⅵ 6 个级别，包括对静态功能、动态功能以及继发性损害的全面评估，简单易行，但受限于各级别之间的区别很难评估，结果比较主观。（表 8 – 19）

表8－19　House-Brackmann 面神经功能分级法

分级	表现
Ⅰ级	正常：各区面肌运动正常
Ⅱ级	轻度功能异常： 总体：仔细检查时有轻度的面肌无力，可有非常轻的联带运动。 静止状态：面部对称，肌张力正常。 运动：额部正常，稍用力闭眼完全，口角轻度不对称
Ⅲ级	中度功能异常： 总体：明显的面肌无力，但无面部变形，联带运动明显或半面痉挛。 静止状态：面部对称，肌张力正常。 运动：额部减弱，用力后闭眼完全，口角用最大力后轻度不对称
Ⅳ级	中重度功能异常： 总体：明显的面肌无力或面部变形。 静止状态：面部对称，肌张力正常。 运动：额部无运动，闭眼不完全，口角用最大力后不对称
Ⅴ级	重度功能异常： 总体：仅有几乎不能察觉的面部运动。 静止状态：面部不对称。 运动：额部无运动，闭眼不完全，口角轻微运动
Ⅵ级	完全麻痹：无运动

（资料来源：刘庆，唐运姣，袁健. 神经外科疾病全病程管理［M］. 北京：化学工业出版社，2022.）

（颜红波　欧丽珊　许川徽）

第十五节　改良 Rankin 评级

Rankin 评级是由 Rankin 在 1957 年首次设计的，用于脑卒中结局测量研究的残障评定量表。1988 年，Warlow 为了英国短暂性脑缺血发作（the United Kingdom transient ischaemic attack，UK-TIA）研究，结合失语和认知的内容对它作了一些修改，形成改良 Rankin 评级（表8－20）。

改良 Rankin 评级评定的是独立生活水平，分为 0～5 级共 6 级。通过询问患者的室内外日常生活活动情况，经过综合判断完成。不仅能评定脑卒中患者的全部独立生活能力，也通过参考发病前的情况，增加了新领域的内容。

改良 Rankin 量表是用来衡量患者脑卒中后功能恢复的结果，需注意的是该评级仅考

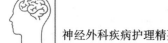

虑脑卒中以后发生的症状。假如患者无须外界帮助，可在某些辅助装置的帮助下行走，则被视为能够独立行走。如果两个级别对患者似乎同样适用，并且进一步提问亦不太可能做出绝对正确的选择，则应选择较为严重的一级。

表 8 –20　改良 Rankin 评级

评价内容	分级/级
完全无症状	0
尽管有症状，但无明显功能障碍，能完成所有日常职责和活动	1
轻度残疾，不能完成患病前能从事的所有活动，但不需帮助，能照顾自己的事务	2
中度残疾，要求一些帮助，但行走不需帮助	3
重度残疾，不能独立行走，无他人帮助不能满足自身需求	4
严重残疾，卧床、大小便失禁，要求持续护理和关注	5

（资料来源：陈晓春，潘晓东. 神经科查体及常用量表速查手册［M］. 北京：化学工业出版社，2013.）

（颜红波　欧丽珊　许川徽）